Ulrich Sollmann

Begierige Verbote

Sexueller Mißbrauch • Therapie • Schamlose Beziehungen

Orell Füssli

aus einem Freundebuch:

Man sollte dem anderen die Wahrheit wie einen Mantel hinhalten, daß er hineinschlüpfen kann, und sie ihm nicht wie einen nassen Lappen um die Ohren schlagen

Charlotte

Gedruckt auf umweltfreundliches, chlorfrei gebleichtes Papier

Redaktion: WZ Media, Stuttgart
Umbruch: Bernd Hirschmeier,
Claudia Tiffinger, Aidlingen
Umschlagbilder: Günter Rückert, Dortmund
Umschlagkonzept: Andreas Zollinger, Zürich
Druck und Einband: Freiburger Graphische Betriebe GmbH,
Freiburg i. Brsg.
Printed in Germany

ISBN 3-280-02311-4

Inhaltsverzeichnis

Vorwort

Die öffentliche, auch fachliche Auseinandersetzung zum „sexuellen Mißbrauch" droht zum Glaubenskrieg zu werden, zur Mythenproduktion, ideologisch erstarrt im Freund-Feind-Denken. Sie wird mit den Mitteln der ungebetenen Grenzüberschreitung und Beschämung ausgetragen – genau jenen Waffen, mit denen die Opfer des sexuellen Mißbrauchs ihrer Achtung beraubt werden.

Mehr Hinsehen als Hinrichten ist gefragt, damit Bewegung, vielleicht sogar Berührung in die Debatte kommt.

Wie geht das?

Es gibt verschiedene Wege, die Komplexität von Wirklichkeit zu rekonstruieren oder auch so zu konstruieren, damit sie mit ihren vielfältigen Facetten lebendig bleibt und lebensförderlich beeinflußt werden kann.

Mit klassischen wissenschaftlichen Methoden gelingt das immer nur annähernd, weil schon die Notwendigkeit des Definierens der Komplexität und Emotionalität des Themas nicht immer gerecht wird.

Zudem ist der wissenschaftliche Zugang nur einer von mehreren, wenn auch beim Thema des „sexuellen Mißbrauchs" noch längst nicht ausgeschöpft, im Gegenteil: trotz der Bücherflut erst ganz am Anfang der Erkenntnismöglichkeiten.

Ulrich Sollmann wählt therapeutische Geschichten als Zugang und Ausdrucksform, in denen das Ineinanderwirken von biographisch Aufgeschichtetem und aktuellen Erlebnissen, von objektiven Ereignissen und subjektivem Erleben, von Gefühlen und gedanklichen Konstruktionen aufscheint und punktuell entwirrt werden kann.

Der Autor selbst ist als Therapeut involviert, berichtet in jeder Begegnung von seinen eigenen Empfindungen, Gefühlen, Gedanken, von Klarheit und Diffusität, Nähe und Distanz, Engagement und Analyse. Nichts vom Anspruch des objektiven Betrachters, der als Außenstehender definiert, kategorisiert und beurteilt. Wenn analytisch-theoretische Aussagen einfließen, klingt nicht die Arroganz des Wissenden durch, sondern das Angebot eines Suchenden, die möglichen Erklärungen nachzuvollziehen – oder auch eigene zu finden.

Allein diese emotionale Offenheit und schlußfolgernde Vorsicht war für mich wohltuend angesichts eines Großteils der „Mißbrauchsliteratur“, der mit dem Gestus des Selbstverständlichen daherkommt.

Wer das Thema in dieser Weise selbstreflexiv und vieldimensional betrachtet, ist offen für Zwischentöne, für Ambivalenzen, auch für noch Unentschiedenes, so daß die ganze Unfaßbarkeit des Mißbrauchsgeschehens neben der Tragik systemischer Verstrickungen, den subjektiven Interpretationsdifferenzen und Kommunikationsproblemen zum Vorschein kommen kann.

Deutlich wurde mir das vor allem an dem zwiespältigen Umgang mit Berührungen in der Therapie, die – in ihrem Ergebnis – zunächst grundsätzlich offen – sowohl heilsam als auch gewollt oder ungewollt unangenehm-grenzüberschreitend sein können.

Bereichert wird der Diskurs vor allem dadurch, daß der sexuelle Mißbrauch nicht aus dem intra- und intersubjektiven Gesamtzusammenhang menschlicher Kontakte „herausgeschnitten“ wird. Es geht nicht nur um sexuellen Mißbrauch, sondern um Mißbrauch der Intimität, das Selbst als Kern der Persönlichkeit; und es geht um die Gefühlsverstrickungen von Schmerz, Beschämung, Verzweiflung, Haß, aber auch von Bestätigung, Verführung und Begehren.

Das ganze Ereignisfeld, die Vielfalt der Dimensionen dessen, was mit dem Etikett „sexueller Mißbrauch“ bedacht wird, kommt feinfühlig, selbstreflexiv und illustrativ zur Sprache.

Das Buch handelt von „begierigen Verboten“, fesselt seinerseits aber nicht durch Sensationelles, sondern durch einfühlende und nachvollziehbare Umsicht angesichts des verletzlichsten Bereichs in uns, unserer Intimität.

Kiel, im Oktober 1994 Prof. Dr. Uwe Sielert

Einleitung

Es handelt sich um eine Art gesellschaftlichen Wahn, sagen die einen. Während die anderen als Opfer von sexueller Gewalt und Mißbrauch sich tiefgreifend verletzt und beleidigt erleben.

In der Gesellschaft ist seit einigen Jahren eine ideologische Auseinandersetzung entbrannt, die inzwischen kämpferische Formen angenommen hat. Eine erregte Öffentlichkeit steht den Opfern perverser, sexueller Erregung gegenüber. Man skandalisiert, grenzt sich radikal von der Gegenseite ab. Man geht mit physischer Gewalt gegeneinander los und diffamiert die Gegenseite mit fast schon hysterisch vorgebrachten Anklagen: entweder Täterschutz zu gewähren, somit Mittäter zu sein. Oder Mißbrauch mit dem Mißbrauch zu betreiben.

„Aber nichts dergleichen: die Erregtheit erreicht immer neue Höhen. Seit Autoren wie Katharina Rutschky und Reinhart Wolff Front gegen eine fanatisierte Helferszene machen, die hoch angenommene Dunkelziffer mißbrauchter Kinder in Frage stellen, ja sogar im Falle weiterer Fanatisierung bei den Frauen von Wildwasser die Schließung dieser Einrichtung fordern, ist von Dialog keine Rede mehr. Die Kritiker der Erregtheit kommen zum Teil ebenso erregt daher und gefallen sich in Polemik. Eine Polemik, die auf der Gegenseite Wut provoziert, ja sogar Formen körperlicher Gewalttätigkeit, wie der Verlauf des Rutschky-Wolff-Kongresses mit dem harmlosen Titel ‚Sexueller Mißbrauch – Evaluation der Praxis und Forschung', der im Januar 1994 in Berlin stattfand, beweist"

Ein Phänomen, das nicht nur in der BRD in einzigartiger Weise die Öffentlichkeit und die Fachleute zugleich ergriffen hat.

Wenn ich mich in diesem Buch als Fachmann und Mann zu Wort melde, weiß ich um die Gefahr, mir auch die Finger zu verbrennen. Der Skandalisierung nicht zu entgehen. Entweder selbst auch in dem einen oder anderen Meinungslager zu landen oder für einen Angehörigen dieses Lagers gehalten zu werden. Damit man mich mit meinen Ansichten und Praxiserfahrungen mundtot machen kann.

Entwerten kann!

Meine Entscheidung hat eine lange Geschichte, die meine psychotherapeutische Tätigkeit, die Erfahrung mit mißbrauchten Menschen und mein persönliches Erleben in mißbräuchlichen Beziehungen umfaßt.

Und sie ist durch die Überzeugung getragen, Risiken einzugehen! Mich von bestimmten Ansichten und Argumenten abzugrenzen. Mich in meiner praktischen Arbeit und durch meine praktische Arbeit mit Menschen zu zeigen. Und den oft wortlosen, geheimnisvollen Innenraum des Erlebens von mißbrauchten Menschen dadurch zu achten, daß alles nicht gleich in feste Begriffe, Opfer-Täter-Beziehungen, Erinnerungen gebracht wird, die dann oft wie Erinnerungsbeweise gehandelt werden.

Im Dienste der eigenen unentdeckten, erregten Interessen! Der Auffassung von Sexualität, dem Bestreben in der Arbeit mit Kindern und Jugendlichen Macht zu erwerben usw.

Gehandelt, ohne die Menschen, um die es geht, um Erlaubnis zu fragen. Ohne sich um die Verletzung ihrer Scham zu kümmern. Ohne sich selbst als Teil des Geschehens zu erleben. Und ohne die Erlebens-Wirklichkeit eines Menschen in ihrer Einzigartigkeit und Besonderheit zu würdigen.

Es muß so gewesen sein, wie ich es sehe! Und nicht anders.

Definitionen von sexuellem Mißbrauch versuchen daher ein- beziehungsweise auszugrenzen. Das Erleben der betroffenen Menschen sowie die Position des Außenstehenden. Beide Ansichten sind nicht unbedingt deckungsgleich, werden aber durch eine Definition unter Umständen dazu gemacht.

Vorliegende Definitionen von sexueller Gewalt gegen Kinder umschließen zumeist folgende Bestandteile, so das Amt für Jugend, Hamburg 1991:

„Es besteht ein Abhängigkeitsverhältnis, ein Machtgefälle zwischen den Beteiligten.

Es geht um die Befriedigung der Bedürfnisse des Mächtigeren.

Das gezeigte Verhalten ist sexuell, sexualisiert oder findet in einem sexualisierten Klima statt.

Es herrscht ein Mangel an Mitempfinden (Empathie) des Mißbrauchers mit den kindlichen Bedürfnissen und Gefühlen.

Der Mißbraucher fordert die strikte Geheimhaltung des Geschehens.

Kinder sind zu einer informierten Einwilligung in das Geschehen aufgrund ihres Entwicklungsstandes nicht in der Lage.

Kindliche Sexualität läßt sich mit der Sexualität Erwachsener nicht gleichsetzen".

Und doch kann keine dieser Definitionen, wie es weiter im gleichen Text heißt, das Erleben der Kinder und Jugendlichen erfassen. Die Erfahrung von Gewalt ist in jeden Fall immer wieder neu und unverwechselbar. Kinder und Jugendliche brauchen daher Menschen, die sie als einzigartig wahrnehmen und sich entsprechend einfühlen können.

Bestehen unklare Abgrenzungen und, was noch schlimmer ist, undurchschaubare Allianzen hinter dem Rücken der Klienten, unter den Helfersystemen (Jugendamt, Klinik, Polizei etc.), sind die Menschen, um die es eigentlich gehen sollte, die Leidtragenden. Sie werden zu Opfern der Systeme, zu Marionetten bestimmter Interessengruppen.

Mit „BEGIERIGE VERBOTE" spiele ich daher auf den unerträglichen, zur Zeit schier unüberbrückbaren Zwiespalt zwischen den Lagern an. Den Zwiespalt zwischen offiziell kundgetaner Meinung und geheimen, erregten Interessen. Einen, wie manche es formulieren, kämpferischen Wahn, der an die Inquisition vergangener Jahrhunderte erinnern läßt.

Alles auf Kosten der betroffenen, mißbrauchten Menschen!

Wenn ich über meine Arbeit schreibe, über das lebendige Geschehen in einer psychotherapeutischen Beziehung, möchte ich Einblicke in einen Zwischenraum des Erlebens ermöglichen. Den jeweiligen Übergang zwischen (noch) geheimnisvollen, persönlichen Gefühlen und lebensgeschichtlichen

Ereignissen und bruchstückhaften Erinnerungen, Erinnerungsgefühlen und Phantasien und Verwerfungen derselben durch die betroffenen Menschen. Und den Übergang in der Begegnung zwischen den jeweiligen Menschen (PantientInnen oder KlientInnen) und mir als Psychotherapeut. Unsere manchmal zaghaften, dann wieder heftig-impulsiven, gemeinsamen Gehversuche. Zu erleben, zu verstehen, zu überwinden.

Sie ist eine oft körperliche Begegnungsgeschichte im therapeutischen Übergangsraum. Der Boden, auf dem sich Übertragungsanteile (Gefühle aus der frühen Kindheit, die auf den Therapeuten übertragen, nacherlebt und mit ihm durchgearbeitet werden) und die Real-Beziehung, hier und jetzt, berühren. Ineinanderfließen, sich vermischen, sich wieder voneinander abgrenzen. Damit jeder sich in seiner Person, mit seinen emotionalen Grenzen dem anderen gegenüber spürt und versteht.

Hierdurch entsteht eine wichtige, emotional nachholende (nachnährende) Atmosphäre, in der die KlientInnen die Liebe und die Achtung, die sie in ihrer Kindheit nicht erfahren haben, erfahren. Sich hierdurch als einzigartig und besonders erleben können.

Als wertvoll!

Etwas, das ihnen in der Regel vorenthalten und schamlos versagt geblieben ist.

So daß sie sich später im inzestuösen Geschehen ihrer Herkunftsfamilie verstrickten und/oder sexuellem Mißbrauch/sexueller Gewalt ausgeliefert waren. Als passiv Leidende, als Opfer. Und als handelnde Menschen. Als Beteiligte, die schreckliche körperliche und seelische Schmerzen erlitten hatten.

Und die zugleich liebten.

Dieser therapeutische Übergangsraum hilft gleichzeitig, die unbewußte, emotionale Dynamik schamloser Beziehungen die des Mißbrauchsgeschehens aus der Kindheit wieder zu mobilisieren, Die Erinnerungen und das Nach-erleben erfahren hierdurch auf der Beziehungsebene mit mir als Therapeut eine Vertiefung, eine unter Umständen brisante Korrektur. Und eine Vermischung.

Erinnerungen, Gedanken und Wahrnehmungen werden als gefühlte Erinnerungen, Gedanken und Wahrnehmungen erlebt. Und Gefühle werden durch vermutete Erinnerungen greifbar, „glaubhaft".

Ich wähle den Begriff „therapeutische Geschichte", um dem besonderen Merkmal des Geheimnisvollen, der Atmosphäre bei sexuellem Mißbrauch gerecht zu werden. Um das noch nicht Faßbare des therapeutischen Übergangsraumes zu illustrieren. Um durch die Darstellung der „Zwischentöne" einer unfruchtbaren, verletzenden, beleidigenden, ideologischen Auseinandersetzung entgegenzuwirken. Und um eine Fassungslosigkeit dem Mißbrauchsgeschehen gegenüber zu dokumentieren: das (noch) nicht Faßbare des Mißbrauchsgeschehens und das Unfaßbare dieser schrecklichen Verletzungen.

Verletzungen aller Beteiligten!

Hier also einige Bemerkungen zu den einzelnen Aspekten, die ich jeweils in einer therapeutischen Geschichte aufgegriffen habe. Jede Geschichte zeigt einen speziellen Ausschnitt aus dem gesamten Therapieprozeß. Jede Geschichte beschreibt aus einem sehr persönlichen Blickwinkel heraus, ohne der Gesamtheit des mißbräuchlichen Geschehens gerecht werden zu wollen und zu können.

Sie ist bewußt subjektiv. Sie beruht auf dem gemeinsamen Erleben und Handeln von KlientInnen und mir. Und ist in dieser von mir gewählten Form, in dieser Verdichtung etwas „Neues" in und für den Therapieprozeß.

Sie ist demnach, wie es in der Wissenschaft heißt: Rekonstruktion und Konstruktion von Wirklichkeit zugleich!

Damit der Therapieprozeß selbst durch die Rückmeldung an die Klienten wieder angeregt, irritiert oder befruchtet werden kann.

Die ersten vier Kapitel befassen sich mit der Identität von mißbrauchten Frauen, Frauen in schamlosen Beziehungen. Die Verletzung der Scham als einer zentralen Beschädigung des frühkindlichen Kern-Selbst erfolgt in der Regel in den ersten Lebensmonaten. Hierdurch wird eine wichtige Weiche im Leben gestellt: „Du genügst nicht so, wie du bist. Sei anders!" (Kapitel 3). Schamlosigkeit und mißbräuchliche Beziehungen wirken tief in die Persönlichkeit eines Menschen. Prozesse der Selbst-Entwertung (Kapitel 4) oder die Suche nach einer Ersatz-Identität (Kapitel 5) täuschen über das wirkliche Leben hinweg und trüben die sehnsuchtsvollen Erwartungen, die Leichtigkeit, Leidenschaft und Erfüllung in der Liebe. Viele Frauen sind emotional ergriffen, wenn sie von sexuellem Mißbrauch erfahren und befürchten, selbst mißbraucht worden zu sein (Kapitel 6).

In Kapitel 7 wird deutlich, wie brisant aber auch wie wichtig die Einbeziehung des persönlichen Erlebens, der eigenen Sexualität in die pädagogischen Arbeit ist.

Auf der anderen Seite kann dies, wie der Erfahrungsaustausch in einer Kollegengruppe zeigt, zu einer großen Verunsicherung führen. Jemand ist des sexuellen Mißbrauchs beschuldigt. Und doch wird durch nähere Befragung immer undeutlicher, wer es denn nun wirklich gewesen ist (Kapitel 8).

Ein zentrales Moment bei sexuellem Mißbrauch und der Bearbeitung desselben ist die Berührung. Entweder schamlos und verletzend im mißbräuchlichem Geschehen oder unsicher, abgewehrt, wenn nicht gar verboten in der Psychotherapie. Berühren heißt immer, einen anderen zu berühren und selbst jemanden zu berühren. Ein Thema, das in der therapeutischen Ausbildung zu kurz kommt und in der Praxis leider wie ein Stiefkind behandelt wird.

Berührung ist in der Therapie heilsam, kann aber auch unbewußte sexuelle Phantasien und Wünsche beim Therapeuten wecken. Etwas, das ihm selbst in der körperlichen Nähe unbekannt oder gar unheimlich ist (Kapitel 9).

In Kapitel 10 zeichne ich den mühsamen und zwiespältigen Weg von Berührung in der Therapie mit einer jungen Frau nach. Um gleichzeitig die Schwierigkeit aufzuzeigen, sich in einem Geschehen, das nicht im einzelnen identifizierbar, ununterscheidbar ist, bewegen zu müssen. Mit körperlichen Symptomen zu tun zu haben, die wie Stolperfallen den Zugang zum Erleben, zum Erinnern erschweren.

Während ich in Kapitel 10 gewissermaßen aus der Innensicht meiner eigenen therapeutischen Praxis berichte, wird in Kapitel 11 erst durch den kollegialen Erfahrungsaustausch ein zunächst noch diffuses Kindheitsgeschehen verstanden und in der Therapie nacherlebt.

Oft kann nichts Besonderes über etwaigen sexuellen Mißbrauch berichtet oder festgestellt werden. Es ist nichts passiert! (Kapitel 12). Und doch kann die Verletzung der frühkindlichen Scham durch die eigene Mutter bis in die nächste Generation hineinwirken. Niemand findet Erfüllung: weder die betroffene Frau noch ihre Söhne und deren Ehefrauen.

Sexueller Mißbrauch von Söhnen, Jungen, wird erst seit kurzem öffentlich diskutiert. Es geht um einen Sohn, der von seiner eigenen Mutter ein Kind bekommt (Kapitel 13), ein Kind, das dann als erwachsener Mann zu mir in Therapie geht. Dieser Mann trägt unbewußt die Scham und Schuld der Familie in sich und lebt eine fremdbestimmte Sexualität ohne Hingabe.

Im Rotlichtmilieu!

Viel subtiler gestaltet sich die frühe Verletzung der Scham zu einem unbewußten familiären Auftrag (Kapitel 14). Es ist „nichts" passiert. Der Mann, um den es geht, wird zum Fachmann für Mißbrauchs- und Gewaltthemen. Fachmann für Frauen!

In einer Talk-Show begegnete ich einem Mann, der jahrelang mit seiner Mutter geschlafen hat (Kapitel 15). Ich war als Fachmann geladen und erlebte mich im unüberbrückbaren Zwiespalt: als Mann und als Fachmann zu fühlen und zu sprechen. Mit einem Mann zu sprechen, der sich inzwischen als homosexuell geoutet hat und der meines Erachtens den Preis für seinen Inzest gezahlt hat, keine Frau mehr sexuell zu begehren.

Die nächsten vier Kapitel handeln vom Psychotherapeuten selbst. In Kapitel 16 berichte ich von meiner eigenen Vernichtungsangst, als ich mich, ohne daß etwas passiert war, mit dem Vorwurf des sexuellen Mißbrauchs konfrontiert sah. Mit den Anschuldigungen eines Mannes.

In Kapitel 17 erörtere ich die Notwendigkeit von ethischen Richtlinien in der Therapie und die manchmal fast schon kämpferische Verpflichtung hierauf.

In einem anderen Zusammenhang sollte ich dann über den Mißbrauch einer

Psychoanalytikerin an einer Patientin befinden (Kapitel 18). Von Kollege zu Kollegin!

Bei einem Beratungsgespräch mit KollegInnen in einer Suchtklinik (Supervision) erlebte ich hautnah die Brisanz einer Auseinandersetzung zwischen Psychotherapeuten und therapeutischen Polizisten (Kapitel 19). Einen unnachgiebigen, erbarmungslosen Wettstreit zwischen Therapie und öffentlicher Moral.

Zwischen persönlicher Verantwortung und professioneller Ethik.

Etwas, daß im medizinisch-therapeutischen System selbst tief verankert zu sein scheint. Ohne deutlich angesprochen zu sein (Kapitel 20). Es geht um den Mißbrauch durch das medizinische System selbst und die dabei von jedem erlebte Beschämung. Die des behandelnden Arztes, des Patienten, des Psychotherapeuten usw.

Ein Mißbrauch ohne Täter. Immer!

In der Regel, so Statistik und öffentliche Meinung, wird dem Mann, dem Vater, zu Recht der Vorwurf des sexuellen Mißbrauchs gemacht. Mütter schauen eventuell zu, dulden oder sind passiv am Geschehen beteiligt.

Bei näherem Hinsehen wird aber deutlich, daß Vater und Mutter aktiv beteiligt sind (Kapitel 21). Mütter sind verantwortlich für die frühe Verletzung, die Beschämung der kindlichen, sexuellen Identität. Etwas, das lange bevor es zum sogenannten manifesten sexuellen Mißbrauch durch den Mann, den Vater kommt, geschieht (Kapitel 19).

Diese mütterliche Verfügung über das entsetzliche Geschehen wirkt oft weit in das Leben, in das Umfeld der betreffenden Kinder, der betroffenen Personen hinaus.

Mütter als aktive Beteiligte ins Spiel zu bringen, ist zur Zeit ein gefährliches Unterfangen. „Jetzt haben wir es: Die Mütter sind ja wieder schuld!“

Die letzte Geschichte (Kapitel 22) macht deutlich, daß die Beschäftigung mit dem eigenen sexuellen Mißbrauch selbst Bestandteil einer Selbst-Entwertung sein kann. Teil einer Mißbrauchs-Spirale. Gleichzeitig wird in dieser Geschichte deutlich, daß das Nacherleben und das Inszenieren einer verführerisch erotischen Beziehung in der Therapie unter Umständen notwendiger Bestandteil der Therapie sexuellen Mißbrauchs sein kann. Sein muß?

Die Geschichte will dadurch Mut machen, in der Therapie sexuellen Mißbrauchs nicht auf Lachen und Humor zu verzichten.

Sexueller Mißbrauch und die Behandlung des sexuellen Mißbrauchs haben immer etwas mit Öffentlichkeit zu tun. Entweder darf etwas nicht öffentlich werden (sexueller Mißbrauch) oder wird in und durch die erregte Öffentlichkeit erneut mißbraucht (Kapitel 21). Im letzten Kapitel werde ich daher zentrale Spannungsfelder in der Medienöffentlichkeit, der Öffentlichkeit vor Gericht, der Bühne von Fachtagungen und parteilicher Frauenarbeit und pädagogischen/therapeutischen Helfersystemen skizzieren.

„Eine der tiefgreifendsten und möglicherweise zerstörerischsten Weise, auf die der Körper auf Ereignisse reagieren kann, ist die Scham …

Wir alle wissen, was geschieht, wenn wir uns schämen: Wir schauen uns um und suchen jemanden, den wir beschämen können …

Und ich begann damals zu singen und alle sagten: „Das ist schön." – Ich habe mich umgedreht, um zu sehen, von wem sie sprechen …

Und Scham verwischt die Erkenntnis …

Die Scham verschließt dein Herz und gibt den anderen die Schuld.

Und schlimmer noch, ich erhebe mich über den anderen und denke: ich bin nicht wie du …"

David Campbell

Therapeutische Geschichten oder: „Erfinde dich selbst …“ – ein therapeutisches Orakel?

Psychotherapie, die therapeutische Beziehung ist eine gemeinsame, soziale Aktion von PatientInnen und TherapeutInnen. Ein Dialog, der die vergangene Wirklichkeit, die Lebensgeschichte erinnern läßt und durcharbeiten hilft. So, daß das Früher und das Heute miteinander vereinbar ist.

Dieser Rekonstruktion von Wirklichkeit in der Therapie steht das aktuelle Geschehen in der Therapiesituation, in der Therapiebeziehung selbst gegenüber. PatientInnen und TherapeutInnen erschaffen gewissermaßen gemeinsam ihre lebendige Wirklichkeit. Diese Konstruktion von Wirklichkeit ist ein kreativer, einmaliger Vorgang, in den die Selbst-Erfahrung sowohl zur Selbst-Findung als auch zur Selbst-Erfindung wird. Das Geschehen in der Psychotherapie, die Therapiebeziehung ist somit immer Beschäftigung mit der Vergangenheit und situationsspezifische, neue Gestaltung zugleich. Etwas, an dem PatientInnen und TherapeutInnen gleichermaßen beteiligt sind.

Als Therapeut bin ich mit meinem Expertenwissen und den damit verbundenen Arbeitskonzepten gefragt. Gleichzeitig beteilige ich mich als Mensch, als Mann an diesem einzigartigen Geschehen, ohne im einzelnen vorhersagen, bestimmen zu können wo es langgehen wird.

Der Bereich des Unbekannten, die Therapie als Ort magischer Geheimnisse wird durch die Behandlung des sexuellen Mißbrauchs und durch die Arbeit mit dem Körper, der körperlichen Energie zusätzlich verdunkelt, verschleiert und angereichert.

Ein analytisch-deutendes, interpretierendes Verhalten hat nur noch eingeschränkt Aussagekraft. Denn wird das sprachlose Geheimnis zu früh in Worte und Begriffe gebracht, nährt man die Vorstellung, man wisse Bescheid, und man wisse was zu tun ist. Dieses ist aber eine (therapeutische) Illusion und eine Verfälschung der Wirklichkeit.

Die Beschäftigung mit dem Thema sexueller Mißbrauch erfordert es gerade, sich mit Wortlosigkeit, Geheimnis und Unfaßbarkeit zu beschäftigen. Mit dem Erleben der Unfaßbarkeit und ihrer Auswirkungen. So daß beide, Patient und Therapeut in der Therapie einen erlebnismäßigen Zugang zum vermuteten Mißbrauchsgeschehen finden.

Will man die Beschäftigung mit sexuellem Mißbrauch persönlich, sensibel und gewissenhaft genug gestalten, so muß man sich mit der Verwobenheit von Erinnerungsfetzen, Erinnerungsgefühlen, Phantasien, gedachten (gemachten) Erinnerungen, körperlichen Symptomen und einer oft ängstigenden Erregung befassen. Die Frage „wie wirklich ist die Wirklichkeit?“ wird zu einer gemeinsamen Spurensuche von KlientInnen und TherapeutInnen. Zu einer Entdeckungsreise ins Unbekannte.

Wenn man sich mit körperlicher Symptomatik, körperlichem Erleben, körperlicher Berührung und einer körperlichen Begegnungsgeschichte befaßt, verläßt man automatisch das sichere Terrain einer verbalen Therapie.

Die therapeutische Geschichte stellt für mich zur Zeit eine sinnvolle Verknüpfung von Selbst-Findung, Selbst-Erfindung und therapeutischer Fallgeschichte dar. Die therapeutische Geschichte ist keine Fallgeschichte im herkömmlichen Sinne. Sie zeigt nicht, wie ich Therapie mache. Sie ist ein Ausschnitt aus einem oft jahrelangen, hochkomplexen Prozeß, einer Therapiebeziehung, die sowohl durch Übertragungselemente als auch Realerfahrung zugleich gespeist wird.

Übertragung meint dabei das Mitschwingen des Erlebens, der Gefühle eines bedürftigen, verletzten, trostsuchenden, trotzigen usw. Kindes seinem Vater, seiner Mutter gegenüber. Des Kindes, das jeder erwachsene Klient in sich trägt und das durch die Therapiebeziehung „wiederbelebt“ wird.

In der Gegenübertragung erlebt der Therapeut sich selbst und sein eigenes „inneres Kind“ und unterscheidet dieses von dem auf ihn übertragenen Kind-Gefühlen des Klienten. Hierdurch spürt er sich besser und kann den Klienten eher in seiner Besonderheit sehen und ihm gerecht werden.

Es geht um eine Klientin oder einen Klienten und mich. Zwar will ich der Gesamtheit unserer Therapiesituation gerecht werden, entwerfe aber dann doch nur ein Bild, einen bedeutungsvollen Ausschnitt, um einen Aspekt von schamlosen Beziehungen und sexuellem Mißbrauch zu verdeutlichen.

Es geht mir dabei nicht um eine komplette Darstellung, wie auch immer diese aussehen mag. Das offene Ende ist bewußt gewählt, um die LeserInnen einzubeziehen. Ihr (Mit-)Erleben zu mobilisieren, sie innerlich zu beteiligen, sie sich emotional abgrenzen zu lassen. Und einmal gefaßte Meinungen wieder verwerfen zu lassen.

Mich interessieren bei der Behandlung des Themas sexueller Mißbrauch besonders die Dynamik, die Atmosphäre des Therapiegeschehens. Etwas, das in herkömmlichen Fallschilderungen und psychologischen Beschreibungen zu kurz kommt, beziehungsweise nicht möglich ist. Eine herkömmliche Fallgeschichte scheint mir eher anonym, abgespalten, zu eingegrenzt, seziert zu sein. Gerade bei der Beschäftigung mit nichtfaßbaren, unfaßbaren Aspekten.

Eine deutende Analyse, die im nachhinein erfolgt, kann beschreiben und verstehen helfen, psychologische Erlebens- und Verhaltensmuster illustrieren. Sie läuft dem lebendigen Prozeß aber nur hinterher! Entweder in der Distanz zur lebensgeschichtlichen Erfahrung der KlientInnen oder im Fluß des Therapiegeschehens selbst.

Eine Zwickmühle!

Einen Fluß zu beschreiben, könnte bedeuten, sich selbst in den Fluß zu verwandeln, in die Bewegung des zum Meer hinfließenden Wassers. Und alles zugleich zu sein: das Wasser, die Strömung, das Ufer, die Stromschnelle, die Öffnung, die Verengung usw.

Ich hoffe durch die therapeutische Geschichte in einen Zwischenbereich eindringen zu können und diesen zu beschreiben. Gemeinsam mit den PatientInnen den Ort magischer Geheimnisse zu betreten, das dort wirkende Unbekannte, die Spannung und die Aufregung, oder gar die irritierende Langeweile zu erleben. Um dann diesem Zwischenraum, diesen Zwischentönen menschlichen Lebens Gestalt zu verleihen.

Nachzuerleben, mitzuerleben und mitzugestalten! Gemeinsam.

Dieser hermeneutische Zirkel fordert als selbstverstehender und selbsterzeugender Prozeß zugleich meines Erachtens einen neuen (wissenschaftlichen, ästhetischen) Ausdruck:

Die therapeutische Geschichte!

Sie verkörpert somit Vergangenes und Zukünftiges. Während sie verstehen hilft, schafft sie gleichzeitig etwas Neues, weckt eine Wirkung bei den KlientInnen, bei mir. Sie gestaltet die therapeutische Situation.

Durch die Rückmeldung einiger KlientInnen auf die therapeutischen Geschichten sehe ich mich zusehends bestärkt in meiner Annahme, daß diese Geschichten auch eine positive Wirkung auf sie selbst haben. Entweder reagierten die KlientInnen, brachten Einwände oder Ergänzungen oder untersagten eine Veröffentlichung. Oder sie erlebten sich als etwas Besonderes. Einige empfanden Verlegenheit, Stolz, Glück und das Gefühl, gesehen zu werden.

Und das ist von mir auch so gemeint! In der therapeutischen Geschichte möchte ich also eine Therapiesituation, eine Beziehung psychologisch, „sachlich richtig" darstellen. Ohne zu zeigen, wie Therapie zu machen sei. Aber nicht nur das!

Die besondere Betonung unserer persönlichen Bezogenheit aufeinander, die Betonung der Einzigartigkeit des Geschehens kommt einer Wertschätzung gleich, die mir in der Therapie mißbrauchter Menschen unbedingt erforderlich zu sein scheint.

Diese Wertschätzung berührt das Kern-Selbst des Menschen, das Innere seiner Seele. Es gibt ihm die Möglichkeit: sich wahrzunehmen, sich zu spüren, sich auszudrücken und sich in seinem Gegenüber als gesehen, gewürdigt und respektiert zu erleben.

So, wie man selbst ist!

Gleichzeitig, und da denke ich gewiß eigennützig, schließt sich durch eine therapeutische Geschichte ein Kreis, eine ganze Therapie oder ein bestimmter Therapieabschnitt. Sie ist dann Ort der Besinnung, der emotionalen Erholung und Ermutigung, weiterzumachen.

Die therapeutische Geschichte, und jetzt begebe ich mich wieder auf den Boden der Wirklichkeit, des therapeutischen Alltags zurück, wird den Merkmalen der beruflichen Praxis vieler KollegInnen gerecht:

In der Vielfalt der Eindrücke, Erinnerungen, Erlebnisse und geschilderten Beispiele behält man in der Regel doch „nur" einen persönlichen Eindruck von den KlientInnen zurück. Warum dann die fast schon verpflichtende Mühe, so differenziert und analytisch genau zu sein!

Das menschliche Leben, die Beziehung zwischen Menschen ist letztendlich einzigartig, unfaßbar. Darüber so zu schreiben, wie es bisher erfolgt ist, käme einem Kochbuch gleich: nämlich Rezepte, vorgeschlagene Menükombinationen und Anleitungen, wie man die Gewürze passend, sinnvoll, das heißt schmackhaft anwenden, arrangieren kann.

Ein Kochbuch ist aber keine Küche! Will ich kochen, will ich mich üben in der Auswahl der Gewürze, muß ich die Gerichte schmecken und eine Küche riechen lernen. So wie in der Therapie.

Auch wenn ich mir zwischen den Therapiesitzungen Notizen mache, kann ich nur einen Bruchteil der Therapiesitzung festhalten. Vieles wird vergessen, wird unwichtig oder stolpert während des Schreibens über assoziativ auftauchende andere Gedanken. Und geht verloren.

Diese Notizen, diese Erinnerungen sind auch etwas Formloses. Etwas, das so gar nicht verstehbar ist oder an der komplexen Wirklichkeit des Menschen, über den ich schreibe, vorbeigeht. An unserer Wirklichkeit.

Ebenso ist es im Therapieprozeß, von Sitzung zu Sitzung. In der Regel werden immer nur Bruchstücke der vorausgegangenen Sitzung hinübergerettet. Vieles gerät zwischen den Sitzungen in Vergessenheit, versinkt im Lebensalltag der KlientInnen.

Und das darf meines Erachtens auch so sein. Es ist nicht alles erinnerbar. Interessant ist für mich vielmehr, was jemand erinnert und vergißt. Und wie dieses uns die neue Therapiesitzung gestalten läßt. Etwas, was wichtig ist, was Sinn macht, wird wiederkommen. Zu seiner Zeit.

Wenn Psychotherapie den Menschen ein bewußtes, sinnhaftes, erfülltes Leben ermöglichen soll, bezieht sich dies nach Alexander Lowen auf das lebendige Leben. Wie aber dieses beschreiben, in Worte bringen? Wie die Verbesserung einer Lebens-Funktion, die Änderung von Verhalten und das dabei spürbare Glück auf dem Gesicht eines Menschen, die Anmut einer Bewegung oder die Erschütterung durch einen entsetzlichen Schrei in Worte bringen?

Worte sind auch Maske!

Alle reden von der Komplexität des menschlichen Lebens, den vielschichtig ineinanderwirkenden Einflüssen und Erfahrungen. Das Leben ist eine unendliche Fülle von Einflüssen, Erfahrungen. Die aber in der Regel nicht faßbar, nicht erkennbar, nicht beeinflußbar sind. So brauchen wir zum Beispiel mehr als 10 Jahre um den Schnellauf zu beherrschen.

Lediglich etwa zwanzig Aspekte aus dem jahrelangen komplexen Erfahrungsprozeß sind bewußt erinnerbar.

Und damit noch nicht genug. In einer bestimmten Hinsicht Einfluß zu nehmen, weckt eine fast unendliche Fülle an Nebenwirkungen, die nicht faßbar, nicht kontrollierbar sind.

Und doch möchte ich mich nicht entmutigen lassen: zu verstehen und therapeutisch zu handeln!

Zum Schluß noch etwas aus der Hirnphysiologie, das mich bei der Erinnerungsarbeit, den Erinnerungsgefühlen nachdenklich gestimmt hat. Spricht man von Erinnerung, meint man die komplexe Verknüpfung von Erfahrungen im Gehirn, die wieder abgerufen werden, die Sinn machen und die ein Beweis für die Wirklichkeit sein sollen.

Nun ist aber die Verknüpfung im Gehirn nur dadurch möglich ist, daß eine vom Stammhirn kommende Erregung vorhanden ist.

Also immer Verknüpfung und Erregung.

Die Arbeit mit mißbrauchten Menschen hat mich, auf dem Hintergrund dieser Erkenntnis, nachdenklich gestimmt. Einerseits ist es erforderlich, mit Erinnerungen, mit Gefühlen und Erregung zu arbeiten. Andererseits frage ich mich wie ich dies sprachlich als Wissenschaftler, als Psychotherapeut darstellen kann.

Und ich entschied mich für die therapeutische Geschichte. Eine Entscheidung, auch über meine eigene Erregung zu schreiben.

Scham und Schuld

Psychotherapie ist ein langer, schmerzensreicher, aber auch befreiender Entwicklungsprozeß. Eine Begegnung zwischen zwei Menschen. Körperpsychotherapie versucht darüber hinaus, die KlientInnen ihre Energie, ihre körperlichen Spannungsmuster, ihre zurückgehaltene Atmung erleben zu lassen. Die Wiederbelebung der ursprünglichen kindlichen Unbeschwertheit und Vitalität soll innere Konflikte bearbeiten und auflösen helfen. Der Körper wird wieder als Quelle von Vitalität und Lebensfreude erlebt. Als Nährboden und Ausdruck eines Selbst, das die Verwirklichung von persönlicher Erfüllung erleichtert.

Nicht selten wirkt das therapeutische Bemühen nur spärlich in den Alltag der KlientInnen. Konfliktbearbeitung, die Arbeit mit der Übertragungsbeziehung und körperlich-energetische Mobilisierung überzeugen vielleicht in einer jeweiligen Sitzung, in der Therapiebeziehung über eine gewisse Zeit, ohne aber das Lebensgefühl und die Lebensgestaltung draußen, in Familie und Beruf, zu bereichern und zu verändern.

Diese KlientInnen sind bemüht um ihr Wachstum, um eine „gute Beziehung" zum Therapeuten. Sie wissen um die Notwendigkeit von Therapie und spüren ihren Leidensdruck. Sie erleben ihren Körper als kraftvoll und tragend.

Und quälen sich in ihrer früh erworbenen Scham, nicht zu genügen!

Psychotherapie, wird sie als Unterstützung, als Hilfe und Begleitung bei persönlichem Wandel und persönlicher Veränderung verstanden, ist der Beginn einer neuen zusätzlichen Qual. Die Wiederholung einer existentiellen Erfahrung, die bis in die früheste Kindheit zurückreicht.

„Du genügst nicht, so wie du bist. Sei anders!"

Ist Psychotherapie also eine Gefahr für diese Menschen? Sozusagen eine Kontra-Indikation (Gegenanzeige)?

Die Frau, von der ich berichte, hat die Botschaft „Sei anders" offensicht-

lich sehr früh in ihrer Kindheit erlebt. In einer vorsprachlichen Zeit. Emotional abgespalten und kontrolliert, so daß die damit verbundenen Gefühle sie seelisch nicht überschwemmen oder chaotisch haben reagieren lassen.

Sie war angewiesen auf die Liebe ihrer Eltern und opferte ihre Wut, ihren Haß, ihren eigenen Selbst-Ausdruck. Sie kontrollierte und bemühte sich, um weiterhin gesehen zu werden, und lebt seitdem gefangen in ihrer Qual, dem Bemühen, zu genügen. Alles gelingt ihr, sogar die sehr persönliche und schwere Arbeit mit mißbrauchten Frauen.

Eine Beschämung, für andere dazusein und sich nicht spüren zu dürfen. Für diese Frauen, denen es unter Umständen ähnlich ergangen ist wie ihr.

Psychotherapie kann so lange nicht gelingen, bis die Frau ihre abgewehrte Scham und die hieraus resultierenden versteckten, inneren Selbst-Zweifel spürt. Ihre Verzweiflung, ihre Tränen und ihren Haß. In Anwesenheit eines anfaßbaren Gegenübers, eines Zeugen. Eines Gegenübers im Erleben der eigenen Erinnerungslosigkeit.

Die körperliche Begegnung zwischen der Frau und mir, ein wortloses Geschehen, eröffnet eine Intimität, die, für uns beide unbekannt und unerforscht, sich psychologisch-analytisch nicht erschließen läßt. Ich riskiere eine ungefragte Berührung, eine mögliche Einmischung in ihr Innerstes. Ohne zunächst zu verstehen. In der Angst, sie erschreckt, sie verschreckt zu haben.

Dieser Grenzgang, diese Berührung, welche eine Berührung von uns beiden ist, scheint erforderlich zu sein, um die schmerzhafte Tür zu der verletzten Scham zu öffnen. In der unbedingten Sicherheit meiner wachen Anwesenheit.

Die Berührung wird zur Bewegung. Zur geleiteten Bewegung.

Zur Selbst-Bewegung!

Eine Momentaufnahme aus dem therapeutischen Alltag! Eine Gruppe wie jede andere. Eine der Teilnehmerinnen ist krank. Kopfschmerzen und Erkältung. Die Gruppe trifft sich für fünf Tage. Eine persönliche Begegnung, Übungen zur Körperwahrnehmung und Körpererleben sowie die gemeinsam erlebte Atmosphäre in der Abgeschiedenheit eines Meditationszentrums sind Ziel dieser Veranstaltung.

Sie sitzt weiter links von mir und ist still. Ich sehe ihre fleischige Stirn, ihre eingefallene Körperhaltung, und erinnere mich an ihre kurze Äußerung zu den heftigen Kopfschmerzen.

Der geschützte Raum, diese dichte Atmosphäre in der Gruppe ermöglichen jedem seinen eigenen Rhythmus, seinen persönlichen Zugang. Vor allem den jeweils individuellen Einstieg.

Sie lebe alleine, habe drei Kinder, zwei Mädchen und einen Jungen. Beruflich sei sie an der studentischen Beratungsstelle speziell mit dem Thema sexueller Mißbrauch befaßt.

Diese Frau ist erschöpft, vom beruflichen und familiären Alltag ausgelaugt.
– Und so seltsam weggetreten!

Sechs Jahre Einzeltherapie hätten sie vertraut gemacht mit der Bioenergetischen Analyse, mit der Körperarbeit, die, ausgehend von der Psychoanalyse, den Körper sowohl in das diagnostische Verstehen als auch in die therapeutische Praxis einbezieht. Der Therapeut habe sich nach einiger Zeit aber nur noch mit der therapeutischen Beziehung befaßt, so daß die Körperarbeit schließlich unterblieb.

Und das sei wohl auch gut so gewesen!

Denn sie wisse ja um ihre hysterischen Anteile, überstarkes Geltungsbedürfnis wie es in der Fachsprache heißt. Die junge Frau weiß um ihre kribbelige Vermeidung des tieferen persönlichen Erlebens. Sie meidet die Bezugnahme auf einen anderen Menschen, indem sie schonungslos in diffuse Prozesse des Körpererlebens eintaucht. Unklar, wirr, innerlich treibend, aber letztendlich kontrolliert.

Überzeugende Gründe, in der Körperarbeit langsam und vorsichtig vorzugehen, damit die junge Frau alles bewußt erleben und verinnerlichen kann. Damit sie emotional nicht von ihren überraschend auftauchenden Gefühlen überschwemmt wird.

Das ist sachlich richtig. Doch stutze ich bei der fachlich, plausibel vorgetragenen Argumentation der Frau. Ich höre die Worte, weiß um den Sinn und sehe die seltsam gebeugte Frau neben mir sitzen. Still, zurückgezogen und so seltsam in sich verloren wirkend.

Am nächsten Tag:

Endlich geht es ihr besser! Sie lacht, sie erzählt und interessiert die Gruppe durch ihre souverän wirkende aber doch zurückhaltende Erscheinung.

Wieder mal ist es einen ganzen Tag lang um die Wechselbeziehung zwischen Kopf und restlichem Körper gegangen. Zwischen Kontrolle und Gefühl, Erleben. Zwischen Festhalten und Loslassen. Therapeutischer Alltag.

Lebensthema vieler Teilnehmer in einer therapeutischen Gruppe. Diese wünschen gegen Ende der letzten Sitzung etwas zur Entlastung. Etwas, wie sie sagen, „Angenehmes“. Meine Chance, den Tag durch eine körperlich und emotional stützende körperliche Begegnung zwischen jeweils zwei Teilnehmern abzurunden.

Einer der beiden legt sich auf den Rücken, der andere hält ihm den Kopf. Dabei bewegt er den Kopf vorsichtig, langsam so, daß der Liegende die geleitete Bewegung nicht kontrollieren kann beziehungsweise muß. Feinste Andeutungen einer Gegensteuerung im Nacken werden von dem Sitzenden gespürt und ausgeglichen.

Eine erholsame, beruhigende und tief entspannende Begegnung für beide.

Draußen ist es schon dunkel. Einige „Pärchen“ in der Gruppe tuscheln, andere sitzen still, nachdenklich, besonnen, an die Wand gelehnt.

Da höre ich die vertiefte Atmung und das Stöhnen der alleinerziehenden Mutter. Ihr Kopf ist in den Nacken gezogen, die fleischige Stirn und die

Augenbrauen drohen die Augen zu zerquetschen. Die Brust, hochgedrückt, hält die Atmung fest. Das Becken ist an den Boden gepreßt, die Füße sind umgeknickt. Noch nie habe ich derart verkrampfte und zur Seite abgewinkelte, erstarrte Fußgelenke gesehen. Kein Bodenkontakt! Keine Verbindung zum Körper. Wie können diese Füße die Frau tragen, frage ich mich. Wie können diese Gelenke das unbarmherzige Aufbäumen in diesem Körper stützen?!

Die Beine sind zusammengepreßt. Reglos liegt die Frau auf der Matratze, atmet tief, schnell und übersteigert. Aus Angst. Gedrängt durch eine unbekannte, treibende Kraft. Automatisch, ohne eigene Einflußnahme, ohne die Möglichkeit einer Korrektur.

Sie hat ihre Hände vor das Gesicht gedrückt. Sie verdeckt einen wortlosen Schmerz und will dabei nicht gesehen werden!

„Es ist jetzt gut so, macht ihr mal weiter", wehrt sie ab, um sich dann nach einem Zögern wie ein kleines Mädchen zu freuen: „Schön, wenn du hierbleibst."

Ich setze mich neben die beiden, verweile dort, ohne etwas zu sagen, ohne etwas zu tun. Wach und bewußt anwesend schaue ich ihr in die Augen und bin in diesem Moment glücklich unvorbelastet, ohne eine Kenntnis oft verwirrender Informationen über die Lebensgeschichte, die Problematik der Frau. Unvorbelastet, da ich mir den Raum der unbeschwerten Unwissenheit erlaubt habe. Meine Anwesenheit, meine wohlwollende Zugewandheit werden zu einer wortlosen Einladung zu einem vertieften Erleben. Einem gemeinsamen Erleben.

Die junge Mutter weicht meinem Blick aus und beschuldigt sich verschiedenster Dinge. Sie mache mit ihren Kindern sowieso alles falsch. Dem Jungen, er sei gerade sieben Jahre alt geworden, habe sie den Vater genommen. Sie habe mit diesem wohl nicht mehr zusammenleben können. „Aber was wird aus einem Jungen, wenn er keinen Vater hat." Dann sind da diese Eßprobleme. Nachts steht sie auf und futtert den halben Kühlschrank leer, um dann unter Umständen wieder alles auszukotzen. – Allein in der Küche, umhüllt von der Dunkelheit der wiederkehrenden Nächte. Die Kinder schlafen ruhig, während sie vor dem Küchentisch hockt.

Getrieben und zurückgezogen zugleich durch ein ihr allzu bekanntes Schuldgefühl.

Nur selten wage sie darüber zu sprechen. Sie schäme sich, so zu fühlen und ihr Leben nicht meistern zu können. Gewiß funktioniere sie gut. Wenn da nicht diese tiefe Erschöpfung in der Einsamkeit wäre, die ihr gewissermaßen keine Zufriedenheit und keine Kraft läßt, sich gegen die Schuld zu wehren. Sie durch die Selbstverständlichkeit der Begegnung mit einem anderen Menschen zu entkräften. Sie bodenlos zu machen.

Ich stelle mir den Alltag der jungen Mutter vor. Denke an meine eigene Frau, an unsere Kinder und die Untiefen der täglichen Feuerproben: Beruf, Kinder, häusliche Pflichten, eigene Interessen und was es sonst noch alles gibt. Für einen Moment kann ich gar nicht unterscheiden, ob ich hier als Psychotherapeut, als Mann, als Vater sitze, denn es ergeht ja jedem so, vermute ich stillschweigend.

Ich bin da, greifbar, anfaßbar und ermutige die Frau so sein zu dürfen, wie sie ist. Gewiß eine Mutprobe, um das lebendige Leben zu spüren. Im Moment unserer Begegnung. Hier und jetzt. Eine stillschweigende Übereinkunft, die wir bereits leben, bevor wir sie hinreichend analysiert, biographisch durchgearbeitet haben.

Mit einem Seufzer der Erleichterung spürt sie die Entlastung von einem Mann diese Erlaubnis zu erfahren!

Ich weiß nichts von der jungen Mutter außer den einleitenden Bemerkungen zu ihrer aktuellen Lebenssituation. Weiß nichts über ihre eigene Mutter, über ihren Vater und die Lebenserfahrung in ihrer Kindheit. Und:

Fühle mich ein wenig geschmeichelt in der unverhofften Leichtigkeit unserer Begegnung.

Bis ich zum Schluß ihre Füße berühre! Diese waren immer noch so seltsam abgeknickt und nicht mit der Ausgeglichenheit und Entspannung im oberen Bereich des Körpers verbunden. Ein wenig übermütig, aber auch zu sehr verhaftet in meinem bioenergetischen Wissen und den hieraus resultierenden therapeutischen Empfehlungen, lege ich vorsichtig meine Hände auf ihre Knöchel, um diese zu wärmen, um sie in das Bewußtsein des Erlebens zu bringen.

Hätte ich das lieber doch nicht getan! Sie zieht die Beine an, preßt die Knie noch mehr gegeneinander und schiebt den Kopf zur Seite. Die Augen geschlossen und das Gesicht angewidert verzogen.

Ich bin zu weit gegangen!

Ich bin in ihren Intimbereich eingedrungen, ohne um Erlaubnis zu fragen, ohne dies zu erklären. Einfach so. Weil man, so wie ich es gelernt habe, abgeknickte Füße berühren sollte, damit sie wieder mit dem Rest des Körpers verbunden sind.

Ich schäme mich wortlos! Ich schäme mich der Mißachtung ihrer Unberührbarkeit.

Ich schäme mich der vorschnellen Heilserwartung, die ich in die Berührung meiner Hände legen wollte. Ohne zu fragen.

Ich bleibe sitzen. Ich schaue die vor mir liegende Frau an. Ohne Worte, still und doch wachsam!

Sie schluchzt lautlos in sich hinein. Sie hat die Hände wieder vor das Gesicht gepreßt.

Ich drücke ihr mein Bedauern über die unerwartete Störung, den unerlaubten Eingriff in ihre Intimsphäre aus. Mit wenigen Worten, ohne mich selbst schuldig zu fühlen.

Als hätte ich hierdurch etwas erlebt, was der jungen Mutter bestens bekannt ist. Ein Gefühl der Scham, so vermute ich, eine Verletzung der Intimsphäre, die, nie in Worten ausgedrückt, das Leben der jungen Frau durchzieht. Eine Verletzung, die, sich unbemerkt hinter Aktivitäten versteckt: Tätigkeiten des Alltags, berufliche Notwendigkeiten und mütterliche Pflichten. Aktivitäten, um zu genügen.

Alles, um die Scham nicht zu spüren!

Am nächsten Morgen schließt sich der Kreis unserer Begegnung. Unausgesprochen, ohne zu reden, ohne weitere Informationen über die Lebensgeschichte, berühren wir uns auf eine sehnsuchtsvolle Art und Weise.

Jeder in seiner Einsamkeit, jeder in seinen Erinnerungsgefühlen. Aber eben konkret körperlich mit dem lebendigen Gegenüber. Hier und jetzt!

Die junge Mutter, die Theologin und Beraterin liegt auf der Matratze und hat die Arme in die Luft ausgestreckt. Als wollten sie jemanden sanft umarmen, suchen die beiden geöffneten Hände in dem unbekannten Raum der bewußten, vertieften Körpererfahrung. Obwohl die Erwachsenen-Arme wissen, daß sie hier in diesem Meditationszentrum in die Luft gestreckt sind, tasten sich die Kinder-Arme durch das Dickicht der Erinnerungslosigkeit. Auf der Suche nach einem Menschen, nach einem geliebten Menschen. Ohne zu wissen wer es sein könnte, aber im unmittelbaren Gespür meiner Berührung überzeugt davon, daß sie gefunden hatte.

Sie weint still, bitterlich, die Lippen und die Augen zusammengepreßt. Die Atmung in der Brust festgehalten, versteinert und auf ein Minimum beschränkt. Diese junge Frau quält sich, während ich, ohne ihr Wissen, neben ihr stehe. Sie quält sich, um ihr Schuldgefühl zu ertragen, um es zu besänftigen, damit sich die Scham und der Haß auf die eigene Mutter wieder verstecken können.

Die Scham, nicht zu genügen!

Sie ist Mutter, sie ist berufstätig, sie berät mißbrauchte Frauen, sie will einen Mann lieben und hat alles im Griff.

So wie damals in der Psychotherapie. Sie hatte alles durchgearbeitet. Sie war erfahren in der Körperarbeit, um dann den Vorschlag ihres Therapeuten aufzugreifen, die Übertragungsbeziehung gewissenhaft zu klären. Um hierdurch ihre Alltagsbeziehungen besser, zufriedener leben zu können.

Ich berühre sanft mit meiner Hand ihren Arm, ihre Hand, die in die Luft gestreckt ist. Ich spüre die unmittelbare Vertiefung ihrer Atmung, das Beben ihrer Brust, das Zittern der Muskeln ihrer Arme. Die flatterigen Gesichtszüge können die Aufregung, das Gemisch von Gefühl und Abwehr nicht mehr verbergen.

Ich ziehe meine Hand zurück, um dann nach einer Weile meinen Kopf, meine Haare sorgsam zwischen die nach oben gestreckten Hände zu halten. Bis meine Haare ihre Hände berühren. Sanft, wie ein Hauch, wie die Ahnung einer menschlichen Anwesenheit.

Still, ein wenig traurig erinnere ich mich daran, wie ich einmal so auf dem Rücken lag und die Haare meines Lehranalytikers spürte. Dämme des Widerstandes sind eingebrochen. Eine Flut von ungezügelter Sehnsucht tobte, gelöst, geöffnet in der Ahnung eben dieser Begegnung. Der bewußten Wahrnehmung seiner Haare und meiner Erinnerungsfiguren. Ohne daß diese unbedingt gleich konkrete Gestalt annehmen mußten.

Es war wie eine feierliche Handlung, wie eine Zeremonie einer zufälligen Begegnung. Eine Verbundenheit im Gefühl der Einsamkeit und im Schmerz der Sehnsucht. Ungestillt, unergründlich tief.

Unerlaubt!

Die Arme waren wie leblos, abgespalten vom Erleben. Unfähig zu berühren, zu greifen, zu halten und zu umarmen.

Meine Berührung: ungefragt!

Immer noch nichts weiß ich über diese Frau, und doch bin ich ihr so nah. Unsere Wege kreuzen sich, unsere Begegnung hinterläßt Spuren im Sand der Seele.

Gerne erinnere ich mich an die Begegnung mit meinem Ausbilder David Campbell, der so simpel, feinsinnig und doch so nachdrücklich über das Gefühl der Scham berichtete. Um dann durch die Arbeit mit der angeleiteten Bewegung uns die Erlaubnis spüren zu lassen, man selbst zu sein.

Ganz im Banne der Erinnerung nehme ich meinen Kopf weg und führe behutsam die Arme der jungen Frau zusammen, indem ich ihre Ellenbogen mit meinen Fingerkuppen berühre. Zusammen, damit die Hände sich treffen, sich in dem Nichts der Unendlichkeit finden können.

Die Frau schreit auf und tut die Unfaßbarkeit der Berührung in diesem lauten Schmerz kund.

Der Berührung von sich selbst, durch sich selbst.

Mittels meiner Berührung. Mittels meiner angeleiteten, geleiteten Bewegung.

Wir sitzen wieder alle in der Gruppe zusammen. Die Gruppe spricht über die Gefühle von Scham und Schuld und den Verzicht auf sich selbst. Man funktioniere gut, sei doch so eifrig bemüht, alles zu regeln. Und übergehe sich dabei! Die junge Mutter sitzt an ihrem üblichen Platz. Ganz wach. Die Augen leuchten, sie strahlen, und sie ist jedem zugewandt, der zu ihr spricht.

„Jetzt reicht`s, mach weiter“, sagt sie zu mir, um die wortlose Aufforderung zu unterstreichen, ich möge mich doch jetzt nicht mehr mit ihr befassen.

„Es ist zuviel des Guten.“

Der Schalk in meinem Blick lockt noch für einen Moment und weckt eine liebevolle Aufregung bei der Frau. So leicht würde sie mir nicht davonkommen, wenn sie sich mit so leuchtenden Augen wegstehlen wolle.

Ich würde schon gleich wieder wegblicken, sagte ich, um dann wortlos meinen stillen, humorvollen Treffer zu landen:

„Wir haben dich alle gesehen! Und das ist gut so!

Und du hast dies, du hast dich gespürt.“

Wenn die Haut bei Berührung brennt … oder: Scham vor Gesundung?

Die Beschäftigung mit sexuellem Mißbrauch und schamlosen Beziehungen führt immer zu Prozessen der Selbst-Entwertung. Diese wirkt auch dann noch nach, wenn jemandem heute in der Beziehung zu einem Partner Liebe und Achtung entgegengebracht wird. Als dürfte das nicht sein, was man sich seit frühester Kindheit sehnsüchtig gewünscht hat.

Eine Selbst-Entwertung, die, einer zerstörerischen Kraft gleich, die eigene Wahrnehmung täuscht, das persönliche Erleben trübt und die Beziehung auf eine ungeahnte, ungeheuerliche Zerreißprobe stellt.

„Wird er mich dennoch lieben?" Um die vielleicht weiterhin erwiderte Liebe als Beleg dafür zu nehmen: nichts wert zu sein.

„Wie kann er mich denn nur lieben? Ich bin ja nichts wert."

Ein derart beschämter Mensch durchwandert eine Odyssee von Erniedrigung, Verletzung, Ekel und sexueller Unterwerfung. Abhängig und hörig im Kampf zwischen zwei Welten: dem verzweifelten, eigenen Aufbegehren, dem Wunsch doch noch geachtet zu werden, und der permanenten Mißhandlung durch den anderen.

Wird eine Frau, beispielsweise wie in der folgenden therapeutischen Geschichte, geliebt, muß sie oft wie aus einem inneren Drang heraus, wie im Rausch, alles zerstören, dem Mann klarmachen, daß er es ihr nie recht machen kann.

Um sich selbst zu entwerten!

Von der Mutter bei einem gemeinsamen Gespräch über die „Vorfälle damals mit dem Opa", dem vermuteten sexuellen Mißbrauch im Stich gelassen und von der Schwester mit Rivalität und Haß verfolgt, entscheidet sie sich bewußt, bei einem Mann die Therapie zu beginnen.

Die junge Frau lebt in einem unfaßbaren Zustand, einem emotionalen Vaku-

um, das, wie sie sagt, bei Berührung zu brennen beginnt. Genauso wie in dem Moment, wenn ihr Freund ihr eine Liebe entgegenbringt, die sie nicht erwartet hatte.

„Ich war ja so ätzend."

Die feurige Glut, die sie dabei spürt, verwirrt sie und trieb sie früher in die Hände eben dieser ekeligen Männer, die sie sexuell abhängig machten.

Ist aber auch Ausdruck ihrer eigenen sexuellen Begierde, ihrer Lust und Leidenschaft!

Die Körperarbeit in der Therapie und die Tatsache, daß sie dabei von mir, von einem Mann, gesehen wird, beschämt sie zunächst. Gibt ihr dann aber die Kraft und das Selbstbewußtsein, sich selbst, ihrer eigenen Wahrnehmung, ihren eigenen Gefühlen und ihrer Ausstrahlung auf andere zu glauben und sich selbst zu achten.

Sie zeigt mir ein Bild, das sie gemalt hat: einen blutroten Ball, der sich über das ganze Bild ausdehnt. Keine fließenden Übergänge. Eine feurige Glut, die unter einem dicken schwarzen Balken lauert.

Ein stummer, eindrücklicher Beweis. Sie zeigt mir das Bild mit den Worten:

„Dies muß wohl mein glühender Haß sein. Etwas, das explodieren möchte. Aber nicht darf!“

Sie hat in tiefroten und kräftigen Farben gemalt. In der Mitte dieses stark lodernde Feuer, weiter unten eine, wie sie sagt, Hölle. Eine Blutlache!

Sie habe im Leben genug eingesteckt, sagt sie, und begehrte nun auf. Das Leben könne so nicht mehr weitergehen.

Sie empfinde panische Angst und fühle sich bedroht. Im Dunkeln, beim Autofahren, zu Hause, beim Zubettgehen. Und dabei weiß sie, daß sie nichts zu befürchten hat.

„Aber das Gefühl ist da!“

Sie leidet unter starker Atemnot, Zittern, weichen Knien, einer undefinierbaren Unruhe, Schwindelgefühl. Sie erlebe immer wieder schockähnliche Zustände, erzählt sie. Hätte sich beim Essen verschluckt und Todesgefühle erlebt, sei im Aufzug steckengeblieben und erwache in Panik aus schrecklichen Alpträumen.

„Mir war im Traum, als ob ein psychisch kranker Mann, ausgerastet, mich oder meinen Sohn umbringen wollte.“

„Ich weiß noch genau, wie meine Mutter im Traum mit meinem Sohn, der bei einem Autounfall verletzt worden war, blutüberströmt zu mir kam.“

Vor mir sitzt eine große, attraktive Frau, die sich von diesen entsetzlichen, bedrohlichen und schrecklichen Gefühlen befreien möchte. Die sich nicht im einzelnen an ihre Kindheit erinnern kann und sich, ihre Gefühle und ihren Körper, unmerklich, aber nachdrücklich kontrolliert.

Sie wirkt gefaßt auf mich, und doch spüre ich ein loderndes Feuer in ihr, die tief in ihrem Inneren verborgene Hölle. Aber auch die Gefahr, ihre Seele könne auseinanderbrechen.

„Mein Vater hat getrunken, und meine Mutter hat die ganze Familie kontrolliert. Still und mächtig!"

Sie erzählt und möchte gar nicht mehr aufhören. Sie lebt in einer inneren Enge und will wie ein Vogel fliegen. Wegfliegen.

Fliehen!

Früher, seit der Beginn der Pubertät, ist sie immer auf die Kirmes geflohen. In das verlockende, bunte Phantasiereich, das sie sich mit Ekel erkaufen mußte.

„Ich wollte unabhängig sein. Rauskommen. Und wurde von ihm geschlagen und gedemütigt. Ich war abhängig von ihm, angewidert, aber ihm hörig!"

Er war Schausteller und hatte eine geheimnisvolle Macht über sie. Sie lief immer wieder zu ihm hin. Oder weg von zu Hause?

Die junge Frau will dieses schreckliche Geheimnis, diese Panik loswerden. Sie weiß, wie wichtig die Psychotherapie für sie sein kann, vor allem die Therapiebeziehung zu einem männlichen Therapeuten. Und doch schreckt sie heftig, mit weit aufgerissenen Augen hoch, wenn ich mich unerwartet bewege. Ihre Abgrenzung, ihre Abwehr möglicher Übergriffe ist derart heftig; sie ist wie ein verzweifelter Versuch, zu überleben, sich selbst zu retten.

„Als ich sechs Jahre alt war, rannte ich nachts öfter ins Badezimmer, um meinen Herzschlag zu fühlen. Und ich wäre gestorben, wenn sie nachts keine Ritze im Rollo offengelassen hätten.

Ich mußte diesen Lichtstreifen sehen!"

Sie lebt zwischen zwei Welten. Einer äußeren Ordnung und einem inneren Chaos. Sie lebt im Kampf zwischen zwei Gewalten: gut oder böse zu sein. Das zehrt an ihrer Kraft, macht sie abhängig, hörig und angeekelt zugleich. Das schürt ihre Panik und ihr Entsetzen.

Das zügelt das „Böse“ in ihrem Inneren und weckt zugleich. Sie fühlt sich häßlich und ungeliebt, zurückgewiesen und „ätzend“.

Und: Sie wütet aus verletztem Stolz, will ihren Freund schlagen, macht alles und jeden, dem sie begegnet, herunter.

Will sie nicht geliebt sein?

Ihre Migräne sei wie eine Bestrafung, wie ein in den Kopf verdrängter Orgasmus, sagt sie. Die diffuse Unruhe, die hochschießenden Ängste, diese einengenden Körperempfindungen in Kopf und Brust machen sie zappelig und gereizt. Immer wieder bricht sie mit ihrem Freund einen Streit vom Zaun. „Dafür ist mir jeder Vorwand recht.“ Und dann läßt sie ihren Aggressionen freien Lauf. Er kann es ihr nie recht machen, denn sie dreht und wendet alles so, daß sie ihn heruntermachen kann. Entwerten!

Sich selbst entwerten!

Einmal habe sie ihn wirklich geschlagen, als er sie, für sie völlig überraschend, in den Arm genommen und geküßt habe.

Wie ein Rausch, wie eine tosende Flutwelle sei ihr Sekunden später die Migräne in den Kopf geschossen.

„Und ich wußte, warum. Ich hatte dieses wunderbare Gefühl gespürt und genossen. Und habe mich dann dafür bestraft.“

Sie weiß alles genau und ist dem Geschehen dennoch ausgeliefert. Sie fragt nach den Ursachen, nach den Gründen, ohne befriedigende Antworten zu finden. Erinnerungsinformationen, Bruchstücke werden zu vagen Vermutungen, die sie schulterzuckend, ratlos eventuell für möglich hält.

Sie kann sich nicht abgrenzen, sich nicht von anderen unterscheiden. Sie erfüllt die Erwartungen anderer und verzichtet auf sich selbst. Vergißt sich selbst!

Findet sie Gründe, beginnt sie ihr Verhalten und die Geschehnisse für einen Moment zu verstehen. Um dann erneut aus sich herauszuplatzen. Sie kann ihre Auflehnung, dieses ungeheuerliche Aufbegehren nicht mehr zügeln. Selbst „ätzend“ rastet sie aus, sagt sie, stichelt gereizt und könnte alles zertrampeln. Weitere Bilder, Informationen, Erinnerungen und Details ihrer Lebensgeschichte erschüttern ihr zerbrechliches Selbstwertgefühl. Bringen gerade keine Erleichterung.

Schonungslos, übergangslos und ohne Ankündigung!

Man könnte sagen, daß der Wahrheitsgehalt dieser Informationen und Erinnerungen sich in der Impulsivität und Vernichtungskraft des Aufbäumens dieser Frau ausdrückt. Persönliche Wahrheit wird zur impulsiv erlebten statt zur erinnerten Wahrheit. Aber zugleich wird ihr Aufbegehren radikal gebremst durch ein übermächtiges Schuldgefühl, das als Selbst-Entwertung diese weibliche Revolte unterdrückt.

Wie der schwarze Balken auf dem Bild, der das geballte, lodernde Feuer, die tosende Hölle verschließt.

Sie weiß, daß früher etwas Schlimmes geschehen sein muß. Ihre Schwester meint, vom Großvater sexuell mißbraucht worden zu sein. Und die Eltern selbst hätten auch den Verdacht gehabt, „da wär’ zwischen dem Opa und den Mädchen was gewesen“. Der Vater habe nämlich den Opa im Werkkeller, im Beisein der Mädchen gesehen, wie er sich die Hose zumachte.

Den Verdacht auf sexuellen Mißbrauch hätte der Vater aber als absurd zurückgewiesen.

Und doch hätte die Mutter, ohne weitere Verdächtigungen auszusprechen, erzählt, die Tochter sei irgendwann einmal an der Scheide auf andere Art wund gewesen, als es durch zu feuchte Windeln oder Pilzbefall hätte geschehen können.

Indizien, Erinnerungen, die „beweiskräftig“ genug sind? Eine Erinnerungssuche, die zum Gespräch zwischen den beiden Schwestern oder gar mit der Mutter führen könnte?

Es kommt ganz anders.

Man isoliert sich voneinander, grenzt sich ab und bekämpft sich sogar. Die Schwester bricht die Therapie bei ihrem männlichen Psychotherapeuten ab, grenzt kämpferisch sich von ihm ab und begibt sich zu einer Psychotherapeutin in Behandlung. Sie verbietet ihrer Schwester, die bei mir in Therapie ist, mit der Mutter darüber zu reden, und bricht haßerfüllt die schwesterliche Beziehung ab, als die Mutter doch durch die Schwester von den Verdächtigungen erfährt.

Meine Klientin steht auf einmal in ihrer eigenen Familie alleine da. Isoliert, gehaßt und vor Ekel erstarrt. Ohne ein Minimum an familiärer Zuneigung.

Ein Minimum an weiblicher Solidarität.

„Ich bin zu Ihnen als männlichem Psychotherapeuten gekommen, da ich mich bei Ihnen sicher und gut aufgehoben fühle und Vertrauen zu Ihnen habe. Und ich hoffe, daß Sie unmißverständlich zum Kern der Sache gehen. Mit mir."

Ich weiß um die Wichtigkeit unserer Beziehung, einer sichernden, tragfähigen Beziehung für die junge Frau. Sie will sich erinnern, und ich will wissen, was damals war. Ohne wie ein Detektiv akribisch nach Beweisen zu suchen. Ich weiß, daß das Auffinden von Erinnerungen und Details die emotionale Spannung entweder verringert oder hochschießen läßt. Ein Umstand, der auf keinen Fall durch eine verstärkte, unvorsichtige Suche nach weiteren Erinnerungen und Details weggeschoben werden darf. Auch nicht weggeschoben werden kann, denn die Schärfe der Spannung würde doch nur zunehmen.

Die junge Frau ist froh, bei mir als Mann in Therapie zu sein. „Ich hoffe, daß Sie mich und meine Gefühle aushalten können!"

Ich erinnere mich noch gut an ihren Wunsch zu Anfang der Therapie, mit dem Körper zu arbeiten, mit der Intensität ihrer körperlichen Energien. Erinnere mich aber auch an die Panik und das Entsetzen, wenn ich den Beginn einer möglichen Körperarbeit von mir ins Gespräch brachte. Sie saß dann wie erstarrt und aufgeschreckt zugleich in ihrem Stuhl, riß den Kopf herum und blickte mich unverwandt, abwehrend an. Ich sollte ihr bloß nicht zu nahe kommen!

Heute weiß ich, daß alle drei Dinge zusammen die Wirklichkeit der Frau ausmachen: die vage erinnerten und von uns vermuteten Erinnerungsbilder, die unglaubliche Intensität ihrer hochschießenden Gefühle und unsere Beziehung, die alles zulassen, ermöglichen oder verhindern kann.

Mir scheint die Erinnerung, der lebensgeschichtliche Beweis eines sexuellen Mißbrauchs kein alleiniger Garant dafür zu sein, daß sie mit ihrer, wie sie sagt, „ätzenden" emotionalen Wirklichkeit klarkommen kann. Einem Erleben, das keine eindeutig erkennbaren, spürbaren und „handhabbaren" Gefühle zuläßt. Noch nicht!

Ich befürchte, daß vielfach Erinnerungsfetzen vorschnell mit bestimmten Gefühlen belegt werden. Auch wenn sie noch gar nicht spürbar sind. Daß meine Klienten sich gewissermaßen zu bestimmten Gefühlen verpflichtet fühlten: Jemand, der sexuell mißbraucht ist, muß sich abgrenzen, ekeln, empören, muß paralysiert und voller Haß sein. Und so weiter.

Die Lebenswirklichkeit der jungen Frau, ihre Erlebenswirklichkeit erfordern daher die gemeinsame Erkundung des Zwischenraums, des Übergangs von bewußter bildhafter Erinnerung und klar gespürtem Gefühl. Die Erkundung wird oft zu einer erlebnismäßigen Gratwanderung, mit der die junge Frau in keinster Weise vertraut ist.

Sie ist weder zu eindeutigen Erinnerungen fähig, noch kann sie ein entsprechendes Gefühl erleben oder innerlich zulassen. Entweder berichtet sie von Bildern, Gedanken oder ist ihren Gefühlen von Panik, Ekel etc. ausgeliefert, ohne diese mit Personen und Erinnerungsbildern verknüpfen zu können. Wechselt sie von dem einen Bereich zum anderen, von der Erinnerung zum Gefühl oder umgekehrt, kann sie diese Verbindung nicht in sich spüren. Sie hat kein sicherndes Selbstvertrauen erworben, sich selbst auszuhalten! Sich, ihre Erinnerungen und ihre Gefühle.

Sie lebt in einem Bereich des Nichtfaßbaren, das bei Berührung zu brennen beginnt. So wie die glühende Feuerkugel auf dem Bild, das sie gemalt hatte.

Wenn ihr Freund an die Liebe, an eine gemeinsame „heile Welt" erinnert, so spürt die junge Frau den inneren Drang, dagegen kämpfen zu müssen. Obwohl sie, wie sie vermutet, gegen die Scheinheiligkeit und die verlogene heile Welt ihrer Eltern kämpft, trifft der Kampf heute den Mann, den sie liebt und der sie liebt.

Erschüttert und verzweifelt berichtet sie in ihrer Hoffnungslosigkeit von dem wachsenden Verdacht, doch sexuell mißbraucht worden zu sein. „Ich kann es nicht fassen, es ist ja unfaßbar, denn ich habe keine Erinnerungen. Aber es muß so gewesen sein!"

Sie weiß um das Geschenk der Liebe ihres Freundes, gerade dann, wenn sie so „ätzend" gewesen sei. Sie will seine Liebe erwidern, will ihn in ihrer Verzweiflung umarmen und umarmt werden.

„Aber dann brennt eben meine Haut!"

Die feurige Glut in ihrem Inneren, die brennende Haut bei Berührung machen sie krank und trieben sie früher in eine Sexualität mit Männern, die geprägt war durch eine erzwungene Abtreibung, sexuelle Hörigkeit und Mißbrauch, heftigste Schmerzen während ihrer Periode, Ausbrüche von Jähzorn und einer unendlichen Begierde.

Eine unstillbare Lust!

Die junge Frau hat nicht gelernt, sich an dieser Welt von Gefühlen aktiv zu beteiligen. Sie erlebt das Leben als ein Machtspiel, wo es nur Verlierer und Gewinner gibt. Einen unerbittlichen Wettstreit zwischen Scham und Schuld, zwischen Scham und Leidenschaft, zwischen Erinnern und Fühlen. Und sie weiß, daß sie verliert!

Bis sie nach einigen Monaten bekennt: „Ich bin vielleicht zu arrogant, denn ich will mich nicht auf meinen Freund einlassen." Schützt diese Arroganz, dieser verletzte Stolz, die junge Frau davor, sich in dem Verliererdasein aufzugeben, in eine endlose Depression zu rutschen oder sich gar zu töten?

Sie will leben, beteuert sie, und wir beide merken, daß leben nicht erinnern heißt, sondern spüren, zu sich stehen und in dem jeweiligen Moment, in der Beziehung zu einem Menschen aktiv mitzuwirken. Eine Verfügung zu behalten, die nicht durch Angst, Panik und übersteigerte Kontrolle gespeist ist. Zusehends unterläßt die junge Frau es, ihre Negativität zu entschuldigen, sich selbst deswegen herunterzumachen, sich zu entwerten. Sie lernt zu akzeptieren, daß sie losplatzen, „ätzend“ sein kann, Druck ausüben, aber auch dankbar die Liebe ihres Freundes annehmen kann. Sie erfährt sich als eingebunden in eine Situation, als aktiv beteiligt, und spürt nicht mehr den inneren Drang, dadurch an Identität zu gewinnen, daß ein liebenswerter Mensch, der ihr nahe ist, vernichtet werden muß.

Ich weiß um die Notwendigkeit, den Entwicklungsprozeß in unserer Therapiebeziehung sanft, aber eindeutig zu strukturieren. Ohne Gewinner sein zu müssen.

Und doch spüre ich in der Gegenübertragung meine Angst, mich einzumischen, zu viel vorzugeben. Eine subtile Abhängigkeit zu installieren?

Denn ein Geheimnis, aber auch eine Gewißheit in ihrem Leben, so betont sie, bestehe darin, „das Kranke zu leben. Das ist mir vertraut, und dann weiß ich, daß ich bei mir bin.“

Und sie zerstört das, was ihr als Gutes begegnet. Im Mann und durch den Mann!

Durch mich als männlichen Therapeuten?

Ein Traum bringt es auf den Punkt: „Ich spürte eine dämonische Kraft in mir aufsteigen, die zu einem völligen Mißtrauen meinem Freund gegenüber wurde. Bis ich schließlich dachte, er liegt bei einer anderen Frau im Arm.“

Eine Vernichtung des Mannes im Traum. Aber auch eine Selbst-Vernichtung dadurch, so zu träumen! Traum und Wirklichkeit vermischen. Gut und Böse sind nicht vereinbar.

Es scheint, als könnten wir solche Übergangssituationen dadurch ankern, daß ich ihre sehr widersprüchlichen Gefühle, ihre manchmal fast gespaltenen Erlebensbereiche miterlebe, ohne spezielle therapeutische Techniken zu nutzen. Ohne Anspruch. Ohne daß sie sich ändern muß und ohne daß ich vor der Heftigkeit ihrer Emotionalität und der Schärfe ihrer zwiespältigen Gefühle kapitulieren müßte.

Mir ist klar, daß ich nicht im Strudel des Geheimnisvollen untergehen möchte, mich nicht von ihrer (Selbst-)Erniedrigung anstecken lassen möchte. Regelmäßig erfrage ich Erinnerungen, um gemeinsam mit der jungen Frau neue Puzzlesteine ihrer Lebensgeschichte zu entdecken. Ohne mich aber zu sehr auf eine eventuelle (trügerische) Beweiskraft derselben zu stützen. Vielmehr bin ich neugierig, wie die junge Frau im Kontakt mit mir, auf körperlicher Ebene, reagiert. Und ich frage mich nach den Botschaften – nach den körperlichen Botschaften –, die von ihr ausgehen.

Ist dies der Beginn von Körperarbeit, einem Wagnis, einer Herausforderung ihrer existentiellen Angst? Werde ich die junge Frau verschrecken oder gar in die verzweifelte Einsamkeit ihres zwiespältigen Erlebens stürzen?

Meine Zweifel, die ich ihr mitteile, verkehren sich ins Gegenteil. Die Tatsache, daß dem Körpererleben, den körperlichen Botschaften Raum gegeben wird, ohne diese im einzelnen zu „bewerten", wirkt erleichternd auf die junge Frau. Bislang ist ihr Körper ein „dunkler Bereich" voller Schuldgefühle gewesen. Abgespalten, abgewertet und abgewehrt. Um wie ein dunkler Schatten aus dem Nichts mächtig wieder aufzutauchen. Sie erlebt dieses Geschehen als eine tiefe Scham. Eine Scham, sich zu zeigen, sich zu spüren und sich selbst auszuhalten.

„Wenn ich diese Körperübungen mache, wenn ich mich körperlich zeige, Sie mich ansehen, schäme ich mich, denn ich spüre die Nähe zu Ihnen. Erlebe meine Gefühle und meine Körperlichkeit."

Wird aus ihrer Scham vor dem eigenen Körper Angst vor Gesundung? Ihr brenne bei der Berührung die Haut, sagte sie. Ist dieses Brennen also Ausdruck ihrer eigenen, vernichtenden Entwertung der Welt gegenüber und Ausdruck ihrer emotional abgespaltenen, unstillbaren Leidenschaft? Ich fühle mich sicher und ermutigt, mehr mit dem Körper zu arbeiten. Und die Frau wirkt nun, im Unterschied zu früher, als sie sich eher als Statist in einem bösartigen Schauspiel der Erwachsenen (in ihrer Familie) erlebt hatte, voller Kraft, strahlend und neugierig.

Als ich ihr einmal vorschlage mit beiden Händen ein Handtuch zu wringen, um die Schultern, den Brustbereich zu lockern, um die dort festgehaltene Wut, die Angst zu wecken, spricht sie lachend das aus, was ich ihr schon seit einiger Zeit sehr gewünscht hatte. „Ja, wenn wir beide das Handtuch zusammen wringen, jeder an einem Ende, und vor allem weiter wringen, auch wenn ich aufhören möchte, bekomme ich Angst. Angst, daß wir jetzt aufeinander zugehen, ich Ihnen nicht ausweichen kann. Und das will ich doch nicht!"

Sie ist körperlich belebt und aktiv, ist im Kontakt mit mir und wird vertraut damit, selbst Einfluß zu nehmen. Gemeinsam eine körperliche Erkundung zu wagen und dadurch Erleichterung zu spüren.

„Aber ich schäme mich jetzt auch! Ich weiß nicht, warum, aber ich werde gesehen, wenn ich jetzt so mit mir im Kontakt bin und mich bewußt körperlich zeige."

Sie kennt diese Scham, diese Körper-Scham von der Sexualität her, wenn sie mit ihrer Lust und Leidenschaft gesehen wird, wenn ihr Freund sie umarmen möchte und sie sich glücklich fühlt.

„Ich bin froh, daß wir nicht mehr reden!"

Sie geht mit einem herzhaften Lachen und bestätigt mir, daß es gut ist, so vorzugehen.

In den darauffolgenden Sitzungen experimentieren wir körperlich und im Rollenspiel mit dem Erleben von Nähe und Distanz, ihrer Angst, ihrem Gefühl der Beklemmung, der Verwirrung, aber auch dem Erleben von Erleichterung und Sicherheit in sich selbst. Dabei wird deutlich, daß ihr Inneres ihr keine Orientierung bietet. Mit geschlossenen Augen kann sie kein Gefühl für Nähe und Distanz entwickeln. Sobald sie die Augen schließt, ist sie räumlich und emotional durcheinander und verwirrt und kann sich erst mit geöffneten Augen wieder zurechtfinden.

Wir haben uns beide inzwischen auf ihre Kraft und meine Zuversicht verlassen gelernt. Die Körperarbeit, der spielerische Zugang hierzu durch verschiedene Körperübungen unterstützt den Aufbau und die Differenzierung unserer therapeutischen Beziehung.

Und aus Beziehung wird Gefühl. Aus Gefühl wird Erinnerung, ohne unbedingt in Worte gebracht zu werden.

Aber mit dem Siegel von Authentizität versehen.

Es geht um sie, sie spürt dies, und sie weiß dies.

Bis sie schließlich mich danach fragt, ob ich eine Vorstellung davon hätte, woher ihre Probleme kommen und ob sie wohl von einem Mißbrauch in der Kindheit herrühren!

„Ich kann mir dies vorstellen, möchte Sie aber nicht durch eine vorschnelle Zustimmung selbst manipulieren und mißbrauchen", bekräftige ich sie. Ihr Erleben, mißbraucht zu sein, wäre plausibel, überzeugend und für mich nachvollziehbar. Um daraus aber eine Erinnerung, einen Beweis für den Verdacht, sexuell mißbraucht zu sein, zu ziehen, wäre es noch verfrüht. Denn das (Nach-)Erleben von Mißbrauch könnte zu tun haben mit: benutzt werden, mißbraucht werden, manipuliert werden oder sexuell mißbraucht werden.

Die junge Frau hat große Angst, aber auch eine unerschütterliche Kraft! Die Beschäftigung mit dem (vermuteten) sexuellen Mißbrauch hat inzwischen einen tragfähigen, hilfreichen Boden bekommen. Nämlich: das Zutrauen in die eigene Körperlichkeit, die Verfügung über eine differenziertere Wahrnehmung, die Tragfähigkeit einer unvorbelasteten, annehmenden therapeutischen Beziehung und die Sicherheit, daß jemand sie „aushält".

Letztendlich ist die Erinnerungssuche, das Erinnerungsdetail zweitrangig geblieben. Entscheidend ist, die Emotionalität der Frau, die sogenannte Psychodynamik des (vermuteten) sexuellen Mißbrauchs. Etwas, das die junge Frau in und durch die Beziehung zu mir als männlichem Therapeuten gewagt hatte. Ohne gleich auf eine verstärkte Erinnerungssuche zu gehen!

Ich vermute, daß die junge Frau, ohne es genau zu wissen, sich zu Recht einen männlichen Therapeuten gesucht hat. Als sie sich damals mit ihrer Schwester und Mutter über den vermuteten Mißbrauch verständigen wollte, sie sich, was gewiß verständlich ist, in einer Gemeinschaft von Frauen, durch eine weibliche Solidarität aufgehoben fühlen wollte, wurde sie nur erneut zurückgewiesen und mißachtet.

Die Mutter wollte alles totschweigen. Und die Schwester hatte sich mit heftigsten Anschuldigungen von ihr abgegrenzt, als die „Sache mit dem Opa“ durch meine Klientin ins Gespräch gebracht worden war.

„Auch wenn ich dir das erzähle, was der Opa damals mit uns im Keller gemacht hat, sprich nie mit der Mama darüber.“

Die Ersatz-Identität: Heidrun, 26 Jahre, vergewaltigt!

Viele Frauen schildern Erlebnisse von sexuellem Mißbrauch: Bilder, Erinnerungen, Vermutungen. Worte, die zu Fakten werden, zu Vorfällen, um jemanden, einen Mann, zu überführen und um sich selbst dadurch als Frau zu fühlen.

Erinnerungsfetzen, seien sie noch so vage, werden oft unhinterfragt geglaubt und zu Beweisen gemacht. Sie können dadurch als juristisches Argument vor Gericht dienen, um jemanden zu verurteilen. Obwohl inzwischen diese Praxis in den USA heftig und kontrovers diskutiert wird. Erste spektakuläre Gerichtsfälle, bei denen sich „überführte Täter" mit Erfolg zur Wehr setzen, füllen die Schlagzeilen.

Darf man also den geschilderten Erlebnissen von Frauen nicht mehr glauben? Handelt es sich um gemachte Erinnerungen? Um Ergebnisse geschickter, suggestiver psychologischer Fragestrategie?

Oder sind diese Gerichtsfälle Ausdruck einer männlichen Gegenbewegung, einer Kampagne, daß die „Männer zurückschlagen"?

Anhand der Therapie mit einer Sozialarbeiterin möchte ich illustrieren, warum ich den Erinnerungen gleichzeitig glaube und nicht glaube.

Ich werde die Bearbeitung des Zwiespaltes zwischen Erkennen, Einsicht und Verstehen einerseits, Erleben und Gefühl andererseits in der Therapie aufzeigen. Dieser wirkt wie eine unentrinnbare Zwickmühle lebensbegleitend in seiner Wiederholung. Und verstellt gerade hierdurch den emotionalen Blick für die Wirklichkeit des sexuellen Mißbrauchs, für die Geschehnisse und die beteiligten Personen. Für die wichtige Unterscheidung zwischen realer Außenwelt und erlebter Innenwelt.

Lebt jemand gefangen und innerlich getrieben in diesem Zwiespalt, kommt es zur Vermischung des „bösen anderen" und des verinnerlichten „bösen Selbst".

Des Täters, der den sexuellen Mißbrauch verübt, und der eigenen inneren bösen, selbstverachtenden Stimme.

Entwertung wird zur Selbst-Entwertung! Sie weckt und fördert wiederum die Entwertung durch andere.

Die junge Frau in der folgenden Geschichte erinnert sich an Mißbrauchserlebnisse, ohne diese zu fühlen. Fühlt nur die Beschämung, die Demütigung aus ihrer frühen Kindheit in der Bedrohung durch das dämonisch Geheimnisvolle, ohne zu wissen, ohne zu verstehen.

Beides, Gefühl und Verstehen, ist nicht miteinander verbunden. Wirklichkeit ist emotionslose Wirklichkeit. Und die Gefühle werden zu unheilvollen Schatten, die die Wirklichkeit überdecken, verdecken!

Die Einsamkeit, die Ahnung von Vergeblichkeit aller Lebensbemühungen in diesem Zwiespalt, kann durch das reale Gegenüber in der Therapie seelisch angefüllt, nachgenährt werden. Beweist sich der Therapeut als anfassbarer, berührbarer Therapeut, wird die Wirklichkeit glaubhaft, wächst die Selbst-Achtung.

Eine unbedingte Voraussetzung um fühlend zu wissen.

Rettet sich jemand in Bilder, Erinnerungen und Vermutungen und wertet allein den Einsichtsgehalt der Bilder, kommt es zur Wirklichkeitsverfälschung und zur Selbst-Täuschung. Werden Gefühle, Verstehen und Erleben und Beweis als nicht miteinander verbunden erfahren, entsteht eine neue (Ersatz-) Identität:

„Heidrun, 26 Jahre, vergewaltigt“.

Es ist zweimal passiert! Sie erinnert sich ganz genau an die Geschehnisse damals, als sie 10 Jahre alt war. In Bayern. Sie war mal wieder mit ihrer Halbschwester und einigen erwachsenen Männern abends in der Kneipe. Wie des öfteren. Auf einmal war die Schwester weg. Verschwunden, ohne zu sagen wohin. Die grölenden, saufenden Männer hätten an ihr „'rumgemacht". Sie hätte damals nicht verstanden, was vor sich gegangen wäre. Aber sie wußte, daß sie sich schuldig fühlte. Und bezieht es damals lediglich auf den Alkohol, den sie selbst getrunken hatte.

Die Heimfahrt zu sechst, gemeinsam mit der Halbschwester im Pkw, war scheußlich. Eine Tortur. Sie hätte zusammen mit zwei Männern und der Halbschwester auf dem Rücksitz gesessen, den stinkigen Atem gerochen und wäre ständig begrapscht worden. Dazwischen geklemmt, ohne eine Chance zu entfliehen.

Zu Hause hätte einer der Männer im Wohnzimmer weiter „an ihr 'rumgemacht". Seltsamerweise sei die Halbschwester nicht dagewesen. In Panik hätte sie sich schließlich im Badezimmer eingeschlossen und hätte voller Angst auf das Fenster geschaut. Sie hatte befürchtet, der Mann würde ihr nachsteigen und durch das Fenster eindringen.

Während sie mir in der Therapiestunde davon berichtet, schauen ihre Augen voller Panik und irren durch den Raum, so als sei sie innerlich in die Szenerie ihrer Kindheit versetzt. Als sei alles wieder lebendig.

Für Sekunden huscht ihr Blick zu mir, ohne Worte. Ich bin ein stiller Zeuge der Schilderung eines grausamen Erlebnisses. Einer Wahrheit, die die Lebensgefühle der vor mir sitzenden Frau prägt.

Einfach ungeheuerlich!

Sie sitzt reglos da, während sie ihre Schilderung fortsetzt. „Am nächsten Morgen bin ich aufgewacht. Ein böser Traum. Alles war wie ein Gespenst weggehuscht. Niemand hatte darüber gesprochen. Ich auch nicht. Ich werde es nie ansprechen, denn ich bin schuldig."

Vor mir sitzt eine Frau, wie ein kleines, hilfloses Mädchen, aber gleichzeitig auch mit der Ausstrahlung einer attraktiven Frau.

Später habe sie sich noch des öfteren übertölpelt, überrannt und sexuell benutzt gefühlt.

Sie wirkt wie ein unvoreingenommenes, zugewandtes kleines Mädchen auf mich, das die begehrende Lust einer erwachsenen Frau in sich spürt. Sie weiß um ihre Naivität, ist aber gleichzeitig fassungslos, immer wieder in diesem Geschehen gefangen zu sein. Ratlos, voller Verwunderung will sie verstehen. Will etwas, das in ihr brodelt, zu fassen kriegen.

„Aber es ist ja beinahe gar nichts passiert. Man sieht keinen Schaden."

Ist es ein Zufall, frage ich mich, daß sie mir gerade heute in dieser Stunde das alles berichtet? Oder ist sie innerlich durch die Therapie derart aufgewühlt, daß sich die Erinnerungen zu Wort melden? Erinnerungen, die ohne spürbare Gefühle Bilder entwerfen, Vorgänge beschreiben, die schließlich durch das Gift des Schuldgefühls wieder emotional abgespalten werden. Zu einer Information gerinnen, zu einer Worthülse erniedrigt werden.

Im übrigen, so sagt sie zu Beginn der Stunde, habe die letzte Sitzung sie heftig aufgewühlt. Völlig unerwartet sei sie zwei Tage später zusammengebrochen. Übelkeit, Schwindel, Weinkrämpfe, Fieber und Verlassensängste. Der Notarzt konnte keine Krankheit diagnostizieren und gab ihr ein Beruhigungsmittel. Während sie davon erzählt, legt sich sekundenlang ein Schleier von Rötung und Traurigkeit über ihr Gesicht. Sie wirkt auf mich verstört, voller Schmerz und Fassungslosigkeit.

Ich erinnere mich an die vorausgegangene Stunde, an die Verzweiflung der jungen Frau und ihren Haß, wenn sie von anderen nicht beachtet, mißachtet wird. Letztens, es sei ein nichtiger Anlaß gewesen, sei sie derart in Rage geraten, daß sie ihren Freund schlug. Auf ihn eintrommelte, ihn anbrüllte. Bis sie in sich zusammengesunken, lapidar und sarkastisch bemerkte: „Die Männer meinen mich gar nicht. Die wollen mich nur für ihre eigenen Zwecke benutzen!"

Von geifernden, besoffenen Männern befummelt und sexuell belästigt, erinnert die junge Frau sich an Details. Ohne dazugehörige Gefühle.

Bis zur Raserei gereizt reagiert sie, wenn sie sich im Kontakt mit Bekannten und Freunden, in ihrem Alltag, bei nichtigen Anlässen nicht beachtet, mißachtet, „mißbraucht“ fühlt. Ohne offensichtlichen, erkennbaren Grund! Gefangen in einer Wiederholung. Sie will verstehen, aber die Bilder, die Erinnerungen helfen nicht weiter.

Schnitt!

„Ich träumte, ich hätte Jeans und Socken zusammenpacken müssen und sei in die Psychiatrie eingeliefert worden. Offensichtlich von meiner Mutter. Habe dabei an meinen Vater gedacht. Er war nicht da.

Ich träumte, einen geöffneten Schädel zu haben. Habe mich mit den Worten ‚hier fehlt doch was, beschütze mich‘ flehend an meine Mutter gewandt. Aber sie hat nicht reagiert.“

Die junge Frau ist ratlos, erschüttert. Versteht nicht. Aber sie weiß, „daß mit ihr etwas gemacht wurde“.

Ist der Traum Ausdruck einer sehnsüchtigen Bitte an die Mutter, sie zu retten? Zaghaftes Bedauern über die Abwesenheit des geliebten Vaters, der oft monatelang im Ausland auf Montage arbeitete?

Sie erinnert sich, sich früher als kleines Mädchen im Alter von drei bis sechs Jahren zu Hause gerne versteckt zu haben. Hinter den Vorhängen, hinter Möbeln, um nicht gesehen zu werden. Sie weiß nicht, warum, wußte aber um das Unerlaubte, das Verbotene.

Denn: Sie sah etwas, was sie nicht sehen durfte.

Da seien immer diese Männer gewesen. Diese Fremden. Immer wieder ein neues Gesicht. Und die Mutter habe ihr vor dem Besuch dieser Männer stets Anweisungen gegeben, wie sie sich zu verhalten hätte. Nicht ins Wohn- und Schlafzimmer zu gehen usw. Aber auch gedroht: „Wenn du nicht brav bist und tust, was ich will, dann kommst du in ein Heim!“

Behutsam beginnen wir die undurchsichtige Szenerie von damals zu ergründen, ihr nachzuspüren, Phantasien und Vermutungen über das damalige Geschehen zu wagen. Natürlich ohne eindeutige, aufhellende Erkenntnisse!

Sie habe sich damals oft unter der Bettdecke verkrochen, versteckt, um nicht gesehen zu werden. Tief geängstigt durch Regieanweisung ihrer Mutter!

Was ist damals geschehen, was hat die Mutter mit den Männern gemacht? Warum diese Verhaltensregeln?

Ich wage meine Vermutungen über die eventuellen sexuellen Begegnungen zwischen der Mutter und den Männern nicht weiterzudenken. Kein Hinweis, kein Anlaß. Phantasie?

„Ich habe damals immer gewußt, daß da draußen etwas Verbotenes geschieht."

Sie weiß um ihre Angst, ausgeschlossen zu werden, versteckt sich hinter den Möbeln, sieht etwas und fällt in ein Loch tiefer Unwissenheit. Gebannt, gefangen und nicht gesehen! Zeugin eines Geschehens, das sie nie verstehen konnte. Einsam in ihrem Versteck. Keine mütterliche Erklärungshilfe, keine väterliche Unterstützung und Ablenkung.

Ungefragt, ungewollt war dieses kleine Mädchen an einer sexuellen, erwachsenen Wirklichkeit beteiligt gewesen. Gelockt, angewidert, allein gelassen!

Bis ihr Bruder, nach dem Tode des Vaters ihr später die brutale Wahrheit sagte, „in unserer Familie hat ja sowieso jeder einen anderen Vater!"

Während sie mir das berichtet, ist ihr Gesicht zu Boden gesenkt. Für einen Moment schaut sie mich zaghaft aus den Augenwinkeln an, um dann wieder verschämt wegzuschauen. Sie berührt und spürt die Nahtstelle zwischen Früher und Heute, zwischen Erinnerung, Traum und Phantasie. Sie hat Angst, verrückt zu werden, wenn sie die Wirklichkeit versteht. Trotzdem will sie mehr wissen. Es scheint, als bliebe sie Opfer einer geheimnisvollen Emotionalität, eines Sogs, eines Strudels, der sie in die Tiefe reißt. Je mehr sie sich bemüht, je mehr sie zu verstehen beginnt, desto gewaltiger reißt die Kraft sie in die Tiefe. In eine innere Wirklichkeit, einen Raum, der wie ein Schreckenskabinett das kleine Mädchen von damals in der Erstarrung festhält.

Zuerst die Erinnerung ohne Gefühl, dann die eigenartige Wiederholung des verzweifelten Aufbegehrens, wenn sie sich mißachtet fühlt. Und jetzt ein Strudel von Gefühlen, aus denen es kein Entrinnen zu geben scheint.

Sie zweifelt an sich und ihrer Wahrnehmung, ihrem Erleben. Sie sei dumm, häßlich, faul und schlecht, erniedrigt eine innere Stimme sie. Sie weint dabei still in sich hinein, hält die Luft an, um sich dann stockend an demütigende und beschämende Erlebnisse aus ihrer Kindheit zu erinnern. Die Lehrer hätten sie in der Grundschule angebrüllt, mit Gegenständen nach ihr geworfen und sie vor der Klasse blamiert. Eine Tante hätte sie mit Gewalt zum Friseur geschleppt, um ihre, wie sie betonte, geliebten langen Haare abschneiden zu lassen.

„Ohne Pardon", beteuert sie.

Wenn sie sich mit Jungen prügelte, wurde ihr deutlich gemacht, daß sie nichts wert sei, denn Frauen würden sich nicht prügeln. In der Pubertät schließlich sei sie sowohl in der Familie als auch in ihrem Schwimmverein öffentlich in ihrer unbekümmerten Naivität Jungen gegenüber blamiert worden. Sie kannte das nicht, was andere als Verliebtheit und Schwärmerei bezeichneten. Wollte nur schwimmen.

„Ich wollte damals schwimmen und hatte mit Jungen nichts im Sinn. Ich wußte gar nicht, was Flirten ist."

Diese Abwertungen, Beschämungen wurden Teil ihrer Persönlichkeit. Heute lebt eine böse selbst-entwertende Stimme in ihr, eine Selbst-Verachtung, die Verwirrung stiftet, die Schmerzen bereitet und die den Blick für die heutige Wirklichkeit verstellt. Keine Chance des Entrinnens.

Ein Leben, in dem das Gute ausgeklammert ist.

„Du bist schlecht und häßlich: Wenn du es nicht glaubst, schau in den Spiegel", sagte die Mutter gehässig. Mit dem Ergebnis, daß die Frau heute nicht mehr zwischen sich und anderen unterscheiden kann. Zwischen Innen und Außen. Sie bezieht alles auf sich und zweifelt an sich. Sie fragt nach den Ursachen des Verhaltens der anderen, will verstehen und drückt doch nur ihre Fassungslosigkeit und Verzweiflung aus.

Schließlich berichtet sie mir von einem grausamen Spiel, in das sie geraten sei. Sie habe sich in einen Mann verliebt, der sie nach kurzer Zeit erniedrigte hatte und voller beinahe krankhafter Eifersucht über sie verfügen wollte. Sie solle mit der Therapie bei mir aufhören, verlangte er, sie dürfe mit keinem anderen Mann mehr sprechen. Sie müsse ihm alle Briefe zeigen.

Und wenn sie schließlich völlig verzweifelt, weinend am Boden zusammenbrach, teilte er ihr mit, daß er sie liebe!

Ich bin erschüttert, diese Frau so aufgelöst vor mir sitzend zu sehen. Eine Frau, die nichts mehr begreifen kann und jetzt in der tiefen Schuld lebt, von ihrem Freund entdeckt zu werden.

„Bitte rufen sie nicht bei mir an. Wenn er erfährt, daß ich bei Ihnen bin, schlägt er mich zusammen."

Ich kann diese absurde, bizarre Geschichte, diese Welt damals in ihrer Kindheit nicht glauben. Wenn alles wirklich so ist, müßte sie sich von dem Mann trennen, sage ich.

Sie weiß um ihr Entsetzen, ihre Erstarrung und Selbst-Erniedrigung. Sie ist ihm hörig, von ihm abhängig.

Doch erlebe ich auch die heftigen Selbst-Zweifel der Frau an ihrer eigenen Wahrnehmung, ihren Gefühlen. Sie will ihren Zustand, ihr Erleben von Irritationen der totalen Überlastung in ihrem Alltag zuschreiben. Sie müsse arbeiten, Wochenenddienst machen, gleichzeitig auch noch studieren und Prüfungen ablegen.

Auch bei mir schleichen sich Zweifel ein, wenn sie erzählt, daß sie von ihrem Freund geschlagen wird, daß er so eifersüchtig ist. Warum verläßt sie ihn dann nicht? Sie ist erwachsen, sie hat gelernt, sich allein durchs Leben zu schlagen, und verdient ihr eigenes Geld. Fast möchte ich meine ihr zuvor mitgeteilte Ansicht über ihren Freund zurücknehmen und bereuen. Aus Sorge, mich in die Lebenswirklichkeit dieser Frau eingemischt zu haben.

Was stimmt denn nun? Was passiert da? Und wie, woran kann ich mich orientieren, um zu einer verläßlichen Einschätzung der Situation zu gelangen? frage ich mich.

Da fragt sie mich erneut nach meiner Meinung, möchte meine Ansicht über sie, ihre Probleme, ihre Lebensgeschichte und ihren Alltag hören. Sie erlebt sich gestärkt, gesichert und erleichtert in der Therapie, braucht aber mich als ein lebendiges, verläßliches Gegenüber. Zum Anfassen, zum Anschauen, um gesehen zu werden!

Auch wenn diese Frau trotz schwierigster Umstände und Voraussetzungen ihr Leben meistert, ist sie ihren „bösen Gefühlen", den inneren, entwertenden Stimmen ausgesetzt. Sie lebt in zwei Welten. Kann aber trotz ihrer Lebenstauglichkeit keine Lebenszufriedenheit finden. Keine innere Ruhe. Keinen Frieden mit der Welt. Kann die äußere Wirklichkeit, die Ereignisse und Geschehnisse, die Menschen letztendlich emotional nicht unterscheiden, da sie ihren eigenen diffusen Gefühlen ausgeliefert ist. Einer geheimnisvollen, verschlossenen Welt, die sie seit frühester Kindheit begleitet hat.

Und sie sucht mich als Gegenüber!

Sie könne mich aktiv in Anspruch nehmen, sagt sie. Sie könne sich auf mich verlassen und gemeinsam mit mir die Wirklichkeit erkunden. Durch meine Rückmeldungen vermittelte ich ihr nicht nur meinen Eindruck von dem Geschehen, sondern lebe mit ihr zusammen eine sichernde Beziehung. Ich stünde ihr bei, ohne die Illusion zu vermitteln: das Leben sei gut.

Wir ankern, durch das gemeinsame Erleben und Verstehen, die Verbindung zwischen den beiden Welten, zwischen Innen und Außen, zwischen Früher und Heute. Ein Grenzgang, der dazu verhelfen kann, sich von überwältigenden Gefühlen abzugrenzen und der die Ereignisse des Lebens zu erlebten Ereignissen gestalten hilft.

Gewissermaßen in einer unvorbelasteten, zuverlässigen Beziehung zu mir nachgenährt, erlebt sie sich als wertvoll, als verantwortungsbewußt, als bedürftig, als getrieben von früherer Erniedrigung und Beschämung. Aber auch als erleichtert und befähigt, die Kontrolle über ihr Leben zu behalten. Damit sie sich verwirklichen kann und die Welt in ihrer vielschichtigen Verwobenheit zu unterscheiden lernt.

Etwas, das sie nie gelernt hat.

Wir befassen uns erneut mit der Dramaturgie in ihrer Familie, die sich bis heute nicht verändert hat. Mit dem Gefühl von Bedrohung, das sie sich letztendlich nicht erklären kann, und der permanenten Selbst-Entwertung, die einer ständigen Wiederholung gleich ihr Leben prägt.

Jetzt aber anders!

Die gefühlsmäßige Annäherung in der Therapiebeziehung und die beginnende Tragfähigkeit derselben ermöglichen uns einen neuen Zugang. Noch im Zwiespalt, noch in der Unentschiedenheit, ob wir das Bedrohliche aufdecken können oder nicht.

„Die Aufzudeckung wird ihnen große Schmerzen bereiten. Doch weiterhin mit diesem Verborgenen zu leben, heißt: Sie, Ihre Gefühle und Ihre Persönlichkeit nicht genügend zu respektieren“, sage ich.

Die lebenslange Verstrickung dieser Frau in Selbstverachtung konnte bislang nicht aufgedeckt werden, da eine solche Offenlegung sie in ein tiefes Loch der Verzweiflung gestürzt hätte. Das Erleben einer schrecklichen Vergeblichkeit, eines Scheiterns all ihrer Bemühungen, doch noch von ihrer Mutter, in ihrer Familie gesehen, geliebt zu werden.

Aufdecken heißt Abschied nehmen von dem inneren Kind und dem verzweifelten, sehnsüchtigen Bemühen, die Familie als Ort der Bejahung und Achtung retten zu wollen. Ein Abschied, der es ihr, getragen und gesichert in der Therapiebeziehung, ermöglicht, die Erfahrungen des jungen Mädchens aus der Kindheit als erlebte und gefühlte Erfahrungen für wahr zu halten.

Eine unabdingbare Voraussetzung dafür zwischen Gut und Böse, zwischen sich und anderen unterscheiden zu lernen! Ihre Zweifel wegzuschieben, ihre Selbstverachtung zu entwaffnen, um zu spüren, daß sie mißbraucht worden ist!

Einsicht und Gefühl!

Wir sprechen über die Geschichte, die ich über uns beide schreibe, und sie empfindet dies als Wertschätzung ihrer Person.

„Dann bin ich also doch etwas Besonderes!“ Ein Gefühl, das sie nie kennengelernt hat.

Sie erzählt mir von ihren Erfahrungen, wenn im Gespräch mit anderen über sexuellen Mißbrauch gesprochen wurde. Sie hat klare, wirklichkeitsnahe Ansichten hierzu, weiß aber auch um ihre eigene Skepsis der Selbstdarstellung einiger Frauen gegenüber. Erst durch den Titel des Buches „Begierige Verbote“ erlebt sie sich bekräftigt und verstanden, um ihre Skepsis beim Namen zu nennen, sich von diesen Frauen abzugrenzen.

Sie selbst zu sein. Sich selbst zu fühlen!

Sie weiß um die Brisanz des Themas, hat nur nie gewagt, ihre Ansicht überzeugt zu vertreten.

„Eine Kollegin bei uns in der Beratungsstelle, sie heißt Heidrun, hat uns mitgeteilt, daß sie vergewaltigt worden ist. Jedes Gespräch mit ihr beginnt nun damit, indem sie ihren Namen, ihr Alter und die Vergewaltigung erwähnt.

So wie eine Identitätskarte!

Und dann“, ereifert sie sich, „wird sie von den anderen wie eine ‚heilige Kuh‘ behandelt. Sie darf machen was sie will. Sie darf ’rumschreien, sie darf meckern. Aber wehe, jemand kritisiert sie!“

Ist dies die Opfer-Identität der Menschen, frage ich mich insgeheim, die durch die Inquisition gerettet werden? Während andererseits die Täter an den Pranger gestellt oder auf dem Scheiterhaufen verbrannt wurden?

„Ich muß doch mißbraucht worden sein!"

Ist jemand in seiner Arbeit, im engagierten Gespräch mit anderen Menschen über sexuellen Mißbrauch, persönlich berührt, fassungslos, ärgerlich oder voller wortloser, körperlich spürbarer Emotionen, so kommt es im Gespräch oft zu einer Vermischung von Mitempfinden, eigener Erinnerung und Emotionalität.

Vor allem Frauen beginnen sich zu fragen, ob sie selbst mißbraucht worden sind. Ihre Gefühle und das (Mit-)Erleben bilden dabei einen Boden für die unhinterfragte Überzeugung, daß es bei einem selbst auch so gewesen sein muß. Gerade das Gefühl, das Nach-Erleben der Symptome von mißbrauchten Kindern und Frauen sind auf einmal Beweis für den eigenen Mißbrauch.

Ohne daß aber im einzelnen Erinnerungen faßbar sind. Es muß so gewesen sein!

Wer daran zweifelt, bekräftigt eher die Beweisgrundlage, handelt sich Ärger ein und wird, wenn es gar ein Mann ist, zum potentiellen (Mit-)Täter.

Dies ist dann wiederum ein neues Argument dafür, sich abzugrenzen und sich in seinen eigenen vermuteten Erinnerungen bekräftigt zu fühlen.

Durch die Emotionalität und Dynamik des Miterlebens und das Gespräch hierüber wird die Beweiskette des eigenen Mißbrauchs fortgeführt. In der Therapie führt dies zu heiklen Verstrickungen. Vor allem, wenn ich als Mann die vermuteten Erinnerungen nicht umgehend aufgreife und für wahr halte. Es kommt dann zu einer Erschütterung der therapeutischen Beziehung!

Das (Mit-)Erleben mit mißbrauchten Menschen weckt tiefe Erinnerungsgefühle an die eigene Kindheit. An die Eltern, an die eigene Sexualität, an die mangelnde Unbeschwertheit der eigenen Entfaltung.

An das Gefühl, anders sein zu müssen, als man als Kind gefühlt oder ersehnt hatte. Ohne sich dessen aber im einzelnen bewußt zu sein.

Das Erleben von Mißbrauch spiegelt dann eine frühe Verletzung der eigenen Seele wider. In einer Zeit körperlicher, kindlicher Erregung. In einer wortlosen Zeit. In einer Zeit, die nicht verstanden werden konnte.

Kindliche Liebe, unschuldige Erregung und Erregungssignale im Bezug auf das Kind vermischten sich damals und hinterließen nicht selten eine unbewußte Verwirrung der eigenen sexuellen Identität. Meine Sorge ist, daß eine vorschnelle Suche nach gedachten Erinnerungen zu einer „Rettung" wird: zum Versuch, etwas zu fassen zu bekommen, was unfaßbar und noch nicht faßbar ist. Oft aber um den Preis der Selbst-Entwertung. Der Pathologisierung durch sich selbst: „Ich muß doch auch mißbraucht worden sein."

Für mich als Psychotherapeut ist es eine Gratwanderung: Jemanden nicht „früh genug" in seiner Verletzung zu sehen, den Übergriff in der Kindheit für wahr zu halten oder auf die Verlockung der Pathologisierung hereinzufallen. Ich muß mich in diesem dunklen Dickicht entscheiden. Jeweils von Moment zu Moment, ohne Gewißheit. Immer wieder neu.

Und ich kann dabei scheitern, versagen oder aber die KlientInnen verletzen!

Die kleine Person tritt mir mit einem wachen, lauernden Blick entgegen. Ihr Gang ist unmerklich wiegend und seltsam verzögert. Der Kopf, ein wenig nach hinten geneigt, scheint mit seinen Schaukelbewegungen wie von den Wogen eines unsichtbaren Meeres getragen zu werden.

Die junge Frau, eine alleinerziehende Mutter, klein, drahtig, forsch und selbstbewußt, weiß, was sie in der Therapie erwartet. Sie nimmt einen weiten Weg auf sich: über eine Stunde mit dem Auto. Sie habe von mir gehört. Sie gehe nicht zu jedem in Psychotherapie. Denn um einen solchen Weg zu gehen, bedürfe es einer Vertrauensgrundlage.

Plausible, nachvollziehbare Gründe, die so mancher zu Beginn der Therapie nennt.

Die junge Frau ist als Erzieherin pädagogisch tätig, hat vier Kinder, die sie durch ihre Pubertätswirren und geschwisterlichen Rivalitäten voll in Beschlag nehmen. Oft sei sie am Rande eines Nervenzusammenbruchs und würde den einen oder den anderen gern einfach mal „an die Wand klatschen". Sie wisse nicht mehr weiter, könne mit ihrem Ex-Mann auch keinerlei befriedigende Einigung über die Kindererziehung erzielen.

Nicht selten werde man von den Kindern gegeneinander ausgespielt, oder aber man sei nicht bereit, dem anderen entgegenzukommen, gemeinsam zu erziehen. Das grenze manchmal schon fast an Bösartigkeit.

Das Schicksal so mancher „aus gutem Grund" und im „aufgeklärten", beiderseitigen Einvernehmen geschiedenen Ehe.

Ich stolpere jetzt beim Schreiben über meine eigene Bösartigkeit, so über ein geschiedenes Paar und dessen Erziehungspraxis zu schreiben. Ich erinnere mich an die Argumente, die eine solche emanzipierte Entscheidung, nämlich die Scheidung, mit dem Etikett der „Richtigkeit" versehen soll: Selbständigkeit, Unabhängigkeit, Recht auf persönliche Entfaltung. Floskeln? Aber auch die oft kämpferische Verzweiflung, mit der man aus schlechtem Gewissen heraus dem anderen jedes Hindernis aus dem Weg räumen will und gleichzeitig die Hindernisse beseitigt, die der andere einem in den Weg legt. Und leider auch oft ohne die erhoffte persönliche Entlastung. Leider oft zum Schaden der Kinder.

Ausdruck einsamer Hilflosigkeit aller Beteiligten!

Ist das der Preis für den Luxus der Individualität und Selbstverwirklichung? Der Preis, daß Kinder Unruhe stiften müssen, um gesehen und gehört zu werden. Von ihren Eltern, die selbst als Kind oft genug drangsaliert, eingeschränkt und in ihrer Entfaltung beschnitten wurden.

Stiften die Kinder diese Unruhe, um ein Minimum an Kontakt aufrechtzuerhalten? Einen Kontakt, der im ewigen Streit, im ungelösten, unbefriedigenden Verhältnis von Nähe und Distanz konserviert ist? Also Kontakt durch Streit?

Diese alleinerziehende, berufstätige Mutter hat einen schweren Alltag. Sie ist bemüht, eine gute Mutter zu sein, aber auch eine Frau, die an ihre eigenen Interessen und deren Verwirklichung denkt. Eine Frau, die sich abmüht und die eine Erfüllung in ihrer Sexualität erleben möchte. Sie will alles „richtig“ machen, kann dabei aber ihre zögerlichen Unsicherheiten nicht verbergen.

Je nach Tagesaktualität sind in der Therapie mal ihre Kinder, mal sie selbst, ihre Beziehung zu Männern, ihre Sexualität dran. Sie will ihren eigenen Körper erleben, den Reichtum ihrer Körpergefühle in sich aufsaugen, abtauchen in eine wortlose Welt körperlicher Empfindungen. Wenn ihr nur nicht andauernd die pubertären Widrigkeiten ihrer Kinder in die Quere kämen!

Ich fühle mich unsicher in diesem Geschehen, manchmal fehl am Platz, manchmal unglücklich in der Gestaltung meines therapeutischen Zugangs. Bemüht, all ihren Anliegen gerecht zu werden, habe ich oft einen faden Nachgeschmack am Ende der Sitzung.

Was wird sie hinüberretten in die nächste Sitzung, frage ich mich. Wird sie zu Hause die Ruhe vor ihren Kindern finden, um sich selbst gerecht zu werden, ihrer Sehnsucht, ihrer Lust und ihrem Bemühen, endlich in der Beziehung zu einem Mann anzukommen, sich aufgehoben zu fühlen und klein sein zu dürfen?

Ich ahne eine verquere Begegnung zwischen uns: Will sie Körperarbeit, rede ich ihr anfangs etwas zuviel. Lasse ich sie bei der Körperarbeit etwa auf einer Matratze „zu lange“ liegen, befürchte ich, daß sie „im Liegen in sich wegrutscht“. In eine unerforschte Innenwelt, die sich dann in einer zunächst unmerklichen Tetanie ausdrückt. Einem Zustand eines ungeklärten Zusammenspiels von Angst und Lust. Einen Zustand von vertiefter, stimmloser Atmung. So wie bei einem Maikäfer, der sich aufpumpt.

Einem Maikäfer, der wegfliegen will!

Ein Zustand, der mit einer unwillkürlichen Anspannung in den Gliedmaßen und im Gesicht einhergehen kann.

Wegfliegen, ohne sich bewegen zu können!

Ein Zustand ohne Ende, ohne Auflösung, ohne Erfüllung! Andauernd begegnen wir diesem unwillkürlichen Geschehen übersteigerter Angstatmung, diesem Symptom, das uns noch keinen Einblick in Wirkungszusammenhänge ermöglicht. Ein bißchen hilflos erlebe ich mich auch angelockt, ohne mich anfangs bewußt, eingehender mit diesem besonderen Atemmuster zu befassen.

Mir ist ihre nörgelnde, unwillige Stimme in Erinnerung, wenn sie etwas tat, was sie gar nicht wollte. Eine Stimme, eine Aufforderung, die mich nicht losließ. Ein Klang von gebrochener Erregung, noch nicht entwickelter Kraft und Lust. Trotz!

Die junge Frau erzählt wieder von ihrer latenten Kribbeligkeit. Ihrem Jucken, ihrem Kratzen, dieser unmerklichen Nervosität und Gereiztheit. In der Fachsprache könnte dies unter dem Etikett „Neurodermitis“ auf einen, wie es heißt, psychosomatischen Vorgang verweisen. Ein Problem des Kindes mit der Mutter, eine mangelnde Ablösung von der Mutter. Einen Zwiespalt zwischen Nähe und Distanz, der in seiner Gereiztheit, seiner ständigen Reizbarkeit bestehen bleibt. Ohne befriedigende Auflösung.

Sie schildert mir detailliert das latente sexualisierte Familienklima früher bei sich zu Hause. Ihr Vater habe letztendlich der Mutter gegenüber immer sexuell einladend, auffordernd gewirkt. Ihre Mutter habe aus ihrer eigenen

Sexualität und Lust keinen Hehl gemacht. Ihr selbst sei wohl, wie sie glaubhaft beteuert, nie etwas „Sexuelles passiert“, obwohl sie sich daran erinnert, schon als vierjähriges Kind übermäßig häufig onaniert zu haben. Die Eltern hätten ihr dieses zwar verboten, doch habe sie ihrem Verlangen nicht widerstehen können.

Onaniert und gejuckt, gekratzt bis zum Bluten.

Die Überzeugung der jungen Frau wirkt eher überzogen auf mich. Und sie taucht von nun an regelmäßig im Raum unserer Beziehung auf. Etwas, das in den Aktualitäten und Widrigkeiten des Alltags nicht untergeht. So sagt sie mir zu Beginn der Stunde, als sie über das Familienklima berichtet, sie habe sich mit den ihr anvertrauten Jugendlichen eingehender über das Thema „sexueller Mißbrauch“ unterhalten. Man habe sich über die Symptome, das Erleben, die vermutete Kindheit ausgetauscht. Alles sei in einer Atmosphäre von tiefer emotionaler Betroffenheit geschehen, der Suche nach Wirklichkeit, der Unterscheidung von Gefühl, Phantasie und tatsächlichen Begebenheiten.

Eine Spurensuche, die seit einigen Jahren in vielen pädagogischen und therapeutischen Kreisen, in Frauengruppen, auf Tagungen und Kongressen lockt. Eine Spurensuche, die gefördert wird durch das Mitempfinden mit sexuell mißbrauchten Kindern, die aber auch gefärbt wird durch das Geheimnis der eigenen Identifikation mit „den Wunden, die nicht bluten“.

Eine Spurensuche, die nicht selten in das Niemandsland einer unwirklichen, allmächtigen Phantasie führt. Ein Land, das mitempfindende Suchende und Gesuchte vereint, die Unterscheidungsspuren zwischen beiden verwischt und die Un-Unterscheidbarkeit zur Wirklichkeit erhebt. Zu Begebenheiten, die sich zugetragen haben müssen.

So fragt die junge Frau, ob sie nicht doch sexuell mißbraucht worden sei. Sie habe bei der Erörterung des Themas ein großes körperliches Unwohlsein, eine Übelkeit erlebt, die ihre Neugier, sich mit diesem Aspekt zu befassen, gestärkt hat. Sie kann sich an nichts erinnern, beteuert sie, sei aber doch in Sorge um sich selbst, obwohl ja offensichtlich nichts vorliege.

Bei der Selbstbefriedigung und beim Geschlechtsverkehr mit ihrem neuen

Freund sei sie immer so still. Sie würde sich am liebsten verstecken, damit sie nicht gesehen wird mit ihrer feinen Erregung und Lust! Einem Prickeln unter der Haut, das sie täglich spüre.

Gleichzeitig, betont sie, wolle sie, wenn sie diese Erregung in sich spüre, überhaupt niemanden sehen.

Vor mir sitzt eine junge Frau, die es juckt, die sich zu kratzen beginnt und nervös ihr Kribbeln zu vertuschen sucht. Als stolpere sie jetzt, im Gespräch mit mir bei diesem Thema über ihren eigenen Körper.

Signalisiert der Körper eine Spur, die auf einen solch bösen Verdacht des sexuellen Mißbrauchs hinweisen könnte? Oder ist diese Spur Ausdruck ihrer eigenen Betroffenheit, ihres Mitempfindens mit diesen Kindern und Jugendlichen, dem eigenen inneren Kind von damals? In einem Zustand von Erregung, Einsamkeit und Bestrafung. Einem Zustand, den ein Kind nicht verstehen kann, dem ein Kind ausgesetzt ist! Wie damals bei der Onanie.

„Laß das!"

Jetzt komme ich total ins Schleudern. Eingefangen, eingeschüchtert durch die Behandlung des Themas sexueller Mißbrauch in den Medien und in Fachkreisen, will ich vermeiden, die junge Frau vor den Kopf zu stoßen. Mein persönliches Mißtrauen, meine Skepsis und meine therapeutische Verantwortung, Gewissenhaftigkeit legen es mir aber doch nahe, nachzufragen, die geschilderten Ereignisse zu überprüfen. Und einen Raum des Erlebens zu ermöglichen, so daß die junge Frau sich aufgehoben genug fühlt, eine derart brisante Thematik im therapeutischen Prozeß, in der Beziehung mit mir zu erleben. Sich in die Gefühle, das Erleben und das Beziehungsgeschehen eines kleinen Kindes, das mißbraucht worden ist, zu versetzen.

Es ist, und ich will das gar nicht wahrhaben, als entfache sich ein unausgesprochener Wettstreit, ein Kampf zwischen der Ansicht der jungen Frau und meiner Überzeugung. Ein Kampf zwischen ihrem „Ich muß doch mißbraucht worden sein" und meinem „ich will das nicht einfach so glauben"!

Ich merke, wie die Entwicklung des Geschehens mir aus den Fingern gleitet. Sie scheinen mir aus den Fingern zu gleiten. Und ich erlebe mich zusehends „außen vor“. Mein Bemühen, gemeinsam mit der Frau die Spurensuche zu leiten, widerspricht meiner eben geschilderten, persönlichen Haltung diesem Thema gegenüber. Ohne daß wir die Chance hätten beziehungsweise uns geben könnten, Ruhe und Vertrauen in unserer Beziehung aufrechtzuerhalten, beginnt ein schrecklicher Countdown, der schließlich zum Abbruch der Therapie führt!

Sie in ihrem Drängen. Ich in meiner Vorsicht.

Eine der letzten Stunden scheint meine Selbstzweifel zu besänftigen. Eine schale Ehrenrettung meiner selbst? Eine Rettungsillusion, damit die professionelle Rolle des helfenden, wissenden Therapeuten nicht geschwächt wird? Oder Zeugnis für die unbekannte Dynamik des Geheimnisvollen, das die junge Frau lebt.

Das Geheimnis des sexuellen Mißbrauchs?

Die junge Frau berichtet von ihrer Lust auf eine Psychotherapieausbildung, obwohl sie von ihrer Ausbildung her nie eine Chance hätte therapeutisch arbeiten zu können.

Es entspinnt sich ein kokettes Spiel zwischen uns über die Lust und darüber, wozu sie Lust habe. Mit wem!

Natürlich gehe es auch um das Erleben von Nähe und Distanz zu diesem Pädagogikausbilder und mir, das sei ja klar! Mit mir reibe sie sich, und bei ihm finde sie eine tiefe emotionale Wärme. Ein Wonnegefühl ganz anders als bei ihrer Mutter früher. Von dieser habe sie sich total abgelehnt gefühlt. Sie sei erst einige Tage, Wochen alt gewesen, da habe die Mutter ihr schon die Nahrung und Wärme versagt. Jede Äußerung von ihr als Baby, jeder Schrei habe die Mutter in Ablehnung versetzt. Die Mutter habe sich gegen ihr eigenes Baby gewehrt und damit den Boden für zahlreiche Verletzungen geschaffen.

Ganz im Unterschied zu ihrem Vater, bei dem sie die langersehnte Wärme empfunden habe. Wenn da nicht die vermutete Erinnerung sei, von ihm sexuell mißbraucht worden zu sein.

Ohne natürlich genaue Einzelheiten nennen zu können.

Ist es die böse Mutter, die der Tochter das Gefühl der Verbundenheit mit dem Vater neidet und auf ewig verwehren möchte, oder ist wirklich etwas zwischen Vater und Tochter gewesen?

Ist die Behandlung des Themas sexueller Mißbrauch, gewissermaßen der mütterlich-weibliche Fluch, der über die nächste Generation gelegt wurde? Oder sind die Mütter trotz aller väterlich-männlichen Unschuldsbeteuerungen unerschütterliche Retter mißbrauchter Kinder?

Ich stelle mir einen Säugling vor, ein kleines Baby im Kinderbettchen, dessen ureigenstes Recht auf Nahrung,Wärme und Kontakt mißachtet wird. Ein Baby, das mit dem Gefühl geboren wird, „nicht richtig zu sein".

Ich erlebe diese junge Frau bei mir in der Praxis und ahne ihre tiefe Einsamkeit und Verzweiflung, sich selbst nicht Glauben schenken zu können, zu dürfen! Ein kleines Mädchen, das einem Vater begegnet, dessen Wärme nie die fehlende Wärme der Mutter ersetzen kann. Das vielleicht diesen wärmenden Vater idealisiert, weil dies die letzte Rettung des Selbst des kleinen Mädchens ist. Und die junge Frau, genauso wie das kleine Mädchen damals, lebt in einer ständigen, totalen Verwirrung. Sie kann sich nicht orientieren, sie weiß nicht um die Wirklichkeit, weil ihre Gefühle und ihre Wahrnehmung von dem Boden getragen werden, „nicht richtig zu sein".

Ich sehe noch die weichen, erleichterten Gesichtszüge dieser jungen Frau vor mir, aber auch ihre tiefen Schmerzen, als sie von der vermuteten Wirklichkeit in ihrer Kindheit berichtet. Von ihrer Mutter, von ihrem Vater.

Sie will verstehen, sie will wissen, was damals gewesen ist, und ahnt, daß dies nur durch unser Beziehungsgeschehen hier in der Therapie ermöglicht wird.

Ein gefühlsbildendes, identitätsstiftendes und sinnhaftes Geschehen!

Die Spurensuche nach der vermuteten Wirklichkeit darf daher (noch) nicht in eine gründliche Detektivarbeit münden, (noch) nicht in eine Suche nach Indizien. Vielmehr kann die Belebung des tragenden Bodens des Vertrauens in der Therapiebeziehung die Kinderseele der Erzieherin nachnähren. Die Bedeutung der Indizien, der Beweise eines eventuellen sexuellen Mißbrauchs, sei dahingestellt, werden nicht in den Hintergrund zu schieben sein.

Aber: Wir sind gestolpert! Gefangen in dem Wurzelwerk wortloser Geschehnisse, die unauffindbar bleiben wollen.

Ich erlebe mich gefangen in mir selbst, erinnere mich an meinen Versuch, doch noch zu retten, was zu retten ist. Aber ohne Erfolg! Ohne eine Antwort der jungen Frau, ohne eine Erklärung erinnere ich mich an meinen letzten Brief, in dem ich mein Mitempfinden, mein Bedauern und meinen Wunsch ausgedrückt hatte, mit ihr gemeinsam den Abbruch der Therapie verstehen zu wollen.

Zurück bleiben jetzt nur noch der Abbruch und das Geheimnis.

Bei ihr die Überzeugung: „Ich muß doch mißbraucht worden sein."

Und bei mir: „Was habe ich bloß angestellt?"

Mythen schaffen Realitäten

Eine Fachfortbildung für LehrerInnen und BeraterInnen. „Prävention von sexuellem Mißbrauch und sexueller Gewalt an Mädchen und Jungen.“ Hochoffiziell, in Zusammenarbeit mit Ministerien, Universitäten, Beratungsstellen und Schulen. Verlockend und verführerisch zugleich.

Verlockend durch den kollegialen Erfahrungs- und Informationsaustausch über bestehende Aktivitäten und Arbeitsprogramme aus Schule und Lehrerbildung. Verführerisch durch die insgeheim suggerierten, emotionalen Meinungen und Standorte, die hierdurch in ein Streitgespräch gebracht werden.

Ein Austausch von Meinungen, der in die Formulierung praxisrelevanter Leitlinien zur schulischen Prävention von sexuellem Mißbrauch und sexueller Gewalt münden sollte.

Eine lobenswerte Idee, die interessierte Fachleute an einen Tisch bringen könnte, um gemeinsam Forderungen für die Arbeit mit mißbrauchten Kindern und Jugendlichen zu stellen. – Aber weit gefehlt!

Die Entscheidung über diese Leitlinien, das Votum über die Resolution im Plenum der Fachtagung entpuppte sich als eine Seifenblase, die zerplatzte.

Das einzige worauf man sich offensichtlich einigen konnte, war: Es gibt sexuellen Mißbrauch. Und man muß präventiv arbeiten.

Die Arbeitsgruppen befaßten sich mit zentralen Fragen zur Mädchen- und Jungenarbeit, zur Sexualerziehung, zur Elternarbeit und zur Vernetzung präventiver Maßnahmen. Ein engagierter, persönlicher und spannender Austausch von Meinungen, der in eine riesige Informationsflut, einen Meinungspool mündete, der am letzten Tag im Plenum den anderen Tagungsteilnehmern vorgestellt wurde. Während einerseits ein soziales Netzwerk präventiver Hilfen gefordert wurde, betonte man andererseits die Wichtigkeit, sich mit Sexualität überhaupt, der Befähigung zur zwischenmenschlichen Kommunikation von Jungen und Mädchen und vor allem der erzieherischen Haltung zu befassen. Etwas, das von den LehrerInnen im schulischen Alltag persönlich bemüht, aber eher hilflos ausprobiert wird.

Sich, wie es in den vorgeschlagenen Leitlinien geschrieben steht, mit Macht und Unterordnung im Geschlechterverhältnis, mit geschlechtsspezifischer Sozialisation von Mädchen und Jungen, mit der Tabuisierung der Sexualität zu befassen, suggeriert die Atmosphäre eines studentischen und/oder qualifizierten Fachseminars. Kritisch, informativ und parteilich im Sinne der Jungen und Mädchen. Eine Atmosphäre, die aber nicht das persönliche Erleben und vor allem den persönlichen Bezug jedes einzelnen zu seiner eigenen Sexualität und vor allem zur „dunklen Seite" der Sexualität spüren und thematisieren läßt.

Wenn aber schulische Erziehung und Prävention von sexuellem Mißbrauch in der Schule sich auf das persönliche Erleben und die Intimität der SchülerInnen beziehen möchte, ist eine spezielle Kompetenz erforderlich, die mit dem Thema Sexualität, aber auch mit der Intimität von Jungen und Mädchen zu tun hat. Erforderlich ist die Fähigkeit sensibel und wach, respektvoll und kritisch, persönlich betroffen, aber auch besonnen genug zu sein, sich an dem oft noch sprachlosen Raum von Intimität und pubertärer Sexualität zu beteiligen. Ohne zu stören, ohne zu verletzen, ohne tolpatschig Grenzen zu überschreiten oder sich vermeintlich parteilich anzubiedern.

Eine Kompetenz, die weder in der Ausbildung an der Universität, noch in den üblichen Fortbildungsveranstaltungen hinreichend erlebt und erörtert wird. So wirkten viele der Anwesenden eher zugewandt und hilflos auf mich, engagiert, bemüht sich zu informieren und den Praxiserfahrungen anderer zu lauschen. Der vehement vorgetragene Wunsch nach sozialem Netzwerk drückt dabei auf diesem Hintergrund eher die eigene Hilflosigkeit aus und den Wunsch, an die Hand genommen zu werden. Durch die anderen im Netzwerk. Beginnende Kontroversen, die anfangs eher zögerlich angemeldet wurden, mündeten relativ schnell in heftigste Debatten über die Definition von sexuellem Mißbrauch, von sexueller Gewalt, Parteilichkeit, Mädchenarbeit, Jungenarbeit an der Schule usw. Mit einer Schärfe geführt, die, wie die Abstimmung über die Leitlinien zeigt, eher entmutigt und jeden doch wieder auf sich zurückwirft.

Entweder man bleibt in seinem beruflichen Alltag auf sich zurückgeworfen, oder man hat das Glück, sich in einer eher parteilichen Beratungsgemeinschaft sicher und aufgehoben zu fühlen.

In diesem Zusammenhang heißt „Mythen schaffen Realitäten" zweierlei. Eine überstarke Forderung nach sozialem Netzwerk soll die persönliche Hilflosigkeit und das persönliche Erleben bei der Behandlung des Themas Sexualität und sexuelle Gewalt überdecken, verstecken. Und: Die Ausgliederung frauenspezifischer Fragen und Sichtweisen als Gegenstrategie, die Betonung einer feministischen Parteilichkeit soll dann meines Erachtens gerade über den Umstand hinwegtäuschen, daß sexueller Mißbrauch immer Teil eines sexuellen Beziehungsgeschehens ist. Einer Lebenswirklichkeit, der man allein durch die Betonung von Sexismus und sexueller Gewalt der Männer in der Gesellschaft nicht gerecht werden kann.

Wie aus dem Nichts heraus kippt die Stimmung in der abschließenden Podiumsdiskussion mit Vertretern aus Universität, Beratungspraxis und Ministerien in eine aufgeregte, hitzige Konkurrenz der vorgetragenen Meinungen um. Voller Leidenschaft und Erregung einerseits, voller Hemmungen und Verbote andererseits. Während die einen sich engagiert und vehement für den achtsamen Umgang mit der Sexualität von Jungen und Mädchen einsetzten, stolperten viele über die innere Hemmschwelle, sich mit der eigenen Sexualität zu befassen, befassen zu müssen. Sich sexuell zu erleben, angesprochen zu fühlen und vor allem: sich sexuell erregt zu erleben.

Überall. Auch in der Schule!

Wieder andere zeigten ihre erregte Beteiligung durch die mit lautem Klatschen dokumentierte Verschwesterung und Parteilichkeit.

Aufdecken ist angesagt!

Ohne daß man sich näher um die Auswirkungen im Schulsystem, in der Schule, in der Familie, in der Öffentlichkeit befaßt.

Aufdecken, um zu verbieten und zu bestrafen. Begierige Verbote!

Der Vertreter eines der Ministerien bringt es auf den Punkt: „Wir sind in einer gespaltenen Welt, in der Welt von Opfern und Tätern. Und es gibt Leute, die mir aus dem Herzen sprechen, und es gibt Gegner!“

Es scheint mir eine gespaltene Welt zu sein, die sich aus Menschen, Lehrern, zusammensetzt, die an ihrer jeweiligen Fortbildung „nur bis zum Hals interessiert sind“ oder die in ihrer Parteilichkeit und/oder Verzweiflung das Erleben ihrer eigenen Sexualität nicht wahrnehmen und emotional abspalten. Und dies in einen sexuellen Kampf umgekehrt haben. Während konkurrenzfreie Lebensräume in Schulen, in der Arbeit mit Jungen und Mädchen gefordert werden, verfangen sich in der Diskussion die Teilnehmer in der Konkurrenz der Meinungsbildung hierüber.

Wenn sexueller Mißbrauch, sexuelle Gewalt etwas mit emotionaler Enteignung zu tun hat, müssen pädagogische Schritte gerade diesem Umstand gerecht werden. Schüler haben einen Körper, Sinne, eine kindliche Sexualität und intime Gefühle. Etwas, das durch eine starke Unsicherheit und eine oft nicht eingestandene Scham bedeckt ist. Die Beschäftigung mit sexuellem Mißbrauch und der Prävention desselben wird dazu führen, gerade auch die zärtlichen, peinlichen, bejahenden Momente der kindlichen Sexualität zu berühren.

Also nicht nur biologische Sexualaufklärung als Unterrichtsfach oder präventive „aufdeckende“ Intervention. Etwas, das pädagogisch „richtig“ sein mag, das aber auf der persönlichen Ebene zu einer Einmischung in die innere Angelegenheit der Kinder werden kann.

Zu einer emotionalen Enteignung. Durch die, die es gut meinen!

Es wird daher auf dem Podium zu Recht zwischen Maßnahmen einerseits und der persönlichen Sensibilität und Überzeugungskraft des Lehrers als

Vorbild andererseits unterschieden. Eine erzieherische Haltung, die man nicht in einem zweitägigen Crash-Kurs oder durch die demonstrative Beteiligung beim lauten parteilichen Klatschen erwirbt.

Jeder einzelne ist gefordert. Mit seinem Wunsch, sich in einem sicheren sozialen Netzwerk persönlich betroffen, erregt zu zeigen.

Als Frau und als Mann!

Eine Erörterung der Prävention von sexuellem Mißbrauch und sexueller Gewalt an Mädchen und Jungen zu erörtern, kann leicht über das Ziel hinausschießen. Nämlich dann, wenn es um Interventionen geht. Um Dinge, die getan werden müssen, um Dinge, die finanziert werden müssen und um Dinge, die leider oft zu lange „ausdiskutiert" werden. So, als würde man sich vor einer persönlichen Begegnung, der Intimität einer Lehrer-Schüler-Beziehung verstecken, vermeidet man, den ersten Schritt zu erörtern: den Kontakt zum Kind, zum Mädchen und zum Jungen. Ein Muß!

Eine Sicherung und Notwendigkeit, die jegliche weitere erzieherische Maßnahme trägt.

Denn: Ohne Kontakt, ohne den gelebten Respekt vor der Intimität gibt es keinen Erfolg!

Die Schlußminuten der Podiumsdiskussion legen offen, wie geflissentlich die Teilnehmer es vermeiden, sich mit den Jungen und Mädchen zu beschäftigen. Man streitet über die erforderlichen, aber leider nicht vorhandenen Finanzen oder bekundet seine Angst, beispielsweise selbst in die Medien gezerrt zu werden, den Vorwurf zu bekommen, man mache doch nur Therapie in der Schule. Oder man breche unter dem hohen Erwartungsdruck zusammen, nämlich als Lehrer für alles zuständig sein zu müssen. Für alle Probleme und Krisen der Gesellschaft.

Erschöpft und erleichtert scheinen die verantwortlichen Podiumssprecher und Tagungsleiter nach Beendigung der Tagung in sich zusammenzusinken. Sie hatten Schlimmstes befürchtet.

Jetzt können sie wieder durchatmen.

Wer war’s denn nun?

Die Reaktion auf sexuellen Mißbrauch ist in der Regel die unerbittliche Anklage des (sogenannten) Täters. Oft geschieht dies, ohne daß der Sachverhalt des sexuellen Mißbrauchs im einzelnen erörtert wird. Oder, ohne daß das Beziehungsgeflecht, in dem der sexuelle Mißbrauch angesiedelt ist, in seiner Vielschichtigkeit durchleuchtet und verstanden wird.

Der Täter ist gefaßt, und das reicht!

Realität ist aber ein Netz von oft geheimnisvoll wirkenden Einflußfaktoren, ein Gefüge von aufeinander bezogenen Menschen, die alle an dem Geschehen, das als sexueller Mißbrauch deklariert wird, beteiligt sind. Jeder auf seine Art. Jeder mit seinen persönlichen Interessen, Gefühlen und „Besonderheiten“ den jeweils anderen gegenüber.

Die Fixierung auf „nur einen Täter“ schränkt die lebendige Wirklichkeit des Geschehens erheblich ein. Sie macht zudem oft blind und dient nicht selten der eigenen emotionalen Entlastung. Das Festhalten an „nur“ einen Täter dient vielen aber auch unbewußt zur Abfuhr ungezügelter Haß- und Vernichtungsgefühle. Man hat jetzt jemanden, man kann sich alles konkret vorstellen. Und man kann seinen eigenen begierigen Phantasien freien Lauf lassen, ohne als Voyeur aufzufallen.

Statt dessen wird alles im Sinne der Beweisführung kaschiert. Alles im Sinne der Erhellung eines verwerflichen Straftatbestandes detailliert auf dem Podium der gerichtlichen Öffentlichkeit vorgeführt.

Dabei läuft man Gefahr, jemanden unschuldig anzuklagen, dessen Existenz zu zerstören, bevor genügend Klarheit geschaffen worden ist.

Verurteilt ist normalerweise aber erst der, dessen Verhalten hinreichend vor Gericht geprüft worden ist. Bei der Behandlung des sexuellen Mißbrauchs in der Öffentlichkeit wird diese Beweisführung aber durch eine erregte Anklage nicht selten zur begierigen Vernichtungskampagne. Lange bevor alle Beteiligten gehört wurden. Lange bevor der Täter feststeht.

Unser kleiner Kreis von erfahrenen PsychotherapeutInnen trifft sich wie jeden Morgen bei den Lindauer Psychotherapiewochen, um Fallgeschichten zu besprechen. Ein selbstverständliches Ritual von guter kollegialer Gesinnung und ernsthaftem Bemühen den Sorgen und Nöten der KlientInnen gerecht zu werden. Ohne trügerische Einschränkung durch die eigenen blinden Flecken.

Die Atmosphäre knistert als eine Therapeutin einen jungen Mann ins Gespräch bringt, der des sexuellen Mißbrauchs bezichtigt wurde. Ohne nähere Erläuterungen über die Art des sexuellen Mißbrauchs zu geben. Diese erregte Stimmung weckte wahrscheinlich nicht nur in mir die geheime Befürchtung, es könnte ans Eingemachte gehen. Ein diffuses Angstgefühl, das aber auch durch die versteckte Neugier genährt wurde, das einen bei kitzligen Sensationen überfällt.

Die erzählende Kollegin schildert einen 23jährigen Mann, der mit seiner 12 Jahre älteren Freundin zusammenlebt und deren acht- und 14jährigen Söhnen. Die Freundin habe einen Suizidversuch hinter sich, und der Mann würde vornehmlich aus Mitleid mit der Frau weiterhin zusammenleben. Der junge Mann sei zur Therapeutin geschickt worden, da er des sexuellen Mißbrauchs mit einem der Söhne beschuldigt worden sei und dieser bereits dem Kinderschutzbund zur weiteren Betreuung übergeben worden ist. Die Therapeutin habe bislang drei ausführliche Gespräche geführt, die aber an einer besonderen Eigenart des jungen Mannes scheitern könnten.

Er erinnert sich überhaupt nicht daran, den achtjährigen Sohn mißbraucht zu haben!

Der Freundin des Mannes, dem Kinderschutzbund und der Therapeutin sind dies alles nur Ausflüchte des jungen Mannes, um seinen Kopf aus der Schlinge zu ziehen.

Es ist nun einmal so: Man erhebt ja nicht grundlos einen solchen Vorwurf.

Unser neugieriges Nachhaken deckt zu unser aller Erstaunen folgenden Umstand auf: der Mißbrauchsvorwurf, einmal in die Welt gesetzt, setzt die Mühlen der Ahndung in Gang. Ohne aber daß die Realitätsebene des

Mißbrauchsgeschehens im einzelnen durchleuchtet wird. Dann schließlich wird zu unserm inzwischen erregten Erstaunen offenkundig, daß ja doch mehrere Personen aus dem näheren Umkreis des achtjährigen Sohnes diese Schandtat hätten begehen können. So wird der ältere Bruder genannt, der Vater des jungen Mannes, der in einem Nebensatz von der Mutter desselben als möglicher Täter ins Spiel gebracht wird. Aber auch die anzeigende Mutter selbst hätte es gewesen sein können.

Die Schilderung einer Gewohnheit aus dem Alltag des jungen Paares schürt unsere Befürchtung: hatten die beiden Streit, ging die Mutter mit ihrem jüngsten Sohn ins Bett!

Die Spirale der Ungereimtheiten dreht sich durch unsere Forderung mehr von dem Alltag dieser Familie zu erfahren, schneller und fördert weitere Aspekte zu Tage. So erstaunt uns, wie wenig die Therapeutin und der Kinderschutzbund von dem Wissen über das Beziehungsgeflecht aller Beteiligten in ihre Überlegungen einbeziehen. Der junge Mann selbst weiß von nichts, kann sich an nichts erinnern. Er kommt mit der Anklage des Kinderschutzbundes in der Tasche zur Therapeutin und wirkt dabei bemüht, um alles zu einer glücklichen Lösung zu bringen. Bis er die gründliche Detektivarbeit durch die Randbemerkung über seine eigene Mutter ins Wanken brachte.

„Meine Mutter hatte meinen eigenen Vater des sexuellen Mißbrauchs beschuldigt. Obwohl sie keine Details wußte, war ihr auf einmal klar gewesen, daß er es gewesen sein müßte."

Wer war's denn nun?

Einigen von uns wird es während des Gesprächs schwindelig. Einige fühlen ihren heftigen Ärger dem jungen Mann gegenüber. Bis man sich so ereifert, daß man beinahe die Fassung verloren hätte. – Erstaunlich, wenn ich an die sonst so beruhigende, seriöse Zurückhaltung in anderen Gesprächen, über andere KlientInnen denke.

Sind wir Opfer des geheimnisvollen Sogs, einer geheimen Identifikation?

Abgründe von Mißtrauen und Angst tun sich bei uns auf. Was führt dieser junge Mann wohl im Schilde? Wie wird er die Therapeutin mißbrauchen und was bedeutet die Tatsache, daß er sich nicht erinnern kann?

Und was wäre, wenn ich selbst auf dem „heißen Stuhl“ meiner Kollegin sitzen müßte, in der Zwickmühle wäre über etwas zu entscheiden, was nicht zu packen, zu kriegen ist.

Wir sprechen eingehend über unsere undeutlichen Ängste, selbst durch die KlientInnen, aber auch die am Mißbrauchsgeschehen beteiligten Menschen mißbraucht zu werden. Könnte es gar bei einer „Falschbeurteilung“, zu einer Denunziation unserer eigenen Person in unserer Rolle als Gutachter kommen? Wären wir dann selbst Opfer?

Über etwas Unklares zu entscheiden, dabei unter Umständen gegen eine heißgekochte, gesellschaftliche Diskussion in der Öffentlichkeit aufzutreten, evtl. gegen den Strom der sogenannten herrschenden Meinung zu schwimmen, ist nicht jedermanns Sache.

Gerichtsprozesse in der jüngsten Zeit belegen die Gefahr, in die ein Psychotherapeut geraten kann.

Ich erinnere mich mit weichen Knien an meine eigene Vernichtungsangst, als ich von einem jungen Mann vor einigen Jahren des Mißbrauchs bezichtigt worden bin. Und, bevor ich überhaupt gefragt wurde, schon in der Öffentlichkeit an den Pranger gestellt worden war. Ich hätte damals im Boden versinken können und mich am liebsten an einen anderen Ort gewünscht. Voller rasender, verzweifelter Wut auf den jungen Mann. Ich wußte, ich hatte mir nichts zuschulden kommen lassen. Und doch mußte ich reagieren und habe mich beinah dadurch selbst verdächtig gemacht, indem ich aktiv Position bezog.

Wie aber in einem solch diffusen, emotionsgeladenen Geschehen eine therapeutische und auch persönliche Position finden? Wie, so gewichtige Entscheidungen zu treffen, ob eine Therapie begonnen werden soll oder ob bei begründetem Mißbrauchsverdacht eine Therapie der Strafverfolgung nachstehen sollte.

Der junge Mann kann sich an nichts erinnern und wird, aufgrund der Schilderung unserer Kollegin, um Aufklärung bemüht, aber auch auf eine seltsame Art unklar, nicht faßbar.

Er hätte eher phantastische Vorstellungen und Größenideen ans Leben, sagte die Therapeutin, ohne sie einlösen zu können. Er will studieren, bringt es aber noch nicht einmal zur Einschreibung bei der Universität. Schließlich eröffnet er für einige Monate eine Baguetterie, verschuldet sich und macht Pleite.

Der Therapeutin gegenüber versucht er die Mißgeschicke des Lebens in einer, lächelnd vorgebrachten Bemerkung zu verharmlosen: „Ich bin zwar hier, um ihre Hilfe in Anspruch zu nehmen, aber wenn ich will, kann ich die Therapie selbst in die Hand nehmen!"

Unsere Kollegin hat Angst, eine Therapie mit diesem Mann zu beginnen. Sie weiß um die sogenannte „frühe Störung" des Klienten, um seine Probleme, im Leben Grenzen zu erleben, zu setzen und sich in und durch diese Grenzen zu spüren, zu verwirklichen. Es müsse wohl eine lange Therapie sein, sagt sie, und im übrigen könne sie sich persönlich gar nicht vorstellen, daß der junge Mann „es gewesen sei", denn dann müsse er sich ja erinnern können.

Als hätte der junge Mann den Rechtfertigungsdruck, die Not bei der Therapeutin gespürt, bietet er ihr schon eine brauchbare Argumentationshilfe an: wenn er es denn nun wirklich gewesen sein sollte, so hätte sein eigener Vater ihn gewiß selbst mißbraucht!

Das Maß ist voll!

Wir halten im kollegialen Gespräch nicht mehr die Rednerliste ein, sondern jagen uns mit unseren unterschiedlichen, aufgeregt vorgebrachten Einstellungen zu Opfer und Täter, die mögliche Therapie. Etwas, das uns so unter die Haut geht, fordert unser Aufbegehren und die Zurechtweisung andersartiger Auffassungen. Die eigene Meinung wird auf einmal nicht mehr durch Sachargumente, sondern durch die fast schon gierige Intensität des persönlichen Vortrags zur „richtigen" Meinung.

Ich bin erleichtert, als unser Gespräch zu Ende ist, auch wenn ich nicht weiß, was nun wirklich vorgefallen ist, ob etwas vorgefallen ist und vor allem, wer daran beteiligt war, habe ich doch gespürt, wie die Auseinandersetzung über einen solchen Mißbrauchsvorwurf mich reizt, mich engagiert, Position beziehen läßt und ich den Blick auf den Klienten, den jungen Mann, zu verlieren scheine.

Ein Expertengespräch? Eine Spurensuche, die meiner Profession dient? Damit Standpunkte hinreichend geklärt werden können? Meiner eigenen emotionalen Entlastung?

Wie wird die Kollegin sich entscheiden? Wird sie für Mißbrauch plädieren, dann werden die juristischen Mühlen in Gang gesetzt und eine Therapie ist unmöglich. Oder wird sie auf die Behandlung einer sogenannten frühen Störung plädieren und anderen die Entscheidung über den Mißbrauchsvorwurf überlassen?

Vorsicht Berührung!

Ein zentraler Angelpunkt, ein Streitpunkt beim sexuellen Mißbrauch ist die Berührung. Programme vorbeugender Hilfe (Prävention) legen daher auch besonderen Wert auf die Achtung vor dem eigenen Körper und dem des anderen. Eine weitverbreitete Präventionsphilosophie schreibt dies in einem Katalog fest. Einige Leitlinien sind:

- *Mein Körper gehört mir.*
- *Ich kann mich auf meine Gefühle verlassen und ihnen trauen.*
- *Es gibt gute und schlechte, unangenehme und angenehme Berührungen.*
- *Ich darf nein sagen.*
- *Es gibt gute und böse Geheimnisse.*

Untersuchungen haben inzwischen ergeben, daß die Wirksamkeit solcher Programme von professioneller Hilfe sich am ehesten darin zeigt, daß Kinder sich Hilfe holen. Am geringsten in der Beurteilung von Berührungen (vgl. „Nein ist Nein“. ZartBitter 1993). Die Ursachen hierfür sind nicht weiter erforscht, haben aber unter Umständen damit zu tun, daß z. B. Präventionsprogramme die Erkenntnisse aus der Entwicklungspsychologie nicht einbeziehen. So können Kinder nach Jean Piaget bis zum Alter von 7 Jahren nicht zwischen „guten, komischen und schlechten“ Berührungen unterscheiden.

Bei sexuellem Mißbrauch geht es um unerlaubte, schmerzliche Berührungen. Mißbrauchte Kinder sind demnach bei Berührungen einer emotionalen Grenzüberschreitung ausgeliefert. Ohne dies spüren zu können.

Mißbrauchte Erwachsene ebenso!

In der folgenden Geschichte möchte ich die Brisanz von Berührung aufzeigen. Darstellen, daß:

- *Berührungen erlebt werden, ohne daß berührt wurde.*
- *Berührungen erlebte oder emotional abgespaltene Berührungen sein können.*
- *Berührungen immer ein Beziehungsgeschehen sind.*
- *Berührungen letztendlich niemals kontrolliert werden können; und wenn, schränken sie die betreffenden Menschen eher ein, als daß sie den Erlebensraum erweitern oder gar bereichern.*
- *Berührungen in der Behandlung von sexuellem Mißbrauch unbedingt erforderlich sind.*

Es scheint, als seien die meisten Menschen „ungeübt" in Berührungen. Entweder kommt es zu Übergriffen, zu Einmischungen, oder man lebt als „Rühr-mich-nicht-an". Die freizügige Darstellung von Berührung in den Medien kann hierüber nicht hinwegtäuschen.

Beratern und Behandlern ergeht es ebenso!

Sie sind vertraut mit dem Problem des sexuellen Mißbrauchs, geübt in Gesprächsführung und in Konfliktverarbeitung. Aber nicht mit der Berührung in Beratung und Therapie!

Ein Interview mit dem bekannten Psychoanalytiker Prof. Cremerius im SPIEGEL vom Herbst 1993 bringt es auf den Punkt:

„Mißbrauch in der Therapie beginnt dort, wo Berührung ist."

Ist also eine ganze Berufsgruppe, sind die Behandler und Psychotherapeuten potentielle Täter? Fällt das Verschweigen von Berührung in Therapie unter Täterschutz?

Der Gesetzgeber beseitigt alle Unklarheiten: Berührung in der Psychotherapie ist verboten!

Derjenige, der in der Psychotherapie PatientInnen berührt, macht sich strafbar. Auch wenn er als Diplom-Psychologe die Anerkennung nach dem Heilpraktikergesetz hat.

Lassen Sie mich zum Ausgangspunkt zurückkehren. Nach dem gerade geschilderten Hintergrund verwundert es mich nicht, daß der Bereich „Berührung“ unbekannt, unerforscht und ausgegrenzt bleibt.

Wer will schon mit dem Staatsanwalt zu tun haben!

Und noch mehr:

Es ist, als ob die Gesellschaft und die Behandler in der Berührung unbewußt sich selbst mit den eigenen uneingestandenen sexuellen Wünschen und Ängsten erleben. In einer Zeit sexueller Aufgeklärtheit und Ungezügeltheit. Sich der Berührung bei der Behandlung des sexuellen Mißbrauchs zu stellen, hieße demnach auch, sich als emotionale Resonanz zu erleben und zu zeigen.

Zu berühren!

Ist dies der emotionale Boden, die geheimnisvolle Quelle für die „Begierigen Verbote“? Nämlich die Berührung in der Therapie zu bekämpfen, um die eigene Erregung emotional abzuspalten und durch die öffentlichen Verbote zu bekämpfen.

Eine neue Art der Inquisition?

Wen wundert es dann noch, wenn Fachbücher wie Streitschriften geschrieben werden und Beratungsstellen für mißbrauchte Frauen sich: Petze, Zart-Bitter, Splittertal und Wildwasser nennen.

Oder es wegen Meinungsverschiedenheiten bei einer Fachtagung zum Thema „Sexueller Mißbrauch“ in Berlin im Februar 1994 aufgrund von Handgreiflichkeiten unter den TeilnehmerInnen zu einem Polizeieinsatz, zur gewaltsamen Räumung des Tagungssaales kam.

Also: Vorsicht Berührung!

Eine Fachfortbildung! Eine Gruppe von PsychotherapeutInnen trifft sich, um sich mit Fragen der Körperdiagnostik zu befassen. Ein Pflichtthema in der Ausbildung vieler PsychotherapeutInnen, das mit Neugier und Spannung erörtert wird. Es geht um die Bedeutung des Körpers in der Psychotherapie und um die eigene Körperlichkeit, die Wahrnehmung und das Erleben des eigenen Körpers als PsychotherapeutIn.

Eine Veranstaltung, die als fester Bestandteil vieler Ausbildungsprogramme das Interesse von KlientInnen und TherapeutInnen sowie den Zeitgeist widerspiegelt.

Körper ist in!

Man gibt sich körperfreundlich. Bücher über Körperwahrnehmung, Körpererleben und die Bedeutung des Körpers im Verlauf der persönlichen Entwicklung boomen. Man will seinen eigenen Körper beim Arzt nicht mehr nur einer anonymen Apparatemedizin übergeben, sondern ist bestrebt, auf die eigene Befindlichkeit zu achten, sich selbst sensibel wahrzunehmen. Über seinen Körper die Verfügung behalten.

So gut, so schön!

Körperdiagnostik in der Therapie, die Wahrnehmung und die Einschätzung eines fremden Körpers haben immer etwas mit dem eigenen Körpererleben, der eigenen Person zu tun. Man schaut gewissermaßen mit den eigenen Augen, in und durch den eigenen Körper den Körper seines Gegenüber an. Wortlos, einfühlend ist man selbst körperliche Resonanz und erfährt gerade hierdurch einen neuartigen, tiefgreifenden Zugang zum Klienten. Zum Körper des anderen!

Mit dem Körper des anderen sich zu befassen, körperlich, pädagogisch oder therapeutisch Einfluß zu nehmen, fängt bei der eigenen Körperlichkeit an. Körperdiagnostik heißt demnach, sich mit dem eigenen Körper zu befassen, sich mit den eigenen körperlichen Geheimnissen vertraut zu machen. Denn der eigene Körper ist gewissermaßen die Brille, das Mittel, das Medium, das mir eine sensible und personengerechte Beobachtung, Einfühlung und Einschätzung erst ermöglicht.

Sich mit dem Körper zu beschäftigen, mit den eigenen Körpererfahrungen, der eigenen Lebensgeschichte, weckt ganz überraschende Gefühle, Erinnerungen und Reaktionen. Eine Wirklichkeit, an der niemand, wenn er mit dem Körper therapeutisch arbeitet, vorbeikommen kann.

Befasse ich mich mit einem anderen Menschen in der Therapie, so wecke ich nicht nur sein Körpererleben, sondern auch die unergründlichen Tiefen meines eigenen Körpers. In jedem Moment aufs neue. Mit jedem Menschen eine andere Facette.

Trotz des großen Interesses an Körperdiagnostik in der besagten Gruppe von KollegInnen werden gleich zu Anfang die Angst vor körperlicher Berührung und vor allem die Angst vor Nacktheit genannt.

„Ich habe gehört, daß man sich in der Körpertherapie gleich ausziehen muß. Das werde ich auf keinen Fall tun!"

„Denk bloß nicht, daß ich mich berühren lassen werde!"

Die Gruppe spaltet sich in zwei Lager: Einerseits heftige Zurückweisung und Reserviertheit, andererseits die Sehnsucht, gerade über den Körper einen Zugang zur Person des Gegenübers zu bekommen, der unvorbelastet und ungetrübt durch gescheite psychologische Erklärungen ist.

Dieses sei gerade bei der Behandlung von sogenannten „Mißbrauchs-PatientInnen" vonnöten.

Ich spüre meine wachsende Verunsicherung und die sich einschleichende Angst, im Kreise dieser „mißbrauchserprobten" Frauen mit dem Körper zu arbeiten.

Als Mann!

Denn die meisten der Frauen (in der Gruppe waren 12 Frauen und zwei Männer) hatten mit mißbrauchten Frauen zu tun. In der Beratung, in der Therapie oder im Freundeskreis. Einige der Frauen geben unumwunden zu, selbst mißbraucht worden zu sein. Die Stille im Raum, das betretene Schweigen verstärken meine schleichende Angst.

Ich erinnere mich an meine Erfahrung mit KlientInnen in meiner eigenen Praxis. Mit Männern und Frauen. An die Inzest-Erfahrungen von Männern, die ich in meinen Buch „Worte sind Maske – Szenen männlicher Intimität“ zusammengestellt hatte. Erfahrungen, die mich zu kritischer Nachdenklichkeit angeregt hatten.

Jetzt habe ich die Befürchtung, gerade deswegen von diesen Frauen entdeckt und bekämpft zu werden.

Ich lag wie auf der Lauer, wach für etwaige Anzeichen weiblicher Ver-Schwesterung gegen mich. Die in meiner Phantasie selbstverständlich eine heftige Kontroverse mit mir zur Folge haben müßte.

Die therapeutische Arbeit mit dem Körper, die Erfahrung des eigenen Körpers in der Beziehung zu einem anderen Menschen, zu einem anderen Körper gestaltet sich zu jeweils intimen Szenen, die das persönliche Erleben vertiefen, die aber auch bisherige Auffassungen von sich selbst und von dem Gegenüber zu verunsichern beginnen.

Es geht um die Wahrnehmung des Körpers des anderen, um die körperliche Selbst-Wahrnehmung, die auftretenden Schwierigkeiten sich und den anderen körperlich einzuschätzen. Alles, was ich sehe, alle Signale des Körpers meines Gegenübers wirken unmittelbar auf mich zurück, beziehungsweise wecken meine eigene Körperlichkeit als Beobachter. Körperdiagnostik wird somit zu einer Beziehung, zu einer Beziehungsgestaltung, die immer mit zwei Menschen zu tun hat. Immer mit der Wirkung des einen Körpers auf den anderen. Und umgekehrt.

Erlebt man sich selbst als TherapeutIn dabei, spürt den eigenen Körper, darf man dies nicht unberücksichtigt lassen. Und auch umgekehrt, der Klient spürt seinen Körper, zeigt seinen Körper und bezieht sich körperlich auf mich.

Den eigenen Körper zu spüren, heißt aber auch, den inneren, energetischen Körper spüren. Das Geheimnis einer beinahe unheimlichen, überraschenden Tiefung des Erlebens, einer Impulsivität und Vielfalt von Körperreaktionen.

Viele der Frauen in der Gruppe äußern ihre Angst, daß dieses Beziehungsgeschehen durch Manipulation getrübt werden könne. Ausgelöst durch eine spezielle Übung, in der jemand sein Gegenüber wie eine Puppe bewegt, wird die Notwendigkeit unterstrichen, im therapeutischen Prozeß über sich selbst entscheiden zu können und zu müssen. Eine Kollegin, die zuvor von ihrem eigenen sexuellen Mißbrauch berichtet hatte, bekräftigt vehement ihre Weigerung, im „Puppenspiel" die Puppe zu sein.

„Ich will nicht manipuliert werden. Auch wenn mir hier nichts passiert!"

Die Frauen kündigen demonstrativ und nachhaltig ihre Abgrenzung von jeglicher körperlichen Einflußnahme im Geschehen an. Obwohl der Rahmen hier in dieser Gruppe, ebenso wie in den allermeisten Therapiebeziehungen sicher ist und von einer entsprechenden gemeinsamen Vereinbarung getragen wird, wird die Erkundung und die Einhaltung desselben in einem hohen Maß als gefährdet erlebt. Obwohl vereinbart ist, nichts gegen den Willen des anderen zu tun, wird in dem Rollenspiel, in der „Puppen-Übung" die tiefe Angst vor einer respektlosen Berührung, einer grenzverletzenden Einflußnahme deutlich. So wie im emotionalen Grenzbereich einer Beziehung.

Eine Angst vor macht-vollen Beziehungen. Eine Sorge, daß Beziehungen, auch wenn sie respektvoll verabredet sind, wie es in einer Therapiebeziehung üblich ist, ein erlebnismäßig gefährliches, aufwühlendes Unterfangen sein können.

Und: Je mehr wir mit dem Körper arbeiten, je emotional tiefer die eigene körperliche Verunsicherung wirkt, desto überzeugter und nachdrücklicher wird das Erfordernis unterstrichen: Selbst über das Geschehen verfügen zu dürfen.

Vor allem beim sexuellen Mißbrauch. Einer schändlichen Grenzüberschreitung, einer tiefgreifenden seelischen Verletzung!

Erleichtert lausche ich den ausführlichen Bekenntnissen der KollegInnen. Jeder berichtet von seinen eigenen Erfahrungen bei der Berührung von KlientInnen in der therapeutischen Praxis. Im Gespräch ist man wach und sensibel füreinander und die zwiespältig geschilderten Gefühle.

Und doch ist hierdurch die spannungsvolle Atmosphäre hier in der Gruppe, die eigene irritierte Körperlichkeit nicht zu besänftigen.

Ich beginne die zittrige, latente Panikstimmung in der Gruppe dadurch zu sichern, daß ich die TeilnehmerInnen vertraut machen möchte mit dem persönlichen Erleben und den überraschenden Körperreaktionen, Impulsen, die bei einer unverhofften Berührung spürbar werden können.

Alles, und das wird besonders betont, in einer klar und eindeutig gefaßten therapeutischen Verabredung. In einem Rahmen, der die Sicherheit gibt, daß Grenzen und Entscheidungsfreiheit gewahrt werden.

Die TeilnehmerInnen sind erleichtert, als ich die Art der Berührung, um die es geht, mit einer Kollegin demonstriere. Mit einer Kollegin, die sich über eine Grenzüberschreitung, eine körperliche Berührung durch eine Klientin beschwert.

„Jedesmal zum Ende der Sitzung umarmt sie mich spontan, obwohl ich mich dadurch angewidert fühle. All meine Bemühungen, mich eindeutig und nachhaltig abzugrenzen, scheitern."

Mir scheint, als wäre die Kollegin nicht nur angewidert, sondern auch innerlich gebremst, diese eigene heftige Ablehnung des Körpers der Klientin zuzulassen. Angst vor sich selbst!

Die bewußte Entscheidung, unsere gemeinsame Verabredung, in und vor der Gruppe von KollegInnen eine Berührung des Körpers zu wagen, um wach zu werden für die erlebnismäßigen Impulse, bewahrt die Kollegin nicht vor unerwarteten, überraschenden Gefühlen und körperlichen Empfindungen.

Sie fühlt sich berührt, bevor sie von mir berührt wird!

Sie legt sich auf eine Matratze und wirkt sofort nervös, unmittelbar flatterig. Überall unruhig im Körper. Sie bewegt sich, zuckt, zittert. Ein nicht zu stoppendes Mimikspiel. Ihre Augen schauen mich an, schauen wieder weg, als wüßten sie nicht, wohin. Sie kann ihre Augen nicht schließen, um sich in ihrem Inneren zu spüren, um aufmerksam für ihren inneren Körper zu sein.

Sie ist wie unter Alarm!

Ich tue nichts, ich berühre sie nicht. Ich schaue sie an, um durch unseren Blickkontakt eine sichernde Bindung zu finden. Um ihr zu ermöglichen, so zu sein, wie sie ist, in meinem Beisein. Dies ist unbedingt nötig, um eine Berührung zu beginnen. Gleichzeitig merke ich, daß dieser Moment sie verunsichert, irritiert und emotional „auflädt". Wir nehmen uns Zeit, dieses Geschehen in Worte zu fassen, diese Berührung ohne Berührung!

Als Diagnostik, Kontakt und Beginn einer Beziehung.

Unsere zuvor getroffene Vereinbarung beginnt sich mit Leben zu füllen. Zu wirken. Eine vorschnelle Berührung ihres Körpers wäre unpassend, grenzüberschreitend gewesen. Die Kollegin schließt die Augen, ich sitze wartend und wach daneben, um eine vorsichtige, annehmbare Berührung zu wählen. Am Unterarm und an der Hand.

Ein erstes Berührungs-Abenteuer ist beendet. Sie hat sich entschieden, in ihrem flatterigen Erleben liegenzubleiben. Ich habe mich entschieden, sie auf eine bestimmte Art zu berühren.

Unsere Berührung ist eine gemeinsame Berührung. Meine Hand berührt ihren Unterarm, und ihr Unterarm berührt meine Handinnenfläche. Also keine Berührung ohne Beziehung! Keine Beziehung ohne Achtsamkeit und Respekt vor dem Ungewissen. Keine Berührung ohne Verstehen. Keine Berührung ohne eine sichernde Verabredung. Eine Verabredung, die nicht unbedingt in Worte gefaßt werden muß, die aber als Signal erlebbar ist.

Wir spielen zusehends unbeschwerter mit der Berührung. Ich berühre sie an unterschiedlichen Stellen, frage sie nach ihrem Erleben, gebe ihr Zeit, in den Innenraum ihres Körpers zu horchen, um schließlich auch meine Beobachtung ihres Körpers, ihrer feinsten körperlichen Signale in Worte zu bringen.

Ich wähle die Berührung als Möglichkeit, den Kontakt zwischen uns zu sichern, der Kollegin aber auch die Möglichkeit zu geben, sich in ihrem zittrigen, verunsicherten Körper emotional zu erleben. Um unseren Kontakt, unsere Berührung zum Ort der Ruhe zu machen.

So berühre ich kaum spürbar mit den Fingern ihre flatterigen Augenlider.

Und: Sie erlebt eine tiefe, erschütternde Bewegung, die durch ihren ganzen Körper geht. Ein Vibrieren. Der Pulsschlag ist sichtbar, die Atmung aufgewühlt und tief bewegt. Die Haut ihres Gesichts rötet sich, und ein Schleier von wortlosem Gefühl legt sich über ihr Gesicht. So, als könnte sie weinen und schluchzen.

Aber sie ist still.

Ihr Kinn und ihre Lippen beben. Sie erinnert mich an das Gesicht, an den Körper eines Babys, das durch ein geheimnisvolles, emotionales Schütteln, Zucken, ein Beben wie in einem Traum, im Halbschlaf aufgewühlt ist.

Unser Kontakt ist stabil und vertrauensvoll. Ich spüre meine Ruhe, mein Mitempfinden, ohne eine Ahnung vom Erleben dieser Kollegin zu haben. Dabei bin ich mir in meinem eigenen Körper, der als ein Resonanzboden wirkt, sicher.

Wir verweilen in dieser Berührung, bis ich vorsichtig das Zurücknehmen meiner Hand, meiner Finger ankündige.

„Ich merke schon", sagt die Kollegin mit einem Anflug von Schrecken, „daß du es bereits tust."

Es scheint, als würde das, was der Kollegin gegeben wird, was sie im Kontakt mit einem anderen Menschen erlebt, bereits verschwinden, verlorengehen, bevor sie es wirklich bekommen, angenommen und verinnerlicht hat.

Eine tragische Erfahrung!

Ich erinnere mich an den Anfang unseres Gespräches und das Erleben, körperlich berührt zu werden, auch wenn sie es nicht will. Und die Berührung zu „verlieren", bevor sie sie innerlich angenommen hat. Ohne etwas über das Leben, die persönliche Erfahrung dieser Kollegin zu wissen, vermute ich ein tiefes Bedürfnis bei ihr, sich in einer persönlichen Berührung zu sichern. Zu Hause zu fühlen. Eine beschützende Heimat zu erleben.

Ich frage sie, ob meine Hand bleiben solle, und bitte sie, meine Hand mit ihrer Hand zu berühren.

Eine Berührung der Berührung!

Es ist wunderbar, in einem solchen Prozeß, in einem solchen wortlosen Geschehen Zeit zu haben, sich Zeit zu nehmen, dazusein und achtsam zu sein. Sich bewußt zu begegnen und Sicherheit zu geben.

Ein unspektakuläres Geschehen, das sich mit feinsten körperlichen Empfindungen, dem Schleier von Gefühl und kleinsten Berührungen begnügt.

„Es ist wie ein Urerleben zwischen Mutter und Kind, einfach eine körperliche Begegnung!" sagt eine Frau in der Gruppe in einem Gefühl freudiger Wehmut.

Sie will sich nach einer Weile wieder hinsetzen, doch bitte ich sie, noch für einige Atemzüge liegenzubleiben, um das Ende der Berührung zu erleben. Nicht einfach aufzustehen und wegzugehen. Ich respektiere ihre Entscheidung, möchte aber gemeinsam mit ihr den Erfahrungsraum der Entscheidung, die Erfahrung des Grenzbereichs als wichtigen Teil des Berührungsgeschehens sichern. Sie bleibt liegen, wird traurig und ertappt sich dabei, daß sie vorschnell eine Beziehungsbegegnung beendet.

Daß sie zu schnell aufspringt in der Befürchtung, die Berührung, die Begegnung würde ihr genommen werden. Und ertappt sich vor allem, bei der befürchteten Ohnmacht keinen Einfluß auf die Berührung, die Begegnung zu haben.

Eine trügerische Selbständigkeit, die ihr oft das Geschenk einer Berührung versagt.

Ich bitte sie daher, in der Runde der KollegInnen sitzen zu bleiben, um in die Gesichter der anderen zu schauen, um das Ende unserer Berührung bewußt zu erleben.

Auch wenn zu Anfang die Kollegin von ihrer Schwierigkeit bei der spontanen, ungewollten Berührung durch die Klientin erzählt hatte, so wird jetzt deutlich, daß die eigentliche Schwierigkeit darin besteht, selbst eine bestimmte Berührung auszuwählen, sich dafür zu entscheiden und dabei zu bleiben.

Und vor allem diese Berührung zu wagen!

Der persönliche Austausch von Gefühlen, Eindrücken und Erlebnissen sowie das Gespräch über „Körper und Berührung“ in der eigenen therapeutischen Praxis lassen keinen Zweifel an einem wesentlichen Unterschied aufkommen: zwischen einer bewußten, verabredeten Berührung, die als bereichernd, angenehm und entspannend erlebt wird, und der unvorhergesehenen, überraschenden Berührung, die sogar zur Abspaltung der Wahrnehmung, des Erlebens führen kann. Eine Berührung, die jemanden emotional so überschwemmen kann, daß die betreffende Person in einen Strudel von Unheimlichkeit, Unfaßbarkeit, Schrecken, Einsamkeit und Panik gerät.

Auch wenn dies in einem gesicherten, verabredeten Rahmen, einer therapeutischen Beziehung geschieht. Unvermeidbar. Therapeutischer Alltag, Risiko und Chance zugleich. Da viele in der Gruppe sich nach der Einzelarbeit, dem gemeinsamen Gespräch hierüber über Rückenschmerzen, über Verspannungen im Bereich des Beckengürtels beklagen, biete ich eine spezielle bioenergetische Übung an. Sie fördert die Energiemobilisierung und die Intensivierung des Erlebens in diesem Körperbereich. Die TeilnehmerInnen legen sich auf den Boden, haben die Augen geschlossen und klopfen leicht mit dem Becken auf den Boden. Ohne daß es mühsam ist, ohne daß es schmerzt. Nach einer Weile pausieren die TeilnehmerInnen und spüren ihren Empfindungen nach, ohne weiterhin mit dem Becken zu klopfen. Jeder bestimmt den Wechsel von leichtem Beckenklopfen, Ruhephase und erneutem Klopfen selbst. Über einen Zeitraum von ca. 20 Minuten. Schließlich legen die TeilnehmerInnen sich in einer Embryohaltung zur Seite.

Die Stille im Raum, die Atmosphäre in der Gruppe wird durch ein Schluchzen, ein Wimmern, Stöhnen, zaghafte Schmerzlaute und aufstoßende Übelkeit unterbrochen. Jeder erlebt und reagiert anders.

Die TeilnehmerInnen liegen auf den Matratzen, eingetaucht in ihre aufgewühlte Gefühlswelt, in die Einsamkeit ihres zwiespältigen Körpererlebens.

Der Wunsch nach körperlicher Entspannung im unteren Rücken weckte nämlich, wie sich im anschließenden Gespräch herausstellte, uneingestandene, abgewehrte sexuelle Wünsche und Ängste. Sehnsüchte, die in körperlichen Verspannungen, in einer emotionalen Zurückhaltung zu Schmerzen wurden. Die Übelkeit hervorrufen und die festgehaltene Atmung zu einem inneren Brennen in der Brust wandeln.

Ein Erleben, das im Kontakt mit anderen Menschen zu einem aufbegehrlichen, stillen Schrei werden kann.

Berührung ist angesagt! Das Wagnis der unverhofften Berührung. Eine Berührung, die bei einigen in der Gruppe das Erleben von Unheimlichkeit aufbrechen läßt. Ich gehe zu jedem hin und berühre sanft, spürbar mit meiner Hand den unteren Rücken. Ein Zeichen meiner Anwesenheit und Zeugenschaft bei diesem Erleben. Gleichzeitig eine unmißverständliche, unterstützende Hervorhebung des Persönlichen beim Erleben. Aber auch eine Verunsicherung!

Und wie ich selbst mit Erschrecken und Fassungslosigkeit feststellte, weckte die Berührung einen Beziehungsimpuls. – Berührung ist immer Beziehung!

Eine bedrohliche Stille überfällt uns im Gespräch über die Erfahrungen bei der Übung. Zwei Frauen bezichtigen mich des Mißbrauchs, da ich sie ohne Vorankündigung berührt hätte. Ohne um Erlaubnis zu fragen. Eine dritte Frau, die zu Beginn der Gruppe nachdrücklichst über die Bearbeitung ihrer Mißbrauchserfahrung in der Kindheit berichtet hatte, ist außer sich und kann kaum reden.

„Du hast mich doch gar nicht berührt! Ich habe doch nichts bemerkt. Das ist ja unheimlich!“ Und rennt aus dem Gruppenraum.

Panik überfällt mich, wenn ich an die Geister denke, die ich geweckt habe. Die Höllenqualen, die durch meine Berührung wiederbelebt sind. Ich fühle mich schuldig, wage kaum zu atmen, während die anderen von sich und ihren Gefühlen berichten. Ein tiefer Zweifel an meinem Berührungsverhalten in der Therapie berührt für einen Moment mein therapeutisches Selbstbewußtsein. Ich komme mir in dem Kreis der KollegInnen ausgeliefert vor, als hätte ich etwas Verwerfliches getan. Ohne zu wissen, was!

Ich erinnere mich an den Beginn der Gruppe und die Stärke der Frauen, als sie ihre Mißbrauchserfahrungen beziehungsweise die Arbeit mit mißbrauchten Frauen schilderten. Und mir wird klar, daß in unserem Kreis von 15 KollegInnen außer mir nur noch zwei Männer sitzen. Also keine Rückendeckung, keine männliche Stütze.

Bis sich das Blatt zu wenden beginnt. Eine Frau gesteht sich die Gleichzeitigkeit von unangenehmen und angenehmen, erregten Gefühlen ein. Eine andere Frau will sich ihrem körperlichen Prickeln, der erotischen Spannung und der lustvollen Erregung hingeben und merkt, daß sie ihre Gefühle mit Gedanken zu kontrollieren beginnt. Mit den verschiedensten Erklärungen und Begründungen ihre Lust zügelt.

Mein innerer Spießrutenlauf ist beendet! Wir sprechen über sexuellen Mißbrauch, über das Erleben von Frauen und vor allem über den Umgang, die therapeutische Arbeit mit mißbrauchten Frauen. Ein Thema, das mich damals eher verstummen ließ.

Ich bin keine Frau, ich bin nicht mißbraucht, und ich will mir durch unüberlegte, übereifrige Berührungen auch nicht die Finger verbrennen. Aber ich weiß, daß meine Berührung kein Mißbrauch war! Und daß eine derart unverhoffte, überraschende Berührung jederzeit geschehen kann und vor allem zum therapeutischen Alltag gehört.

Das spannende Streitgespräch unter den Frauen über Berührung, Mißbrauch und die Behandlung mißbrauchter Frauen wird durch die Schilderung der persönlichen Gefühle, Erfahrungen während der Übung, bei meiner Berührung um ein wesentliches Element bereichert. Es geht nicht mehr nur um eine vermeintlich sachliche Richtigkeit, sondern um die Vielschichtigkeit persönlichen Erlebens, das sorgsame Gespräch hierüber. Einen persönlichen Austausch, der der Stärkung der eigenen Persönlichkeit und dem Vertrauen in das eigene Erleben dient. – Bei Wahrung der Erfahrung, der Erkenntnis: dieses Geschehen letztendlich nie kontrollieren zu können. Kontrolliert man trotzdem bewußt, schränkt man sich ein, reduziert den Raum spontanen Erlebens. Um sich dann unter Umständen in einer kämpferischen Selbst-Behauptung zu verhärten.

„Ich werde mich nie berühren lassen.“

Denn:

Das Erleben und die Erfahrung des Unvorhergesehenen, des Unheimlichen, kann (in der Therapie) nie vermieden werden. Sich mit dem Körper zu befassen, den Körper zu verstehen, den Körper zu berühren, erfordert daher Mut zum Risiko.

Berührung als gemeinsames Wagnis zweier Menschen basiert auf einer gemeinsamen Entscheidung, erfordert stets ein persönliches Gespräch, kann aber das Überraschungsmoment nicht vermeiden, niemals ausschließen.

Denn Berührung wird erst gerade hierdurch zu einer inneren, erlebbaren Berührung, zu einem Band zwischen zwei Menschen. Zu einer wirkungsvollen Erfahrung, die durch das Wechselspiel von zwei Körpern Vertrautes, Vergangenes und Neues mischt.

In der Therapie kann die Berührung zu einer Gratwanderung werden, zu einem respektvollen Umgang miteinander. Einer gegenseitigen Wertschätzung, die gerade dadurch wirkt, daß sie nicht in Worte gebracht werden muß! Die durch ihre Sparsamkeit, ihre Behutsamkeit lebt.

Und gerade hierdurch dem Leben als lebendigem Leben gerecht wird.

Rätsel der Erinnerungsgefühle

Als Psychotherapeut habe ich sowohl Verantwortung als auch eine ethische Verpflichtung. Besonders beim Umgang mit dem Thema sexueller Mißbrauch. Einerseits ist die Festsetzung von ethischen Richtlinien im Zusammenhang mit der öffentlichen Brisanz von sexuellem Mißbrauch vorangetrieben worde. Inzwischen gibt es einen verpflichtenden Ethik-Code in vielen Berufsverbänden.

Andererseits ruft das Problem des sexuellen Mißbrauchs wie kaum ein anderes Psychotherapeuten auf, öffentlich Stellung zu beziehen. Um den eigenen Standort zu benennen und um die persönliche Parteilichkeit den PatientInnen gegenüber zu dokumentieren. – Etwas, das in dieser Form und in dieser Brisanz für Psychotherapie unüblich ist. Aber dazu mehr in einer anderen Geschichte.

Aus dieser Parteilichkeit ergibt sich notwendigerweise ein Änderungsanspruch. Zum Beispiel sollen ein Geschehen, eine Beziehung, Erlebnisse aus der Kindheit, die für die betreffende Person, die PatientIn, noch geheim sind, in Worte gebracht und nicht nur in der Therapiebeziehung öffentlich gemacht werden. Oder die PatientInnen sollen sich bereits bei einem Verdacht auf früheren sexuellen Mißbrauch von den daran beteiligten Personen entschieden abgrenzen. Eine für viele TherapeutInnen unbedingte Voraussetzung, um überhaupt eine Therapie zu beginnen.

Schwierig wird es aber, wenn ein solcher, gewiß gut zu begründender, therapeutischer Änderungsanspruch, die PatientInnen in eine emotionale Zwickmühle treibt. Eine unbewußte, unerträgliche Falle, die u. U. zum Abbruch der Therapie führen kann.

So geschehen bei einer streng puritanisch erzogenen Frau. Der durch die Mutter vorgelebte Änderungsanspruch „Ändere dich, dann bist du gut" wurde als Entwertung erlebt: „Sei anders als du bist". Aber auch als Fluch, denn anders zu sein hieße in den Fängen der Mutter zu bleiben.

Der Änderungsappell lebt in der Frau weiter als „böse Stimme", der sie sich nicht entziehen kann. Gleichzeitig fühlt sie sich durch einen „bösen Schatten" verfolgt. Ohne im einzelnen sagen zu können worin dieser böse Schatten besteht. Sie erinnert sich an das maskenhafte, gierige Lachen ihres Vaters, seine Ablehnung ihrer Weiblichkeit, ohne Details zu wissen, erinnern zu können. Sie lebt im einem emotionalen Zwischenraum, der wie ein Geheimnis ununterscheidbar bleibt. Unbekannt aber wirkungsvoll!

Getrieben durch schreckliche Träume und gepeinigt durch Schmerzen, Müdigkeit und extreme Überempfindlichkeit.

Würde dieser Frau dem therapeutischen Änderungsappell folgen, käme dies der Fortsetzung ihrer früheren Entwertung gleich. Diesmal mit der Beteiligung des Therapeuten.

Darüber hinaus würde sie sich, da sie sich diesmal in der Therapie aktiv beteiligen würde, selbst entwerten!

Sich selbst zu spüren wirft sie in das Erleben des „bösen Schatten" zurück. In der damaligen Verlockung, sich zum Mann (dem Vater) hinzubewegen, und sich gleichzeitig hierdurch wegzuwerfen, kommt eine unüberwindliche Zerrissenheit zum Ausdruck. Eine Wahrheit, die wie eine geheime Verabredung, wie ein Blutschwur jegliches Selbst-Gespür der kleinen Frau einfriert und verbietet.

„Niemand darf davon erfahren."

Ziel der Therapie ist daher vor allem, der Frau Respekt für das Unbekannte entgegenzubringen. Sie im Erleben einer Ununterscheidbarkeit zu begleiten. Ihre Wahrheit für wahr zu halten!

Ohne sie zu ändern, ohne ihr Erleben gleich aufzudecken, in Worte zu bringen.

Die Körpersymptome werden dabei zum vereinbarten Ort einer zugelassenen Begegnung in der Therapie. Sie sind als Ausdruck der Rätsel von Erinnerungsgefühlen präsent und (an-)faßbar, ohne ihre Geschichte preiszugeben. Sie sind ein versteckter Appell an mich, auf die Zerbrechlichkeit, die emotionale Belastbarkeit dieser kleinen Frau zu achten. – Und ihr nicht zu nahezutreten!

Für mich ist dies eine sehr unsichere, riskante Zeit. Ich mache Fehler, tue ihr weh, ohne es zu merken, und bin oft angewiesen auf meine eigenen Phantasien, Vermutungen und Verwerfungen. – Angewiesen auf Versuch und Irrtum.

Die Arbeit am und mit dem Körper, meine körperliche Präsenz und mein (für die kleine Frau) anfaßbarer Körper erleichtern mir die Irrfahrt durch die Ununterscheidbarkeit des Erlebens dieser Frau. Ihrer sprachlosen Erinnerungsgefühle, ihrer entsetzlichen Erniedrigung durch ihre Mutter und ihren Vater.

Eingesperrt zwischen dem „bösen Blick" vor sich und dem „bösen Schatten" hinter sich.

Eines Tages offenbart sie mir nachdrücklich ihre Entscheidung, die Psychotherapie nicht über die Krankenkasse abwickeln zu wollen. Sie wolle nicht, daß irgendwelche Angaben über sie an einen Gutachter gingen. Sie wolle ihr Inneres nicht nach außen kehren, betont sie, und im übrigen sei sie die Mühlen der Medizin leid. Für mich eine Zwickmühle. Ich kann die Therapie nicht beginnen, da das erforderliche Gutachten für die Kostenübernahme fehlt. Ich weiß, wie nötig die Therapie ist, will die junge Frau aber auch nicht zu etwas drängen, das sie so ablehnt.

Vor mir sitzt eine kleine, wache Frau, die mir auf eine seltsame Art zugewandt ist. Dabei huscht gelegentlich ein mädchenhaft verspieltes Lächeln über ihr Gesicht. Und ich kann nicht unterscheiden, ob dieses Lächeln einem Wesen in ihrem Inneren gilt oder ihre Verlegenheit ausdrückt, mir zu Beginn der Therapiestunde zu begegnen. Zart, beinah zerbrechlich wirkend, setzt sie sich mit einem unsicheren Blick zur Seite hin, um ihren Blick für einen Moment ins Leere zu schicken.

Es ist wie ein Ritual. Sie ist da und muß sich erst innerlich einfinden. Will nicht das Gefühl von Unabhängigkeit in der Therapie aufgeben. Sie wirkt dabei gefaßt auf mich, kontrolliert und bemüht. Ihre Kleidung wirkt altmodisch und farblos, aber korrekt. Gelegentlich gelingt ihr durch einen bunten Schal ein belebender Farbtupfer, der einem Hauch von Hoffnung gleicht. Hoffnung in einem müden, von Schmerzen zerfressenen, einsamen Leben. Sie lebt mit ihrer Tochter allein und geht ihrer Arbeit im Geschäft nach, emsig, interessiert und um Gerechtigkeit bemüht.

Eine Arbeit, die ihr Freude und Erfüllung gibt. Die aber seit kurzem gefährdet ist und zur Disposition steht!

In der Hoffnung auf Linderung ihrer körperlichen Schmerzen ist sie von einem Arzt zum anderen gelaufen. Ohne einen Befund! Ohne einen Erfolg! Ohne menschliches Verstehen!

Es sei fürchterlich, sagt sie, nachts könne sie nicht schlafen. Morgens brauche sie Stunden, um mit den schneidenden, reißenden Schmerzen im Rücken, im Nacken und im Kopf klarzukommen. Wenn sie etwas erledige, bremse die Schwäche, die Erschöpfung und die tiefe Müdigkeit in den Gliedern sie schon nach kurzer Zeit. Seit einiger Zeit sei sie arbeitsunfähig geschrieben, und man berate darüber, sie vorzeitig in Rente zu schicken.

Mit Ungeduld erlebe ich ihre trotzig wirkende Unabhängigkeit den Ärzten und der Krankenkasse gegenüber. Bei der Schwere der Problematik scheint mir eine Bezahlung der Therapie durch die Kasse unbedingt angezeigt zu sein. Warum wehrt sich diese kleine Frau so heftig dagegen? Während sie gleichzeitig erzählt, wie verzweifelt sie darüber ist, daß die Beschwerden nicht gelindert werden können.

„Was sollen denn die Ärzte von mir denken! Man sieht mir ja nichts an!"

Beschämt ahne ich, daß ich dieser Frau über längere Zeit Unrecht getan habe. Unrecht, indem ich mich durch ihre scheinbare Unabhängigkeit blenden ließ, ohne ihr verzweifeltes Bemühen zu sehen, durch diese Unabhängigkeit den letzten Lebensfunken, der ihr geblieben ist, zu retten.

Die zur Schau getragene Unabhängigkeit ist wie ein Mantel, der das zerbrechliche Glas ihrer kindlichen Seele umhüllt. Mit einer Macht, der ich beinahe erlegen wäre. Lange habe ich mich in der Therapie durch diesen Mantel täuschen lassen, nicht nach dem Wesen des Umhüllten geforscht. Habe unhinterfragt akzeptiert, daß die kleine Frau sich mühsam und schmerzlich selbst innerlich schützt. Brauchte mich daher weniger selbst in die Pflicht nach dem Wesen des umhüllten zu forschen.

Beschämt höre ich von der Not ihrer Schmerzen, dem unerfüllbaren Ruhebedürfnis und der unendlichen grottenhaften Müdigkeit.

Ich stelle mir ein kleines Kind im Dunkel einer Grotte vor, das, um einen Ort der Ruhe zu finden sich in die unendliche Einsamkeit der Gänge und Abzweige flüchtet und verirrt. Bis es schließlich keinen Ausweg mehr sieht und die Dunkelheit zu einem Erleben von Vertrautheit wird.

Sie wolle ihr Inneres nicht nach außen kehren, hatte sie betont. Und es fiel mir wie Schuppen von den Augen. Beinahe hätten wir uns verloren, wenn da nicht ihr verzweifelter Appell gewesen wäre, sie in diesem Begehren zu respektieren. Eben nicht diesen Bericht an die Kasse zu schicken.

Wie müßte es einem medizinischen System ergehen, einer Krankenkasse, wäre diese ein Wesen, das empfinden könnte? Wie müßte es diesem Wesen ergehen, wenn es Daten, Informationen und Erinnerungen einforderte, die der kleinen Frau die letzte Möglichkeit des seelischen Überlebens rauben. Wenn sie die gewünschten Informationen lieferte, würde sie sich ausliefern und sich als vernichtet erleben. Vernichtet von diesem medizinischen System.

Alles, um die Kosten für die Therapie bewilligt zu bekommen.

Ich denke an die Versuche, sie doch noch dazu zu überreden, daß sie ein Gutachten für die Krankenkasse erstellen läßt, ihr aufschwatzen zu wollen, da sie die Therapie selbst nicht bezahlen kann.

Sachlich, ökonomisch „richtig“ – menschlich „falsch“!

Ich erzähle ihr von meinem Irrtum damals in der Anfangszeit der Therapie, als ich sie in ihrer tiefen Verletzung nicht gesehen hatte. Mich hatte blenden lassen. Berichte ihr von meiner Beschämung und meiner Leichtfertigkeit, die sie verletzt haben muß. Ich möchte wiedergutmachen, und retten, was zu retten ist. Mit Schrecken stelle ich mir diese kleine, so geheimnisvoll in sich hinein lächelnde Frau vor, wenn sie sich in die Grotten ihrer Müdigkeit, Enttäuschung und Hoffnungslosigkeit zurückzieht.

Der Rest meines schlechten Gewissens will ihr ein „Rettungsangebot“ machen, kann ihr aber nur mit meiner annehmenden, wohlwollend stützenden Anwesenheit dienen. Statt analytisch zu arbeiten, will ich mit ihr zusammen ein sicheres positives Lebensgefühl im Alltag aufbauen, eine Sicherung in der Aktualität des Alltags. Ohne Versprechungen zu wagen, ohne ihr voreilige Hilfen vorzugaukeln, gebe ich mich als Zeuge in ihrer momentanen Krise, in ihrer Not der Einsamkeit zu verstehen.

Aber auch als ohnmächtiger, hilfloser Zeuge, der sich erst noch in dem Gemisch von Wiedergutmachung, Respekt und Verabredung zurechtfinden muß.

Die Erneuerung unseres therapeutischen Vertrags gibt mir aufgrund verschiedener Überlegungen Hoffnung in der ganz unsicheren, gefährdeten

Entwicklung der Therapiebeziehung. Dieser Vertrag benennt einen Neubeginn, grenzt eine Zeit von beschämender, therapeutischer Einflußnahme und einsamer Duldung durch die kleine Frau. Dieser Vertrag schafft (hoffentlich, denke ich) eine Vertrauensgrundlage, die der gemeinsamen Sicherung in einer ganz unsicheren Zukunft gilt. Und ständig überprüft werden muß.

Also: Therapie ohne schmerzliche analytische Offenlegung und Bloßstellung, aber bei größtmöglichem Respekt für das Unbekannte, das Zerbrechliche eines gemeinsamen therapeutischen Wagnisses.

Ein Neubeginn!

Ein Neubeginn auf zwiespältigem Boden. Ihre Ärztin, die die somatischen Beschwerden behandelt, untermauerte im Gespräch mit mir die Zweifel der Frau an der Wirksamkeit ärztlichen Bemühens. Entscheidend sei ja doch der Aspekt des persönlichen Erlebens und der Psyche. Die junge Frau folgte zwar allen ärztlichen Untersuchungen und Therapieschritten, um aber dann bekümmert in sich zusammenzusinken, sich zurückzuziehen. Es würde sich ja doch nichts ändern und sie sèi an allem schuld, sie trage die Verantwortung.

Bei mir ist es umgekehrt. Die kleine Frau verdeutlicht mir ihre Hoffnung, die sie in die medizinische Behandlung legt. Um die Psychotherapie zu relativieren.

Auch bei ihrem Freund, der sie liebe, könne sie sich weder aufgehoben fühlen, noch innerlich loslassen. Ständig habe sie etwas an ihm auszusetzen, lehne ihn ab.

Eine teuflische, alarmierende Stimme in ihrem Inneren erlege ihr eine fast schon zwanghafte Selbstkontrolle auf, damit jede Spontaneität schon im Keim erstickt wird.

Traue niemandem!

Im Gespräch wirkt die kleine, zerbrechliche, gläserne Frau auf mich ruhig und zurückhaltend, bis sie von dem Lärm draußen vor ihrem Haus und in den Nachbarwohnungen berichtet. Er schneide sich in ihr Fleisch und mache die Nacht, den Schlaf zur Hölle. Ein teuflisches Vorhaben, spürt sie, das absichtlich gegen sie gerichtet sei, um sie durch Schlafentzug zum Wahnsinn zu treiben.

So wie damals der böse Blick ihrer Mutter sie als kleines Mädchen in der prüden, konservativen und religiös-sektiererischen Erziehung gefesselt hatte. Streng puritanisch erzogen, unterwarf sie sich voller Angst den Einschränkungen ihrer kindlichen Bedürfnisse und Wünsche. In Panik erstarrt, vollzog sie das Unmögliche: nicht anders zu sein als ihre Mitschülerinnen in der Klasse, aber auch der Mutter folgsam zu gehorchen.

„Wenn ich diese widerlich langen Röcke anziehen mußte, krempelte ich sie mir hoch. Wollte ich eine Hose in der Schule anziehen, was ich nicht durfte, versteckte ich eine im Tornister und zog mich draußen im Park um."

Ein Mädchen, das in zwei Wirklichkeiten lebt.

Dieser mütterliche „böse Blick" hat sich, wie sie mit leiser und brüchiger Stimme flüstert, wie ein Mal in ihre Seele eingebrannt. Er ist zur zentralen Steuerungsinstanz in ihrem Leben geworden, zur Verkörperung von Schrecken und Panik.

Ist die unscheinbare Unabhängigkeit, das verzweifelt-zwanghafte Bemühen der kleinen Frau, sich zu kontrollieren, ein letzter Rettungsversuch um nicht vernichtet zu werden? Sich gegen diese Mutter zu schützen?

Aber auch dies hätte nichts genutzt, sagt sie und beobachtet sich selbst auf der Bühne ihres Lebens. Ständig füge sie sich selber Schaden zu, um sich dann die Verantwortung dafür zu geben. Bestürzt und aufgewühlt möchte ich das kleine, gläserne Mädchen in meinen Händen beschützen, möchte diese Verinnerlichung des „bösen Blicks", bei allem durch bedrohliche Augen gesehen zu werden, herausreißen. Ahne aber schon das Nachwachsen dieser schmarotzenden, inneren mütterlichen Instanz. Ohne zu fragen, bringe ich dies in Worte und beginne, ohne die ausdrückliche Erlaubnis der kleinen Frau abzuwarten, den Kampf gegen den „bösen Blick".

Sie sitzt still da. Regungslos. Ihre Augen füllen sich mit Tränen. Gebannt, gefaßt im mir zugewandten Blick!

Als dürfe sie die Mutter nicht beschmutzen, als müßte sie sich der verinnerlichten, vernichtenden Strafe entziehen, erzählt mir die kleine Frau nach langem Zögern von zwei erschreckenden Alpträumen. Kauert sich mit angezogenen Beinen auf den Stuhl, während sie die eine Schulter wie eine Schutzwand hochzieht.

Erster Traum:

Sie sieht sich als Kind zwischen den Eltern im Ehebett liegen. Die Mutter neben sich. Die Mutter gleichzeitig als giftsprühende Person am Fußende des väterlichen Bettes. Sie schaut voller Bösartigkeit auf das Kind und bohrt ihre wortlose Anwesenheit in den Kopf des Kindes. Wie einen ewigen Schrecken. Bis sie aus dem Traum hochschreckt.

Zweiter Traum:

Sie sei als kleines Mädchen mit dem Dreirad auf ihre Mutter zugefahren, als diese plötzlich wie erstarrt, die Hand vor den Mund gepreßt, mit schreckensweiten Augen das Kind angestarrt habe. Sie habe sofort gespürt, daß hinter ihr eine unheilvolle Person stehe. Voller Panik, schreiend sei sie aufgewacht!

Und das seien ihre Begleiter, sagt sie. Die unheilvolle, geheimnisvolle Person, die immer mit im Spiel ist und die sie nie erkannte, und der böse, mütterliche Blick, der ihr Schmerz zufügt, sie vernichten will! Ich spüre die magische Anwesenheit dieses bösen Blicks im Raum, als ich mir vor Augen führe, was für eine Fessel die stille mütterliche Botschaft für das Mädchen gewesen sein muß.

„Ändere dich, dann bist du gut! Sei so wie ich. Sei brav und füge dich, ordne dich unter, unter Gottes Wort und die christliche Gemeinschaft. Heimat und Erlösung werden dein Lohn sein!“

Eine Botschaft, die dem kleinen Mädchen damals einsuggerierte, es dürfe nicht so sein, wie es sich erlebte, wie es sich entfalten wollte, wie es, den anderen Kinder gleich, spielen und glücklich sein wollte.

„Denn wenn du dich erlebst, wenn du dich spürst, bist du schlecht! Dann bist du anders!

Also ändere dich!“

Eine grauenvolle Untiefe, die jegliches therapeutisches Bemühen, jeden Änderungsversuch zunichte machen könnte. Vernichtet durch sich selbst!

Wenn diese kleine Frau nämlich ihre Schmerzen loswerden will, wenn sie die Müdigkeit verlieren möchte, wenn sie wieder arbeitsfähig sein will, dann heißt das sich erleben und: Änderung! Eine Änderung, die mit dem Makel des Bösen belegt ist.

Verkörpere ich sozusagen, mütterlich infiltriert und durch einen verhängnisvollen therapeutischen Schachzug die Botschaft des mütterlichen „bösen Blicks“? Und das in einem anderen Gewand, im Gewande des Helfers?

Bin ich ein Wolf im Schafspelz? Wenn ich als Helfer das Selbst-Erleben fördern und stützen möchte. Gleichzeitig auf Änderung abziele und psychodynamisch, vom Erleben her zum Sprachrohr der Mutter werde.

„Ändere dich. Und sei so wie ich! (Nicht wie du.)“

Ich lausche bei angehaltenem Atem in die Stille des unheimlichen Schreckens, der sich vor mir auftut, den ich selbst sogar durch mein therapeutisches „Änderungsbemühen“ zu nähren scheine.

„Ändere dich, dann bist du gut! Ändere dich, dann bleibst du in meinen Fängen!“

Ein Kampf wäre zwecklos. Therapeutische Indikation herkömmlicher Art, nämlich bei der Änderung der Beschwerdesymptomatik der PatientInnen behilflich zu sein, wäre Verbrüderung mit der „bösen Stimme“. Die wie eine Loreley lockt, etwas Erhofftes verspricht und vorgaukelt, damit man sich eben dieser verlockenden Stimme unterwirft, um vernichtet zu werden.

Warum dieser kleinen Frau die Verantwortung und Unabhängigkeit nehmen? Eine vermeintliche Sicherheit, die sie braucht, die als unerträgliche Last aber auch Zerstörung beinhaltet.

Statt zu kämpfen, schleiche ich mich bei der „bösen Stimme“ ein. Wir würden uns in Zukunft gewiß eingehend mit der Änderung ihrer Beschwerdesymptomatik befassen. Müßten dabei sanfte Wege erkunden, um die Schmerzen zu lindern.

Gleichzeitig könne sie sich dabei aber auch Zeit nehmen, sich zu spüren und sich in der Beziehung zu mir zu erleben, ohne etwas zu ändern. Eben beides!

Ändern und spüren.

Ich komme mir wie ein Spion vor, der sich im Land des „bösen Blicks“ einzuschmeicheln versucht. Und – ich begegne der kleinen Frau und stutze über ihre Zähigkeit. Sie gibt nicht auf, sie läßt sich nicht unterkriegen, steht tapfer ihre Schmerzen durch. Sie findet Schlupflöcher, um doch noch unter Menschen zu kommen, um doch noch beispielsweise bei einer Stadtzeitung mitzuarbeiten. Eine Cleverneß, die ich bewundere und unterstützen möchte.

Die Schmerzen der kleinen Frau, die Schwindelgefühle, die Mattigkeit sind nämlich als Wirkung des „bösen Blicks“ eroberte Gebiete in der Seele. Gleichzeitig sind sie auch letzte Zuflucht, letzte Rettung, sich überhaupt zu spüren.

Sind sie also auch Sitz des guten Selbst?

Ich beginne die Bedeutung des Widerstandes der kleinen Frau gegen jegliches therapeutische und medizinische Bemühen zu erahnen. Er ist ein letzter, verzweifelter Versuch, sich zu spüren. Und sei es im Schmerz! Und sei es im Widerstand!

Ihr die Beschwerdesymptomatik zu nehmen, hieße, ihr den letzten sicheren Boden unter den Füßen wegzuziehen. Sie in die Schlucht des Bösen zu stürzen.

Die Ununterscheidbarkeit zwischen dem bösen Blick, den Augen der Mutter draußen und dem innerlich erlebten bösen Blick, die grenzenlose emotionale Verflechtung mit denselben, treibt das Erleben von Entwertung bis hin zur (Selbst)Vernichtung.

Ich hoffe nun, die Ununterscheidbarkeit als grenzenlosen, als namenlosen

Raum des Erlebens in der Therapiebeziehung unterwandern zu können. Mich einzuschleichen, um den „bösen Blick“ zu entlarven, zu entwaffnen.

Ein Spiel mit dem Feuer! Eine Gratwanderung, bei der ich stolpern kann, bei der ich Erfüllungsgehilfe des „bösen Blicks“ werden kann.

Die kleine Frau sieht sich in der Erinnerung, wie sie als kleines Mädchen in der Nähe der Mutter spielte. Das Mädchen wirkt ruhig, gesammelt.

Denn die Mutter will ihre Ruhe vor dem Kind haben! Will nicht belästigt werden.

Ohne ein besonderes Dazutun, ohne daß das kleine Mädchen es merkt, hat sich der „böse Blick“ der Mutter in den eigenen Schatten in der Seele der gläsernen Frau verwandelt. Diese wird zu einem Niemandsland, das die Erinnerungen des Kindes auslöscht, das eine Ewigkeit suggeriert, in dem sich nichts ändert und das der Nährboden für die Vermischung des Erlebens von Mutter und Tochter ist.

„Man bekomme ja doch nur zurück, was man selbst ist“, sagte die kleine Frau. Und gibt sich selbst für alles die Schuld.

Ich lade sie ein, mit mir in einer Phantasiereise in das Innere des gläsernen, zerbrechlichen, durchsichtigen kleinen Mädchens zu gehen. Wir sind dort stille Zeugen eines Geschehens, das auf den ersten Blick nichts Besonderes zu sein scheint. Ich begleite sie und lade sie ein, in einem Rollenspiel zu diesem kleinen Mädchen zu reden, es anzuschauen, es zu berühren.

Sie will nach dem Irrlicht ihrer Hoffnung in der Dunkelheit der Erinnerungslosigkeit greifen und stolpert über ihre eigene Schüchternheit, ihre Feigheit, ihre Scham spürt, aber auch ihren Stolz, der sie erfüllt, wie sie betont, den Blick des kleinen, spielenden Mädchens zu erwidern. Für Sekunden ist der Vorhang der Ununterscheidbarkeit einen Spalt breit geöffnet. Die kleine Frau sieht sich selbst, streichelt ihre gläserne Seele. Das kleine Mädchen im Phantasieland. Ich möchte sie schützend auf den Arm nehmen, sie den Fängen des „bösen Blicks“ entreißen, weiß dabei aber um die Zerstörung ihrer eigenen Wurzeln. Wie ein Zeuge bleibe ich anwesend, regungslos, aber wach. Will ungreifbarer Begleiter sein, ein Gegenüber, das nicht unbedingt angesehen werden muß um Sicherheit und seelische Entlastung zu bewirken. Die Gewißheit der gemeinsamen Existenz garantiert und spüren hilft.

Mit einem Handstreich scheint sie das gläserne kleine Mädchen aus ihrem Blickfeld zu schieben, um sich, wie mir scheint, aller Sentimentalitäten zu entledigen. Der Sentimentalität einer berührenden Erinnerung, der Sentimentalität des Glücks und der Erinnerungssehnsucht. Der Sehnsucht, nicht allein zu sein, nicht auf sich geworfen, aufgehoben in der Anwesenheit eines wohlmeinenden Menschen.

„Ich bin in meinem Leben ja doch nur immer zu feige gewesen", erniedrigt sie sich, und das anfängliche Gemisch von Schüchternheit, Scham, Feigheit und Stolz gewinnt wieder an Kontur. Ungeübt darin, in der oft kritisierten äußeren Welt zu leben, schämt sie sich wegen ihrer Angst vor dem Leben, der Vitalität und sexueller Erfüllung, um sich innerlich noch mehr zu verstecken und in ihren innersten Kern zurückzuziehen.

Natürlich geht die Koordinierung ihrer Körperbewegungen verloren, denke ich. Natürlich schafft sie es nicht. Natürlich lachen die anderen, ohne dies im einzelnen auszuführen, und natürlich ist sie allein und rettet sich in eine Haltung von distanziertem Stolz und unnahbar wirkenden Arroganz. Als habe sie es gar nicht mehr nötig, überhaupt noch etwas zu tun!

„Aber gerade das", sagt sie, „erschöpft mich und macht mich krank."

Weder kann ich ihr helfen, noch stützend an ihre Seite treten. Entweder wäre ich Opfer ihrer Selbst-Entwertung und mein Bemühen würde ihren Stolz, ihre Arroganz nur verstärken, indem sie mich ohnmächtig macht. Oder ich würde sie in ihrem Gefühl der Scham verletzen, sie in ihrer Arroganz den anderen vorführen. In meinem Anerbieten, wacher, wortloser Zeuge zu sein, biete ich ihr einen Boden, den die kleine Frau annehmen oder ablehnen kann. Ein Boden von Kraft, Zuversicht und Selbstwertgefühl. Ohne Verpflichtung! So daß die Dinge ohne Erschöpfung erledigt werden könnten. Ohne daß ich etwas von ihr fordere, ohne daß sie sich ändern muß. Ich bin ein Zeuge, ein Begleiter, der sie so akzeptiert, wie sie ist.

Etwas, das die kleine Frau nie erlebt hat!

„Ich fühle mich wie abgeschnitten von der Helligkeit im Leben", sagt sie. „Betrübt und ohne Hoffnung".

Entmutigt und resigniert beschreibt sie den Moloch in sich, der ihr jeden Funken von Helligkeit rauben oder vertreiben möchte. Entweder flöge dieser Moloch ganz überraschend über ihr, um mit seinen wuchtigen Flügeln die Sonne zu verdunkeln, oder, wenn er am Horizont verschwunden sei, raube der erinnerte Flügelschlag ihr die Sinne, so daß sie im Schwindelgefühl ohnmächtig zu werden drohe.

Dabei reißt sie die Augen weit auf und versucht ihre tiefe Angst unter den konzentrierten, kontrollierenden Gedanken zu verstecken.

Sie ist wie paralysiert, gefügig, und ich bin äußerst behutsam, als ich ihr anbiete, ihr den Kopf zu halten. Um ihn zu entlasten.

Einige Atemzüge lang stehe ich hinter ihrem Stuhl, und sie lehnt ihren Kopf an meinen Bauch. Meine Hand liegt auf ihrer Stirn, kaum spürbar, wie eine Feder.

Still und traurig ergreift sie das nie Gegriffene. Ich berühre ihren Kopf und sie berührt mit dem Kopf meine Hände.

Sie weiß um den Keim der Hoffnung und ist doch selbst eine Pflanze, die zertreten wurde. Sie weiß um unseren Kontakt und fühlt sich geborgen. Sie weiß aber auch um die Drohung des lautlosen Tods.

Und sie riskiert die Gratwanderung!

Gelegentlich gelingt es uns wortlose, geheime Verabredungen, Körperempfindungen und Bilder in Worte, in Vermutungen zu bringen. Etwas, das sie wie aus einer geheimen Verabredung mit sich selbst nie wagt. Ihr Schwindelgefühl könne die Intensität ihrer tiefen Gefühle ausdrücken, die dann Sekunden darauf blitzartig wieder verschwinden.

Einige Atemzüge lang richtet sie sich im Stuhl auf, hebt die Brust, um dann müde und gepeinigt vom Schwindelgefühl in sich zusammenzusinken.

Denn das, so erniedrigt sie sich selbst, sei ja das Geheimnis ihrer unerlaubten Gefühle: Sie sei böse und schlimm, da sie zuviel fühle, das heißt, zuviel fordere. Dabei sitzt sie regungslos auf ihrem Stuhl, ihr Blick verliert sich in der Starre der Unendlichkeit. Ich möchte sie am liebsten in meinen Armen beschützen, sie wärmen, weiß aber um die große Gefahr sie dadurch zu erschrecken. Ohne vorherige Warnung, wäre damit die Grenze des „Zuviel" überschritten. Mit verheerenden, vernichtenden Auswirkungen. Sie würde gar nicht mitbekommen, wahrnehmen und spüren, was und wie es passiert. Nur die Konsequenzen, die Schmerzen, die Müdigkeit usw. müsse sie tragen.

Ich weiß um diese hochsensible Gefahr, die lauert. Eine Gefahr, die zur Umkehr drängt, die gerade durch die Radikalität der Schmerzen zu einer unerträglichen Gefahr werden könnte. Als Wiederholung der Vernichtung! Durch eine unsensible, unüberlegte therapeutische Handlung.

Zum Glück hätte sie ja ihre Puppen, sagt sie, die heute alle auf ihrem Sofa versammelt sind. Keine darf fehlen, keine darf ihren Platz verlassen. Jede wird sorgsam behütet und ist Träger eines Erinnerungsgefühls. Wortlos, in einer unausgesprochenen inneren Ansprache sind sie Begleiter in ihrem Leben. Sie verkörpern die graduellen Unterschiede der in der gläsernen Kinderseele versteckten Erinnerungsbilder. Schlummernde Keime, die die Stimmen der schrecklichen Gespenster der unheilvollen Kindheit weglocken könnten. Wenn die kleine Frau nämlich die Wärme des Lichts fände, einen Ort der erlaubten, unbeschwerten Ruhe, könnte sie wagen, die Fragmente ihres Selbst zusammenzufügen. Statt dessen sei sie von einem peinigenden, zwanghaften Perfektionismus gedrängt. Drang nach Perfektion, um Anerkennung und Wertschätzung zu finden. Durch Gewissenhaftigkeit, Ehrlichkeit, Verläßlichkeit. – Aber auch durch eine Radikalität ihrer kritischen Einstellung anderen Menschen gegenüber.

Und doch tobt in ihrem Inneren auf den verbliebenen Inseln des Möglichen ein erbitterter Wettstreit zwischen dem Wunsch nach Anerkennung und der bohrenden Selbst-Entwertung. Sie erlebt dies als eine überall (vermutete) Anfeindung. Ein ungeklärtes Gemisch von persönlichem Mißtrauen und barscher Zurückweisung durch andere.

Ihr Gesicht, das überschüttet ist von ungeweinten Tränen, scheint sekundenlang dem lebendigen Herzen ihrer Puppen, ihrer Teddies und Schmusetiere nachzutrauern. Diese Kuscheltiere sind behütete Repräsentanten ihrer Erinnerungsgefühle. Behütet, ohne mit ihnen innerlich verbunden zu sein. Gleich Wegen auf einer einsamen Insel.

Sie behütet sie, ohne mit ihnen innerlich verbunden zu sein. So, als gebe es in der Tradition, in der Überlieferung eine verborgene Wahrheit, die es zu hüten gilt, rettet sie ihre Kuscheltiere auf dem Sofa.

Sie wolle noch einmal in die Therapie kommen und dann aufhören, sagt sie.

Ich könnte aufschreien! Ich ahne Schlimmstes und sehe vor meinen inneren Augen, wie ihr gläserner Mantel zerspringt.

Sie habe kein Geld mehr, die Therapie zu bezahlen, und im übrigen wolle sie mir nicht mehr zur Last fallen. Aber es lauere auch die Angst vor einer Abhängigkeit in ihr, sagt sie, um sich dann wieder zur Raison zu rufen, sich die eigene Unverschämtheit vor Augen zu führen: Sie habe in der Therapie doch nun schon genug bekommen.

Fassungslos erlebe ich den unlösbaren inneren Widerstreit in dieser kleinen Frau. Und sie lebt, verkörpert diesen Widerspruch. Wenn sie in der Therapie bleibt, in dem beginnenden, sichernden Kontakt zu mir als Zeuge ihrer unfaßbaren Geschichte, so behält sie ihre Beschwerdesymptomatik, ihre Schmerzen, ihre abgrundtiefe Müdigkeit. Würde sie die Therapie beenden, so käme das einem Versuch gleich, nicht mehr „pathologisch" zu sein, und dabei eine bereits gespürte Rettung im Kontakt mit mir zu opfern. Dabei würde jede Sitzung, jede Begegnung mit mir in der Therapie tagelang nachwirken und sie (nachnährend) erfüllen.

Ich ringe um meine nächsten Worte und überrasche mich selbst mit meinem riskanten Manöver. Wir könnten uns ja einmal im Monat treffen, das wäre billiger, und wir könnten zehn weitere Stunden verabreden, um die Therapie überschaubar und die Gefahr einer Abhängigkeit gering zu halten.

Im übrigen sei ihr in ihrem Leben sowieso schon genug versagt worden, deshalb sei ihr jetzt bewußt auf sich genommener Verzicht fast wie ein Hohn.

Was kann letztendlich schon schiefgehen?

Sie bleibt! Sie unterbricht die Therapie nicht!

Und berichtet mir, wie ihr Vater sie beim letzten Besuch zu Hause, betrunken, mit der unverschämten Anschuldigung „du Hure“ des Hauses verwiesen hat. Mit einer Beschimpfung, die er, wenn er außer Kontrolle war, benutzte. Sie werde sich die Beschimpfungen ihres jähzornigen Vaters von nun an nicht mehr bieten lassen.

Nur auf das eindringliche Bitten der Mutter sei sie dageblieben. Damit diese mit diesem Mann nicht allein im Haus sein mußte.

Der Vater sei immer, außer in ihren ersten drei bis vier Lebensjahren, so gewalttätig, bedrohlich gewesen.

Regungslos, den starren, unendlichen Blick nach außen auf das braune Feld gewandt, das der Praxis gegenüberliegt, erzählt sie erschütternde Erlebnisse aus ihrer frühen Kindheit. Ohne mich anzusehen. Eng auf ihrem Stuhl zusammengekauert, hält sie sich innerlich zusammen.

Das erste Mal in ihrem Leben habe sie ihn eine Grenze gesetzt. Das erste Mal im Leben sich dem Vater gegenüber behauptet, um nicht auch noch den Rest von dem wenigen, was sie besaß, zu verlieren. Sie würde es nie bedauern. Nie bereuen, ihm gegenüber so aus der Haut gefahren zu sein.

Ich stelle mir den Zusammenprall der zwei Gewalten vor: des väterlichen Jähzorns und der schneidenden töchterlichen Arroganz. Ein Entscheidungsschlag, der wie von Geisterhand jahrelang vorbereitet und innerhalb kürzester Zeit beendet war.

Zwei Tage später habe er wieder einlenken und alles vergessen machen wollen. Aber diesmal nicht! Diesmal wolle sie sich ihm nicht unterwerfen. Diesmal sei er zu weit gegangen.

Ich werde Erinnerungs-Zeuge einer widerlichen Szene zwischen Vater und Tochter. Eines Vorfalls, wo nichts real passiert ist, der aber eine inzestuöse Atmosphäre ahnen läßt. Er liegt krank im Bett, und sie spielt als kleines

Mädchen in der Küche. Es sei wie ein Ritual gewesen, wenn der Vater sie zu sich rief. Mit kaltem, unpersönlichem Lachen erkundigte er sich nach dem kindlichen Spiel. Sie selbst fühlte sich gar nicht gemeint, spielte weiter, fühlte sich aber wie durch einen unsichtbaren Strahl gebannt. Ein Teil ihrer selbst blieb im kindlichen Spiel vertieft, ein anderer krabbelte zum Bein des Bettes, in dem der Vater lag, und erblickte das maskenhafte, gierige Lachen.

Sie sei nie gemeint gewesen. Sie habe nie Freundlichkeit und Wärme gespürt, nie Erfüllung in einer annehmenden väterlichen Liebe.

Sie habe sich selbst weggeworfen, ohne zu wissen, was das im einzelnen wohl bedeutet haben könnte. Immer wieder sei sie zu ihm hingekrabbelt, magisch angezogen. Trauernd um den Rest ihrer kindlichen Seele, die spielend in der Küche Zuflucht gesucht hatte.

„Ich war doch gar nicht gemeint! Aber einen Vater liebt man doch!"

Äußerst wachsam werde ich Zeuge eines Schleiers von Unheimlichkeit in unserem Gespräch. Sie könne sich an nichts erinnern, es ist doch nichts passiert. Und doch!

Nie habe der Vater etwas mit ihrer beginnenden Weiblichkeit anfangen können. Er sei damit einfach nicht klargekommen, und im übrigen, habe sie ihn noch nie anblicken können. Nie ihm in die Augen schauen können, um ihn und sich zu sehen, ihn als ihren Vater zu identifizieren und sich anzuschauen, was in dem väterlichen Blick verborgen lag.

Kribbelig möchte ich auf meinem Stuhl herumrutschen, bleibe aber gefaßt und wachsam. Ich möchte eingreifen, weiß aber nicht, wo. Möchte das kleine Mädchen in Schutz nehmen, und erinnere mich daran, wie sehr ich sie schon einmal verletzt habe. Weiß aber um die Gefahr meiner Beteiligung. Weiß um mein Eindringen in den Schleier von Unheimlichkeit. Bin überzeugt von meiner Zeugenschaft.

Wie von einem Strudel, kämpfe ich gegen den Sog, in die Unheimlichkeit gezogen zu werden. Kämpfe, um atmen zu können, um eine retttende Wurzel am Ufer zu fassen zu kriegen. Was mag damals passiert sein, wie zerrissen muß sich dieses kleine, gläserne Mädchen empfunden habe. Wie stumm und einsam war es?

Als kleines Mädchen habe sie auf dem Wickeltisch gelegen, ihr Vater habe sie gewickelt und sich neben sie gesetzt.

Nachdem er an ihr „'rumgemacht" habe!

Vermutung oder Erinnerung?

Ihr fehlen die Worte, die Erinnerungen, um das Bild zu erhellen. Aber es war klar, daß sie der Mama nichts habe sagen dürfen!

Die Einhaltung dieses Blutschwurs, dieser geheimen Verabredung schien selbstverständlich und ewig zu gelten. Niemand habe bis jetzt davon erfahren. Ich bin der erste Mensch, dem sie davon erzähle.

Ich weiß nicht, ob ich mich freuen soll, ob ich wütend werden will oder die kleine Frau beschützen soll. Ich sitze selbst wie erstarrt da und höre eine unfaßbare Wahrheit, die sich nur durch meine Zeugenschaft zu einer (an)faßbaren Wirklichkeit wandelt. Die kleine Frau ist nicht mehr allein damit!

Ich achte sorgsam darauf, die kleine Frau nicht durch mein Erleben zu überrennen. Achte darauf, den Schleier der Unheimlichkeit nicht vorschnell, gewaltsam zu heben.

Die Zeugenschaft in einer anfaßbaren Beziehungswirklichkeit bedeutet für mich in diesem Moment eine wache Nähe und das Angebot, genau zuzuhören, um mit ihr gemeinsam diesen Schleier, diesen Vorhang zu berühren.

Um glauben zu können!

Sie sitzt still in sich gekehrt und kann es kaum glauben und will diese Gewißheit meiner Zeugenschaft wie einen Schatz mit nach Hause nehmen.

Früher habe sie sich weggeworfen, sei auf allen vieren zum Vater hingekrabbelt. Gelockt und abgestoßen zugleich.

Heute hat er sie weggeworfen! Nur der Mutter zuliebe, um diese zu schützen, sei sie geblieben.

Diese wollte immer nur Frieden und hat dabei die Tochter mißachtet.

In ihrer tiefen Scham wußte die kleine Frau nicht, wohin. Sie blieb. Sie funktionierte. Sie nahm sich in der Kindheit jede Berechtigung, sich zu freuen, sich wie eine zarte Blume zu entfalten.

Geronnen in einer gläsernen, zerbrechlichen Schönheit irrt sie im Zwischenland von Innen und Außen. Zwischen einem Außenland, das durch die magische, grenzenlose Verpflichtung, den Blutschwur mit dem Vater und die Radikalität der entwertenden Ablehnung durch die Mutter gekennzeichnet ist.

Und dem Innenland, das durch ihren verzweifelten Kampf um sich selbst, um ihre Selbstachtung mühsam zusammengehalten ist. Die kleine Frau rettet sich in erinnerungslose Worte, in Verpflichtungen, die sie im Leben eingeht. In schauerliche Verdächtigungen über andere Menschen und bezichtigende Liebesbeschreibungen.

Gedrängt durch körperliche Erinnerungsgefühle, die in Form von Symptomen und Schmerzen nicht mehr zu enträtseln sind.

Zeugen und Leiden einer kindlichen Liebe, die sich selbst opfert. Die die Mißachtung und den Mißbrauch der eigenen, unbeschwerten Seele partout nicht für die Wahrheit des Lebens halten möchte.

Ein trügerischer Berater meldet sich in mir. Mit blinzelnden Augen und einer spitzen, leisen aber unmißverständlich einklagenden Stimme ruft er in mir die Erinnerungen an die Aussagen in der Öffentlichkeit, die Beteuerungen feministischer Gruppen und die, wie es scheint, begründete Forderung in der (Fach-)Literatur und Medien wach: Ich hätte es doch wissen müssen! Es ist doch so eindeutig klar. Alle Symptome und Aussagen der kleinen Frau deuten auf einen sexuellen Mißbrauch in der frühen Kindheit hin.

Der falsche Berater in mir verbündet sich mit meinem schlechten Gewissen und der jungfräulichen Unbeholfenheit meiner ethischen Verantwortung als

Psychotherapeut. Ich erinnere mich an die Ethik-Richtlinien in therapeutischen Berufsverbänden. Ich weiß um die erbarmungslosen Auseinandersetzungen darüber und die Festlegung der Ethik-Richtlinien in einem Codex. Er wird zur Bastion gegen teuflische Verlockungen, den Vermutungen von sexuellem Mißbrauch nicht gleich Glauben schenken lassen.

Ethik wird dadurch zur Auflistung von Glaubenssätzen mißbraucht, die qua Verabredung eine Gemeinschaft von eingeschworenen Psychotherapeuten schafft. Mit dem Eid versehen, bedingungslos vorzugehen.

Opfer zu retten. Täter zu bestrafen!

Ich höre die Worte der kleinen Frau. Ich ertaste die gläserne Seele des kleinen Kindes und trage zaghaft, sanft und stützend ihren Kopf, damit die Schmerzen nicht Fäden durchtrennen können, die sie mit dem Leben verbinden.

Was ist damals geschehen? Dort auf dem Wickeltisch. Worin bestand die Qual des kleinen Mädchens, als es zu dem widerlich lachenden Vater hinkrabbelte?

Ich denke an die kleine Frau, die ihre Puppen und Kuscheltiere auf dem Sofa behütet, während das Böse in ihrem Inneren um sich greift. Das Böse, das ihr das Leben schon mit dem ersten Lidschlag angekündigt hat.

Ich höre ihre selten, aber um so eindringlicher geschilderten Kämpfe gegen Freunde, gegen Männer. Immer habe sie alles eingesteckt, immer habe sie sich verleugnet, um dann mit einem aufbäumenden Rundumschlag die Männer abzuwehren, zu bekämpfen. Unerbittlich, bis zur Vernichtung!

Zur Vernichtung einer Beziehung, die sie sich insgeheim ersehnt!

Ich befürchte, dem von der Öffentlichkeit beeinflußten falschen Berater in mir zu erliegen. Mich seiner Indoktrination zu beugen, die die Legitimation der öffentlichen Meinung hinter sich hat, indem ich die Rettungsdiagnose vermute:

Sexueller Mißbrauch!

Es ist schrecklich, was dieser kleinen Frau damals widerfahren ist. Gewiß eine tiefe, mißbräuchliche Beziehung. Ohne aber nach einem spezifizierten Beweis zu suchen, was der Vater denn nun gemacht haben könnte und wie weise ich mich als unterstützender, anwesender Zeuge aus, der ihre Emotionalität ernst nimmt und auf sie in der Notwendigkeit, sich abzugrenzen, stärkend wirken möchte.

Ich teile ihr meinen Standpunkt, daß man nicht unbedingt nach Beweisen, nach Gewißheit suchen muß, so klar und eindeutig wie möglich mit, um sie dann durch die Körperarbeit in ihrer unaussprechlichen Emotionalität, in ihrer wortlosen Verkörperung eines Geheimnisses zu begleiten.

Eines Geheimnisses, das (noch) nicht unbedingt in Worte gebracht werden muß.

Erleichtert registriere ich meinen Widerstand gegen den „falschen Berater“. Die innere Erlaubnis, die ich mir erteile: Mich jetzt noch nicht der üblichen Fachmeinung bedienen zu müssen, um mich dann nämlich dem Geist der öffentlichen Meinung, einer Inquisition zur Jahrtausendwende beugen zu müssen.

Nämlich bei bestimmten Hinweisen, seien sie auch noch so vage, sofort einen sexuellen Mißbrauch anzunehmen. Um dann bestimmte Dinge zu tun. Oder unsichere Phantasien von Frauen automatisch wie einen Bericht über einen tatsächlichen sexuellen Mißbrauch zu bewerten.

Beide von uns scheinen zu verstehen. Beide begegnen wir uns in einer respektvollen Distanz. Dabei aber sind wir wachsam, direkt und einander nah. Ohne die Verpflichtung, uns inquisitorischer Hilfsmittel zu bedienen.

Ich freue mich über die Chance, durch den körperlichen Zugang, den wortlosen Dialog zwischen der kleinen Frau und mir ein sicheres Terrain zur persönlichen Begegnung zu haben. Eine unmißverständlich erlebbare Wahrheit zu entdecken, die in der Tiefe des Organismus, in der Tiefe der Persönlichkeit verankert ist. Eine eindeutige Klarheit in der Begegnung im Hier und Jetzt zu erfahren.

Den körperlichen Dialog, das Wiegen des Kopfes, die Wärme meiner Hände auf den kalten Knöcheln, die im Atemrhythmus der kleinen Frau mitschwingenden Hand auf ihrem Bauch oder die stützenden Mulde meiner Handfläche unter ihrem von Schmerzen zermahlenen Nacken.

Oder aber der energische, zielgerichtete, kraftvoll koordinierte Schlag mit dem Tennisschläger auf die Matratze. Ausdruck des Aufbäumens gegen die Unendlichkeit der Schmerzen und das Spießrutenlaufen bei den Ärzten und Gutachtern.

Ich erlebe die anfaßbare Körperlichkeit dieser kleinen Frau: zerbrechlich wie Glas und haßerfüllt, direkt in ihrem Schlag. Sie wird zerstört und zerstört.

Der weitere Therapieverlauf liegt noch offen vor uns. Entscheidend ist aber unsere Begegnung, das Erleben der eigenen Körperlichkeit und das Zutrauen der kleinen Frau, sich an ihrer Welt zu beteiligen.

Nicht nur Opfer zu sein!

Die Pianistin mit dem Messer

Die Beratung (Supervision) einer Kollegin und die Klärung eines diagnostischen Problems legt ein inzestuöses Gespinst in der Herkunftsfamilie offen. Dem Therapeuten enthüllt sich ein fast schon sexuell perverses Spiel: ein Ritual, bei dem die Tochter „Pornogedichte“ auswendig lernen mußte, die der Vater über die Mutter geschrieben hatte. Damit beide – Vater und Mutter – darüber lachen konnten.

Ferner wurde das Mädchen mal vom Vater, mal von der Mutter zum Bündnispartner gemacht; jeder versuchte sich über den anderen Elternteil zu beschweren, zu erheben. Die Tochter, bemüht, allen gerecht zu werden, rieb sich zwischen den Eltern auf. Und konnte nicht zwischen Liebe und Leistung unterscheiden.

Sie erlebte sich, innerlich erstarrt und paralysiert, in einer kindlichen, uneingestandenen Größenphantasie als Beziehungsstifter und Garant der Liebe der Eltern zueinander. Spürte sich nicht als Kind, mit seiner Sehnsucht, bei den Eltern vorbehaltlos aufgehoben und geliebt zu sein.

„Wir sind was Besseres als die anderen Leute“, suggerierte man ihr ein, um das inzestuöse Geheimnis der eigenen Familie zu verstecken. Und das Kind, beschämt und erniedrigt, begann sich selbst zu verachten. Seine Pflicht zu erfüllen. Sich insgeheim schuldig zu fühlen.

Die körperliche Symptomatik (Schwindel, Taubheitsgefühle etc.) hilft ihr dabei, dieser grausamen Wirklichkeit zu entfliehen. Die vertiefte, unkontrollierte Atmung wirkt wie ein Rausch, abgetrennt vom bewußten Erleben. Als geheime Kraft zwischen Verlockung und Angst.

Sie hat den tiefen Wunsch, mit und bei der „idealen Mutter“ zu verschmelzen, sich einzukuscheln, um die Lebensverantwortung abzugeben. So wie bei meiner Kollegin in der Therapie!

Bei der Therapeutin erfährt sie eine Wertschätzung, die es ihr ermöglicht, allmählich Selbstachtung zu entwickeln. Durch diese Wertschätzung wird die Sexualität angesprochen. Von Frau zu Frau. Von Mutter zu Tochter.

Um der Frau die vernichtende Botschaft, die man ihr in ihrer Kindheit einsuggeriert hatte, bewußtzumachen: Männer seien wie Tiere.

Als Opfer einer mütterlichen Verpflichtung durch Liebesappelle und religiöse Strenge und einer perversen väterlichen Sexualität lebt die junge Frau in ihrer entrückten Welt des Pianospiels. Das Messer in der Tasche versteckt, bereit zur blutigen Verteidigung.

Wie jedesmal sitze ich in der Praxis meiner Kollegin, im Therapieraum, unauffällig am Rand in meinem manchmal leider quietschenden Stuhl. Ich nehme teil an einigen ihrer Therapiestunden, um anschließend mit ihr hierüber ein gemeinsames, beratendes Gespäch zu führen.

Nichts Besonderes im therapeutischen Alltag. Eine Chance für die TherapeutInnen, sich in den Augen eines Außenstehenden gespiegelt zu sehen. Gestützt und verunsichert zugleich durch dessen Anwesenheit in der therapeutischen Sitzung. Für die KlientInnen Aufregung und Erleichterung, eine Spannung, für die sie sich bewußt entschieden haben und die nicht selten unvermutete Gefühle und Themen weckt.

Für mich eine fast schon unverzichtbare Chance, an einem therapeutischen Geschehen teilzunehmen und einbezogen zu sein als stiller, erlebender Zeuge.

Alles beginnt ganz harmlos!

Meine Kollegin bittet mich, darauf zu achten, um was für eine Art von Persönlichkeitsstörung es sich handelt. Ein gewiß schwieriges Unterfangen, zumal ich die Patientin, eine Pianistin, zum erstenmal sehe.

Ich lerne eine Frau kennen, schlank, zurückhaltend wirkend, mit einem wachen und doch nervösen Blick. Sie ist „gut drauf", lacht, obwohl ihre Stimme belegt ist. Sie habe ihren Mann mal wieder gefragt, ob er sie denn liebe. Ist nun verzweifelt, da sie sich, wie sie betont, doch alles nur wieder zerstöre. Sie kann ihm nicht glauben, obwohl sie um seine Liebesgefühle weiß. Wie in Fesseln gefangen, beklagt sie, innerlich aufgewühlt, daß sie ihr Mißtrauen und ihre Zweifel immer mit sich selbst ausmache.

Mit ihm könne sie nicht darüber reden.

Sie schwankt zwischen einem zaghaften Bemühen, seinen Liebesgefühlen Glauben zu schenken, und ihrer negativen Einstellung, sie würde sowieso wieder alles kaputtmachen.

Ihre nuschelnde Stimme wird leiser, so daß ich sie kaum noch verstehen kann. Es scheint, als lasse sie uns nur ungewollt an ihrem augenblicklichen Körpererleben teilhaben.

„Diese Ströme, die ich jetzt im Bauch spüre, sind gut, aber sobald ich dies nicht erlebe, ist alles wieder weg.“ Das Gefühl für sich selbst, die Geborgenheit bei der Therapeutin und ihre Hoffnung, die Liebe zu ihrem Mann zu verwirklichen.

Für den Hauch eines Moments ist die junge Frau in diesem Strömen im Bauch weggesunken, verschließt sich aber dann, sagt, sie wolle nicht mehr weiterleben und wechselt das Thema.

Meine Kollegin schlägt ihr beinahe intuitiv, für mich ein wenig unvermittelt, vor, sie in den Arm nehmen zu wollen. Dieses Angebot von Nähe, das mir wie ein heilsamer Übersprung vorkommt, weckt eine schamhafte Verlegenheit bei der Klientin. Unbeholfen, fast torkelnd nähert sie sich meiner Kollegin. Ihre Beine scheinen ihr nicht mehr gehorchen zu wollen. Der Impuls, zu gehen, ist geschwächt durch ein, wie mir scheint, innerliches, rauschartiges Erleben der Körperempfindungen. (Kribbeln, Lähmung der Mundpartie und der Finger etc. Eine Tetanie? Folgen einer übersteigerten, unbewußten Angst-Atmung?)

Ein Schleier von Trance hüllt die junge Frau ein, als sie sich an meine Kollegin ankuschelt, die sich auf eine Matratze gesetzt hat.

„Ich würde am liebsten wegrennen“, sagt die junge Frau, „wenn nicht diese Schwäche in meinen Muskeln und Knochen wäre. Was sind das für Gefühle, die mich zu überfluten drohen?“ Dabei wischt sie einige Tränen weg, als sie sich wie selbstverständlich neben meine Kollegin auf die Matratze legt. So wie ein Kind es tun würde.

In dem zittrigen Ungleichgewicht zwischen dem Schutz in der Nähe meiner Kollegin und dem drohenden Verlust des Halts in den eigenen Beinen, reagiert die junge Frau, ohne alles bewußt zu erleben und zu verstehen.

Meine Kollegin redet behutsam und doch nachdrücklich mit ihr wie eine Mutter, eine ältere Freundin, die die Not der jungen Frau sieht.

„Die Negativität gibt dir Halt“, läßt sie ganz nebenbei liebevoll einfließen, um durch ihr Wissen, ihr Verstehen der Vorgänge der jungen Frau einen Halt zu ermöglichen, zu vertrauen, innerlich loszulassen.

Ich fühle mich, obwohl abseits sitzend, mitgetragen von der Verkörperung der „idealen Mutter“ durch meine Kollegin. Die junge Frau scheint dahinzuschmelzen. Endlich darf sie so sein, wie sie ist. Mit aufgeregter Erleichterung erlebe ich dieses Paar ungleicher Frauen. Meine Kollegin ruhig, gewährend, stark durch ihre Klarheit und ihre eindeutigen Aussagen. Die Pianistin zusehends unruhiger und kribbeliger. Die überwältigenden Körpergefühle, die sie durchströmen, breiten sich immer stärker in ihr aus, je länger sie angekuschelt liegenbleibt.

Ich spüre den geheimen Kampf zwischen der Verlockung und Angst in dieser Frau, trotz dieser Körperempfindungen liegenzubleiben, diesen Strömen, dieser für einen Außenstehenden kaum hörbaren intensivierten Einatmung nachzugeben. Gebannt von dem Spannungsgefühl, das sie umgibt wie eine Haut und geheimste, noch unbeschreibbare Gefühle wie Wohlsein, Geborgenheit und Achtung weckt. Ohne daß diese in das bewußte Erleben dringen dürfen.

In der Fachsprache mit dem Terminus „unbewußte Hyperventilation“ (vgl. Tetanie) belegt, müßte man nach der gängigen Meinung von Therapeuten als körperorientierte Psychotherapeutin jetzt gerade darauf achten, daß die Klientin innerlich nicht wegdriftet, nicht diesem Rausch erliegt. Man müßte sie in die Wirklichkeit zurückholen und diesen stillen, lustvollen, wortlosen inneren Prozeß unterbrechen.

Ein, wie mir im Moment scheint, verfrühter, wenn nicht gar verletztender Eingriff in die Intimsphäre der jungen Pianistin. Ist es nicht gerade ihr unerschütterliches Recht bei der Therapeutin: so zu sein, wie sie ist? Eine Erlaubnis, die sie sich selbst nicht gewährt und der sie in ihrer Kindheit und Jugend verzweifelt nachgelaufen ist? Um sich dabei den elterlichen Vorstellungen von Liebe zu unterwerfen. Einer Verteilung von Liebe, die sie selbst so nicht wollte.

Beide lachen, als sie sich wieder hinsetzen. Heute sei es aber zuviel gewesen, sagt die junge Frau, während meine Kollegin fast schon lapidar an die erwachsene Frau in ihr appelliert, indem sie sie erinnert, sie hätte doch alles viel eher beenden können. Die Leichtigkeit der aufgeheiterten Stimmung zwischen den beiden Frauen weckt assoziative Fetzen des Erinnerungerlebens, der lebensgeschichtlichen Spurensuche, und führt zu einer emotionalen Überschneidung der verschiedenen Rollen, die meine Kollegin gleichzeitig für die junge Frau verkörpert: Mutter, Therapeutin, Freundin. Und wie bei der Verstrickung in einer eigentümlichen Ähnlichkeit, weiblichen Vertrautheit, begegnen sich die beiden Frauen, indem sie die ungelebten Wünsche der jeweils anderen Frau unbewußt übernehmen und durchleben.

Wie selbstverständlich, wie geheimnisvoll verabredet, ohne daß ich als Außenstehender, als Mann, zuvor ein Indiz hätte entdecken können.

Die Pianistin sagt nämlich, es wäre einfacher für sie gewesen, zu reden oder hinauszurennen, statt sich hinzulegen und zu schweigen. Während meine Kollegin im gleichen Atemzug ihre schlummernde Angst davor bekennt, sitzenzubleiben und nichts zu sagen.

Haben die beiden Frauen gar ihre emotionalen Grenzen vermischt und der jeweils anderen Frau einen unausgesprochenen Auftrag erteilt, etwas zu leben, zu zeigen, was man selbst für sich gewünscht, aber nicht zu zeigen gewagt hat? Meine Kollegin hätte trotz Angst lieber geschwiegen, obwohl sie redete. Und die Pianistin wurde in den Arm genommen. Sie legte sich trotz tiefen Mißtrauens hin und ließ die Therapeutin reden.

Die Vermischung der emotionalen Grenzen zwischen den beiden Frauen führt zu einem entscheidungslosen, zu einem konturlosen Mit- und Ineinander. Ihre Umarmung ist wie ein Geschenk, das der jungen Frau die Erfahrung ermöglicht, sich in der Anwesenheit einer anderen Frau aufgehoben zu fühlen. Und doch ist es zuviel Gefühl.

Sie verweilt in der Umarmung, wie durch eine hypnotische „Verabredung“ gebannt, überschwemmt von Gefühl. Die körperliche Symptomatik, das Körpererleben bleiben ihr dabei als vertrautes Terrain. Sie „rettet“ sich in das rauschartige Erleben der Empfindungen in ihrem Körperinneren und entzieht sich gerade hierdurch.

Ich versuche mir das eindringliche, penetrante Zerren der Mutter an der

Tochter vorzustellen, wenn diese, wie die junge Frau erzählt, mit dem Satz „Ich habe dich geliebt", früher aus nichtigem Anlaß auf ihr „herumgehackt". Ein falsches Spiel, dem das Mädchen sich damals nicht entziehen konnte.

Ich sehe die junge Pianistin hier in dem Therapieraum vor mir, schlank, aufrecht sitzend, hochsensibel und irritierbar. Ein Gemisch von Erschrecken und Erstarrung umhüllt diese Person, die bemüht ist, der Wirklichkeit gerecht zu werden. Ihren ehelichen Pflichten, dem Beruf und ihren eigenen Karrierewünschen.

Und, wie sie nebenbei betont, sich dabei nur schuldig macht.

Denn, wenn sie wach und bezogen auf ihr Gegenüber ist, verliert sie nicht nur ihr Gefühl, sondern auch das Vertrauen in ihr Selbst. Eingezwängt in das kantige Lebensgefühl, alles als Leistung erleben und diese erbringen zu müssen, macht sie sich innerlich hart und wehrt alle Empfindungen von Liebe, Zuneigung und Zartheit ab.

Um Liebe zu erhalten! Eine Liebe, die früher zu einem hohlen Versprechen gemacht, dazu benutzt wurde, das kleine Mädchen zu täuschen, für die eigenen Interessen zu gewinnen und zu verführen.

Meine Kollegin lehnt sich zurück und beginnt von ihrer Mutter zu erzählen und von sich selbst als Mutter der eigenen Kinder. Eine liebevolle Nähe und Zärtlichkeit beginnt sich zwischen den beiden Frauen auszubreiten. Eine Atmosphäre, die die Selbstverständlichkeit annehmen hilft, sich „richtig" fühlen zu dürfen, wertvoll zu sein.

Im Beisein einer anderen Frau.

Ein wenig neidisch, dann aber doch eher beglückt, wohne ich dieser liebevollen Begegnung bei. Ich scheine ausgeblendet zu sein, unwichtig, aber auch nicht störend. Indem ich mich an ähnliche Begegnungen mit Männern in der Therapie erinnere, wird mir der Unterschied deutlich zwischen einer unvorbelasteten, unbeschwerten gleichgeschlechtlichen Beziehung und einer erotisch, inzestuös gefährdeten, gegengeschlechtlichen Beziehung in der Therapie.

Im anschließenden Gespräch mit meiner Kollegin erfahre ich von ihren eigenen monatelangen Zwiegesprächen mit der Pianistin und sich selbst, ihrem Zögern, ihrer Ungeschicklichkeit, ihrem Unbehagen sich auf die Begegnung mit der jungen Frau einzulassen. Verängstigt und alarmiert zugleich, lauscht sie auf die schrille, kreischende Stimme der Frau, wenn diese aufgeregt über ihre aggressiven Gefühle und die vielfältigen Streitereien zu Hause mit ihrem Ehemann berichtet. Manchmal lebten sie in beiderseitigem Einvernehmen nebeneinander her, und keiner störe den anderen in der eigenen Abkapselung. Aber wehe, wenn sie die Kontrolle über sich verliere. Sie habe dann schon mit Geschirr geschmissen, dem Ehemann die Arbeitsunterlagen zerrissen.

Einmal sei sie sogar mit dem Messer auf ihn losgegangen!

Eine lauernde Gefahr in einem Beziehungsalltag voller treffsicherer, böser und verletzender Worte.

Die eigene innere, vernichtende Stimme, die ständige Wiederholung des Erlebens von Negativität und Schuld drängen überschäumend nach außen, um sich Platz, einen sichernden Abstand zum Gegenüber zu verschaffen oder gar dieses Gegenüber zu zerstören.

Etwas, das aber nie wirklich geschehen dürfe!

Die Zeit war reif! Beide Frauen schienen mich erwartet zu haben, um sich begegnen zu können. Um sich annehmen zu können, einander ihre Wertschätzung spüren zu lassen. Und doch: Ist diese Vorstellung eine Ausgeburt meiner eigenen Grandiosität? Ist der Wandel in der Beziehung dieser beiden Frauen heute, in der Therapiesitzung, der ich beiwohne, zufällig? Hat alles nichts mit mir zu tun?

Meine Kollegin erzählt, was für eine Erleichterung es für sie war, in meinem Beisein der Pianistin gegenüberzutreten. Einer Frau, die sich über eine verzweifelte Leistung Liebe erobern wollte. Eine Liebe, die sie als Kind zu Hause ersehnt hatte, die aber in und durch die fast schon bösartige Verstrickung zwischen den Eltern nie erlaubt sein durfte.

Nämlich die unbeschwerte Liebe eines Kindes.

Eine Liebe, die sie sich manchmal mit dem Messer in der Hand erkämpfen möchte. Und dabei sich und ihren Mann vernichten könnte.

Als hätten beide Frauen sich durch das monatelange Abtasten miteinander vertraut gemacht, spüren sie die Verlegenheit, die Scham in meinem Beisein, aber auch die innere Erleichterung und Erlaubnis, sich Halt und dadurch Bedeutung zu geben.

„Indem ich meinem spontanen Impuls folgte und sie in den Arm nahm, gab ich ihr einen Boden, der das Erleben einer Verbindung zur Mutter initiiert und emotional annehmen läßt."

Natürlich ein Affront gegen ihre lebenslang getragene Maske: „In einer negativen Lebenseinstellung finde ich Halt: Also zerstöre ich."

Die Rettung der Pianistin mit dem Messer aus dem Erleben von emotionaler Vermischung und Verwirrung, aus der Überschwemmung ungeahnter, abgewehrter Gefühle und den maßlosen Grenzverletzungen seitens der Eltern kann nur über die nachnährende Einladung seitens der Therapeutin erfolgen: eine Erlaubnis, sich in die vorbehaltlose, selbstverständliche mütterliche Liebe einzulassen zu wagen, das kleine Kind in der Pianistin zu achten. Sich in den Schoß der Therapeutin zu legen. Die junge Frau, unvoreingenommen, ermutigt, dem mütterlichen Boden in der therapeutischen Beziehung zu vertrauen, ergreift die Bereitschaft meiner Kollegin zu einer existentiellen Stütze.

Die junge Frau wird, so hoffen wir, in Zukunft ihr „inneres Kind", das vergessene kleine Mädchen, das sie einmal war, aus seinem Tiefschlaf erwecken, um zwischen früher und heute unterscheiden zu lernen. Zwischen den Gefühlen gegenüber ihrer leiblichen Mutter damals und der therapeutischen Adoptivmutter. Ein emotionales Grenzerleben, das eine lebensnotwendige Abgrenzung von der verführerisch-verwirrenden Atmosphäre früher, zu Hause, zur Folge hat. Und eine aktive Grenzsetzung beinhaltet, um sich in diesem Geschehen, in dem Nacherleben spüren, behaupten und als autonome Persönlichkeit erleben zu können.

Ein Mensch zu sein, der geliebt wird!

Die junge Frau ist darauf angewiesen, von ihrem Gegenüber wahrgenommen zu werden, eine basale Wertschätzung zu erfahren. So wie man ein kleines Kind in den Armen hält, um es vor dem Bösen in der Welt zu beschützen, muß sie in der Therapie und durch die Therapie ins Leben geführt werden.

Anerkennung zu finden und sich im Selbst-Ausdruck zu achten und erfreuen zu können, kann dann zum Erleben von emotionaler Sicherheit führen. Die akademische Unterscheidung, ob es sich eher um narzißtische oder um Borderline-Themen handeln könnte, scheint uns auf einmal unerheblich zu sein.

Wir erleben uns auf einmal in der Rolle von Eltern, die nach dem Zubettgehen ihrer Kinder über ihre väterlichen und mütterlichen Gefühle reden Die den anderen jeweils am eigenen erzieherischen „Unvermögen" teilhaben lassen, sich erleichtern möchten. Sich streiten, verzweifeln, um sich dann wieder in ihren Auffassungen anzunähern.

Mit dem alleinigen Ziel, die Kinder zu lieben.

Wir reden über Mütter, über die Mutter der Pianistin, über die Mutter meiner Kollegin und sie selbst als Mutter. Und über meine Mutter.

Meine Kollegin fühlt sich durch den offenen und direkten Blick der jungen Frau derart irritiert und durchschaut, daß sie sich wie ein gläserner Mensch vorkommt. Bedacht darauf, sich nichts anmerken zu lassen, nicht spüren zu wollen, und vor allem den inneren Kontakt zu der Pianistin nicht zu eng werden zu lassen. Um nicht verunsichert zu werden.

Mit einem fast hörbaren Seufzer der Erleichterung sagt sie dann: „Seit ich mitempfinde, seit ich heute mich trauen gelernt hab', bin ich der jungen Frau sehr nah. Aber auch aufgewühlt. Reif für eine tiefere persönliche Begegnung, eine körperliche und seelische Berührung, für die es wahrscheinlich nie zu spät ist."

Durch die für das junge Mädchen damals undurchschaubaren Beziehungsverstrickungen auf seiten der Eltern, gelang es ihr nicht, ihre eigenen Gefühle von denen ihrer Eltern zu unterscheiden. Diese Vermischung zwischen dem eigenen Inneren und dem elterlichen äußeren Einfluß muß wahrscheinlich sehr früh begonnen haben und ist überdeckt durch die Forderung nach Leistung: Das Mädchen bemüht sich um Leistung, um es den Eltern in jeder Hinsicht recht zu machen. Um die Liebe der Eltern doch noch zu bekommen.

Zuviel für ein kleines Kind!

Eine Verantwortung, die zu einem „Als-ob-Verhalten“, einer Verhaltensmaske geführt hat. Einem täuschenden Verhalten, das gleichzeitig gegen die inneren Teufel des zornigen und verzweifelten Aufbegehrens kämpfen mußte: nicht so sein zu wollen, nicht immer nur Leistung zu erbringen, wie die Eltern es wollten.

Blieben meine Kollegin und ich bei der anfangs gestellten Frage an diese gemeinsame Sitzung hängen so würden wir der jungen Frau in keinster Weise gerecht werden. Eine Diagnose, die auf dem persönlichen Erlebenshintergrund dieses einzigartigen Menschen nur eine distanzierte Bewertung wäre, würde uns den Blick für das mißbräuchliche Geschehen damals zu Hause in der Herkunftsfamilie verdecken. Und wäre dadurch psychodynamisch gesehen eine Wiederholung der frühen Verletzung der Scham durch die Eltern. Wir würden uns durch die genaue Klärung der Frage, um welche Persönlichkeitsstörung es sich handelt, eher an den Leistungskriterien einer wissenschaftlich-therapeutischen Tätigkeit orientieren als der tief verborgenen Sehnsucht der Pianistin gerecht zu werden: als Mensch gesehen und behandelt zu werden.

Zu unterscheiden und richtig einzuschätzen, heißt nämlich zweierlei: im Erleben, im therapeutischen Kontakt anwesend und greifbar zu sein. Sich anfassen zu lassen und in die Tiefen der körpersprachlichen, geheimnisvollen Impulsivität zu begeben. Und in der analytisch, therapeutischen Distanz die Person und die Therapiebeziehung diagnostisch einzuschätzen.

Erkennen heißt, so verstanden, Berühren, und Berühren heißt, den anderen wertschätzen, ihm ein Recht geben, zu leben. Um aus der Distanz und der Nähe der Berührung diagnostisch Bescheid zu wissen. Als Mensch, KlientIn und TherapeutIn.

Es verwundert uns beide nicht, daß erst jetzt zum Schluß des gemeinsamen Gesprächs das frühere mißbräuchliche Beziehungsgeschehen in der Familie offenkundig ist und in Worte gebracht wird. Die Pianistin war als Lieblingskind verwöhnt worden und hatte alle Erwachsenengespräche mitbekommen. Bei Ehestreitigkeiten wurde sie jeweils auf die eine oder andere Seite gezogen. Schon als kleinem Mädchen wurden ihr die negativen Seiten des jeweils anderen Partners eingeredet. Sie mußte somit einen geschlechtslosen Beziehungsersatz für Vater oder Mutter spielen, ohne daß auf ihre aufkeimende „kleine Weiblichkeit“, ihre verletzliche erotische Identität als werdende Frau geachtet wurde. Vielmehr wurde sie jeweils mit dem männlichen, väterlichen oder aber weiblichen, mütterlichen Ballast der jeweiligen Gefühle und Beziehungswünsche überfrachtet, um zur wechselnden Parteilichkeit verführt, wenn nicht gar gezwungen zu sein.

Mit dem Vater habe sie, und das scheint ja den gängigen gesellschaftlichen und therapeutischen Vorstellungen von sexuellem Mißbrauch zu entsprechen, bis zur Pubertät körperlichen Kontakt gehabt. Sie habe mit ihm auf der Couch gekuschelt, sie habe mit ihm bis zum Alter von 12, 13 Jahren im Bett geschmust. Nicht selten habe sie sich dabei von ihrer Schwester und von ihrer Mutter, wenn diese unvermittelt in den Raum kamen, ertappt gefühlt.

Warum?!

Unvermittelt trüben sich mein Erleben und die Unbeschwertheit im Gespräch mit meiner Kollegin. Namenlose Zweifel tauchen auf, bedeutungsvolle Wolken einer zögernden Ahnung, die mir als Therapeut noch nicht zur Verfügung stehen. Ist es meine typisch männlich verquere Skepsis, wenn Frauen über Mißbrauch sprechen? Wenn etwas dingfest gemacht worden ist ? Ich spüre in der Erinnerung die Heftigkeit der mir oft entgegengebrachten Kritik, die aggressiv-arrogante Abwertung meiner vorbehaltlichen, ungeduldigen Zustimmung zu einer vorschnellen Aufteilung in (männliche) Täter und Opfer, zu einer unüberlegten Beweisführung, die sich oft auf vage Vermutungen stützt. Einer Zustimmung zu etwas, das ich nur als lückenhafte Wirklichkeit empfinde. Deren Verurteilung ich mich noch nicht anschließen kann.

Ich fühle mich in meiner Suche nach der „Wahrheit“ durch die weiblichen Verdächtigungen beschämt und möchte nachgeben. Im Bemühen, den Frauen nicht unrecht zu tun und eine gravierende Mißbrauchs-Problematik zu verschönern, zu verschleiern. Aber auch um in einer zu befürchtenden ideologischen Auseinandersetzung meine eigene Haut zu retten, meinen Kopf aus der Schlinge der weiblichen Anfechtungen zu ziehen.

Ein Teil der grauenhaften Wahrheit kommt ans Tageslicht!

Die Pianistin mußte als Mädchen den absurden, dichterischen Bekennungen ihres Vaters lauschen. Um, wie sie selbst sagte, die „Pornogedichte" auswendig zu lernen.

Und sie schließlich im Beisein ihrer Mutter, Anne, zum gemeinsamen Amüsement der Eltern mit einfühlsamer Betonung vorzutragen!

„Unser Pussilein
weiß allein:
Annelieschen, Dampfmaschinchen,
schön zum Spielen,
lecker riecht.
Schön zu fühlen,
wenn sie kriecht."

Dieses inzestuöse Familiengespinst bleibt im Leben der jungen Frau haften. Alle lachten damals. Der Vater erfand neue Reime. Kein Entrinnen für die Pianistin! Damals wie heute.

Was muß das für eine Liebe zwischen den Eltern gewesen sein, bei der das Kind, schändlichst einbezogen, zum Ergötzen der Eltern benutzt wurde? Eine Liebe, die jeden in der Familie entwertete.

Ich schmecke das unausweichliche bittere Gift dieser absurden Liebe zwischen den Eltern, die offensichtlich darin bestand, die Tochter zu einer ungewollten Teilnahme an einem zweideutigen, schlüpfrigen und beinahe perversen Spektakel zu verpflichten.

Ich stelle mir das kleine Mädchen vor, wie es hin- und hergerissen zwischen den Eltern, einem Spielball gleich, durch die jeweiligen Liebesschwüre verlockt wird. Sie wird dazu benutzt, Ort der Bindung zwischen den Eltern zu sein. Eine Verantwortung, eine Last, die durch diese Pornogedichte beschmutzt ist. Es scheint für das Mädchen kein Entrinnen zu geben, außer sich zu fügen und mitzumachen. Innerlich erstarrt und paralysiert, wähnte sie sich, in einer uneingestandenen Vorstellung von ihrer eigenen Größe, als Beziehungsstifter und Beziehungsgarant der Liebe der Eltern zu sein.

Einer Ehe, die durch die unerbittliche Härte, die abgrundtiefe Selbstliebe und perverse Genüßlichkeit des Vaters gekennzeichnet ist. Ebenso durch die arrogante Stichelei der Mutter dem eigenen Ehemann und der unerklärlichen Eifersucht dem Enkelkind gegenüber.

Der Vater – reizbar, oberflächlich, phrasendreschend, arbeitswütig und voller Vorurteile – hatte andere Menschen nur schlechtgemacht oder belächelt. Die Mutter, unselbständig, „mit geringem Selbstbewußtsein" hatte die anderen Menschen ebenfalls ständig abgewertet und die Kinder durch die Heftigkeit ihrer Gefühle zu erdrücken versucht.

„Wir waren etwas Besseres als die anderen Leute."

Was dazu führte, daß die Atmosphäre zu Hause einerseits kontaktarm, nüchtern und andererseits gespannt und voller Streit gewesen war. Für das kleine Mädchen damals gab es kein Entrinnen: es hatte keine Chance, sich zu entziehen, die Rolle nicht zu spielen. Zu trotzen, wurde mit härtester Strafe, mit Prügeln auf den nackten Po, geahndet. Eine Orientierung nach außen, eine Suche nach Schutz scheiterte an der familieninternen Überzeugung, die anderen Menschen seien schlecht.

Zudem war vieles vom religiösen Wahn der Mutter geprägt. Leben sei sowieso nur das Abarbeiten der Fehler aus dem vorigen Leben.

Die Pianistin hat ihre Rolle makabererweise bis zur eigenen Verachtung genau und pflichtbewußt erfüllt. Es scheint, als ahne sie, daß sie sich dabei „schuldig gemacht hat". Ein Umstand, der zu dieser teuflischen Rolle dazugehört.

Sie mußte in einem Theaterstück mitspielen, bevor sie überhaupt spürte und wußte, wer sie war.

Die Rolle ist ihr zur Person geworden, zur Hülle, die bestrebt ist, durch ihr virtuoses Klavierspiel die Beachtung und Bewunderung des Publikums zu erlangen. Sie sagt, sie müsse etwas Besonderes sein, und fährt aus der Haut, wenn sie sich beispielsweise in ihrem Orchester vom Dirigenten übersehen fühlt. Sie verläßt dann oft das Orchester und schneidet damit den Kontakt zu einem für sie wichtigen Erlebens- und Arbeitsbereich ab.

Um sich als Solistin verdingen zu wollen.

Nicht gesehen zu sein, als unbedeutend erlebt zu werden, ist eine tiefe Verletzung für ihre Seele. Genauso wie damals, als ihr Mann sie wegen einer Freundin verlassen hatte und sie, wie sie betonte, gegen eine andere Frau ausgetauscht hatte. Sie wirkt auf mich in der Sitzung unerbittlich, unversöhnlich, ja sogar selbstvernichtend, wenn sie davon erzählt.

Es verwundert mich nicht, daß sie sich eine uneingeschränkte, vorbehaltlose Zärtlichkeit und positive Wertschätzung ersehnt. Die Erfahrung, bedrängt zu sein, in der Enge, im eigenen inneren Gefängnis zu sitzen, das Gefühl, ausgeschlossen zu sein und nie etwas dagegen tun zu können, sind Leiden genug. Wie ein kleines, unbeschwertes Mädchen, so sagt sie, ersehnt sie sich Sonne, den Geruch von Erde, die leisen Wellen des Windes über den Wiesen, zirpende Insekten, Vogelgezwitscher – Ruhe! Eine sanfte, besonnene Landschaft und die belebende, samtige Brise des Windes im Gesicht.

Ich möchte die Zeit anhalten, diesen wunderbaren Augenblick zur Ewigkeit werden lassen. Einem Geschenk gleich für dieses unentdeckte kleine Mädchen. Ich lege mich in meiner Phantasie ebenso irgendwo auf diese Wiese, beschützt und getragen von der Unbeschwertheit, der Unschuld dieser zarten Atmosphäre zwischen den beiden Frauen.

Und doch bemerke ich mit einem Hauch von Wehmut ein weiteres Opfer, das schwer lastet. Die Sexualität der jungen Frau ist bereits früh in die Nicht-Existenz abgeschoben worden. Entweder war Sex schlecht, und man mußte seine sexuellen Wünsche überwinden oder aber, so hieß es, bringe Sex den Frauen sowieso nur Unglück. Männer seien wie Tiere!

Und doch sollte das Leben voller Begierde, Verlockung sein!

So wie damals, bei ihren Eltern!

Man hatte ja damals etwas darstellen wollen. Daher legten die Eltern Wert darauf, daß die beiden Schwestern mit den allerkürzesten Röcken über die Straße liefen.

Männer sind ja wie Tiere!

Eine selbsterfüllende Prophezeiung. Eine Erziehung, die so konsequent gewesen ist, daß sie in bittere Erfüllung mündete.

Heute habe die Pianistin Angst beim Sex, sagt sie, der Hals schnüre sich ihr dabei zu, und sie habe nur mit einigen wenigen Männern sexuellen Kontakt gehabt. Eine Erfüllung habe sie lediglich bei ihrem Mann einige Male erlebt. Und auch bei ihm sei sie eher seinem Drängen erlegen, weil sie ihn nicht verlieren wollte.

Hat die Mutter also doch recht gehabt? Ich erinnere mich an die Worte der jungen Frau: die Mutter habe ihr gegenüber, als sie 16 Jahre war, die Befürchtung geäußert, sie werde keinen Mann mitbekommen, wenn sie in diesem Alter immer noch körperlichen Kontakt mit dem Vater habe. Es war ihr damals peinlich gewesen von der Mutter auf dem Sofa mit dem Vater zusammen entdeckt zu werden. Und das in der Zeit ihrer ersten Periode, als sie sechzehneinhalb Jahre alt war!

Das Liebesbemühen einer Tochter, die sich stark mit ihrer Mutter identifiziert hat und doch nicht wie diese werden möchte.

Ein Liebesbemühen dem Vater gegenüber, den sie aus schlechtem Gewissen über ihre intimsten Grenzen gehen ließ.

Opfer einer perversen, väterlichen Sexualität? Opfer einer beschämenden, mütterlichen Verpflichtung? Dem Vater zur Verfügung zu stehen, perverse Gedichte aufzusagen.

Das Piano, so sagt sie, sei die Möglichkeit, sich von der Mutter zu distanzieren, sich über sie zu erheben, um nicht so zu sein, wie sie ist.

Und: Das Messer in der Tasche sei die blutige Verteidigung gegen die väterlichen Übergriffe auf ihre kindliche Unschuld.

Nichts passiert!

Vater und Mutter leben jeweils ihr Leben. Nebeneinander. Keine besonderen, schwerwiegenden Probleme. Kein sexueller Mißbrauch! – Die Frau erlebt eine Kindheit mit einem verehrten Vater, der selten zu Hause ist. Mit einer geachteten Mutter, die mit der Tochter (makabere) Spiele spielte. Das Mädchen steht zwischen Vater und Mutter. Allein, beschämt und „übersehen"!

Es kommt zu keiner längeren Therapie. Nur eine eingehende Exploration, eine Beratung und ca. zehn Gespräche.

„Es ist ja nichts passiert! Nach meiner letzten Magenoperation hat man mir geraten, ich sollte mal einen Psychologen aufsuchen", ergänzt sie hastig.

Es ist „nichts Auffälliges" passiert. Kein traumatisierendes Ereignis, kein Unglück in ihrer Kindheit. „Nur" zurückgehaltene Gefühle, geleugnet, abgespalten, abgewehrt, die in körperliche Symptome gedrängt sind. Ohne Erlösung, ohne Befreiung für ein eigenes erfülltes Leben.

Die Tiefe und Heftigkeit ihres Hasses, ihrer Traurigkeit, weil die Mutter sie bei der Geburt des Bruders verlassen, fallengelassen hatte, scheint sie zu überschwemmen, verrückt zu machen. Mit aller Kraft hält sie sich zusammen, um nicht durch ihre uneingestandenen Gefühle auseinandergerissen zu werden. Unerbittlich, erschöpft, ohne es zu spüren.

Die Unendlichkeit ihrer sehnsuchtsvollen Verehrung, ihrer schwärmerischen Liebe zum Vater, der sie gelockt, aber dann schmerzlich zurückgewiesen, mit der Mutter alleingelassen hatte, raubt ihr den Boden unter den Füßen, macht es ihr unmöglich, Männern in ihrem Leben erfüllt und souverän zu begegnen. Als Frau.

Sie vergöttert die Männer, setzt sie auf einen Sockel. Unerreichbar für sich selbst und andere Frauen. Die Schwiegertöchter.

„Wenn ich ihn nicht kriegen kann, dann du auch nicht!"

So kann die unerfüllte Liebe der Frau und die Unerreichbarkeit des Mannes von einer Generation auf die nächste übertragen werden. Mann und Frau nebeneinander, das Kind dazwischen. Der Vater hält sich emotional 'raus, zieht sich zurück oder ist real abwesend. Die Mutter verleugnet sich und ihre Gefühle, kümmert sich um die Kinder und legt eine schwere, unsichtbare Last auf sie.

Die grausamen Spiele der Mutter, die väterliche Zurückweisung ihrer geheimen jungmädchenhaften Liebe, der Tod dreier Kinder im Krieg und ihre eigene Krebserkrankung markieren einen Leidensweg. Sie gibt sich aber ihrer Erschöpfung, ihrer Trauer und Resignation nicht hin. Durch eine latente, stets gespürte Panik in Alarm versetzt, sagt sie: „Ich bin immer auf dem Sprung. Wer weiß was jetzt noch alles passieren kann!"

Sie verzichtet auf sich und ihr erfülltes Leben. Lebt eine lebenslange Depression aktiv und für andere da. Für Männer. Läßt nicht locker, manipuliert und wird von ihrem Mann und den Söhnen zurückgewiesen. Sie stolpert über ihre eigene Hilflosigkeit, macht sich dabei letztendlich hart und unbeliebt.

„Jetzt lieben wir ihn beide", sagte sie zur ersten Schwiegertochter und, mit einem versteckten Triumph im Blick, zur zweiten Schwiegertochter: „Ach so, du bist die vierte, die er nach Hause bringt."

Diese Geschichte könnte tausendmal passiert sein. Keine besonderen Vorkommnisse, keine Auffälligkeiten, die einer besonderen Hervorhebung bedürften.

Während sie erzählt, wirkt die vor mir sitzende Frau zurückhaltend, wach und ein wenig aufgeregt. Kaum merklich. Sie sei das älteste von drei Kindern gewesen. Zwei Brüder seien im Abstand von sechs und acht Jahren nach ihr geboren worden. Der Vater, ein ehrbarer und angesehener Abteilungsdirektor einer namhaften Firma, war gesellig und lustig.

„Er war ein guter Vater, auch wenn er gelegentlich trank und sich mit Freundinnen vergnügte."

Für einen Moment scheint ein Schatten von Wehmut über das Gesicht der Frau zu huschen, wenn sie über das „leichte Leben" ihres Vaters berichtet, der ansonsten ein warmherziger Familienvater gewesen war. Ihre intensive kindliche Liebe zu ihm hätte sie nach der Geburt ihres ersten Bruders besonders stark gespürt. Gerne, schon ein wenig schwärmerisch, schildert sie die Spaziergänge mit ihrem Vater, seine Großzügigkeit, wenn sie gemeinsam in die Stadt fuhren, um schöne Dinge zu kaufen.

Einmal habe sie ihn – und dabei lacht sie herzhaft – beschwipst, lächelnd schlafend im Wohnzimmersessel erwischt. Sein Nachthemd sei hochgerutscht, und sie hätte „sein Geschlecht" sehen können.

„Aber er hat sich nie sexuell vergangen an mir!" betont sie voller Inbrunst.

Ihre Mutter, inzwischen ebenfalls verstorben, wird als eine distanzierte und eher kühle Frau geschildert. Die ersten Jahre bis zur Geburt der beiden Brüder seien Mutter und Tochter immer zusammengewesen. Sie kann sich nicht im einzelnen erinnern, wie der gemeinsame Alltag ausgesehen hat, doch weiß sie um das Bestreben der Mutter, stets schick und gut gekleidet zu sein. Nach außen zu wirken, gesehen zu werden! Geld war genug da, Dienstpersonal sorgte für das Essen, für Ordnung und Sauberkeit im Haus.

Mutter und Tochter hätten viel gemeinsam unternommen, Freunde und Verwandte besucht. Der Tag war ausgefüllt, keine Langeweile. Wenn da nicht gelegentlich dieses makabere Spiel sie so in Panik versetzt hätte.

„Meine Mutter lag auf dem Bett oder auf der Couch und stellte sich tot. Sie bewegte sich nicht mehr, sie atmete nicht. Ich geriet in Panik und war außer mir, denn ich dachte damals, meine Mutter sei wirklich tot!"

Kurze Zeit darauf – für sie als kleines Mädchen war es damals eine Ewigkeit – bewegte sich die Mutter dann wieder, war lebendig und öffnete die Augen mit einem tiefen Lachen.

Lachte sie die Tochter aus?

Ich ahne die Panik und Fassungslosigkeit des kleinen Mädchens bei diesem Spiel. Spiele, wie sie in vielen Kinderzimmern vorkommen. Ein wenig Nervenkitzel, Angst und Schrecken und dann das erlösende, entlastende Lachen. Das Aufatmen, die Auflösung des Schreckens.

Oder?

„Als mein erster Bruder geboren wurde, war ich für meine Mutter gestorben! Sie behandelte mich wie ein Aschenputtel, wie Dreck. Von nun an befaßte sich meine Mutter nur noch mit meinen Brüdern. Sie wurden auf ein Podest gehoben und verehrt.

Mein Vater und ich standen auf einmal im Abseits."

Ihr Vater stand zu ihr. Sie konnte sich auf ihn verlassen, sie war sein „Schätzchen". Später, während der Pubertät, hat sie dann Fotos ihres Vater gefunden, die ihn im Arm seiner Freundin zeigten. Beim Karneval.

„Das tat er aber nur gelegentlich, wenn er trank", versucht sie zu beschwichtigen. „Aber ich habe die Fotos zerrissen. All die Frauen mußten weg!"

Schon früh, mit 14 Jahren; lernte sie ihren späteren Mann kennen. Eine unbeschwerte Jugendliebe, eine Traumhochzeit ganz in Weiß. Der junge Ehemann war Sohn eines Fabrikbesitzers. Eine stattliche Erscheinung, redegewandt, vornehm und attraktiv.

„Ich konnte es damals kaum glauben, als meine Tante mir kurz vor der

Hochzeit verriet, was meine Mutter davon hielt. Sie war froh“, berichtet sie mit erregter Stimme, „mich endlich loszusein. Wenn ich das Haus verlasse, bräuchte sie sich nicht mehr um mich zu kümmern.“

Das junge, gemeinsame Eheglück währte nur kurz. Die Kriegswirren, der Bombenhagel und die brennende Heimat, das zerstörte Geburtshaus verdrängte alles andere. Es begann eine neue, eine andere harte Wirklichkeit. Die Frau wurde ins eiskalte Wasser des Kriegsalltags geworfen, alterte um Jahre. Kein Platz für Gefühle. Überleben!

Wirklichkeit von Tausenden, Millionen Menschen.

Sie bekommt eine Tochter. Ein Wunschkind. Ihr Mann ist im Feld.

Einige Wochen später begräbt sie die Tochter allein, ohne ihren Mann. Kriegsschicksal!

Sie bekommt noch vier weitere Kinder, alles Söhne, wovon zwei an einer Infektion sterben. Die anderen beiden wären in den ersten Monaten durch gefährliche Verletzungen beinahe auch gestorben.

Krieg? Ein Schicksal?

„Aber es ist doch letztendlich gutgegangen! Wir haben die beiden durchgebracht. Jetzt ist alles vorbei.“

Vor mir sitzt eine zurückhaltende, wache, interessante Frau und erzählt mir ihre Lebensgeschichte. Gelegentlich klingt ihre Stimme gebrochen, dann wieder aufgeregt und stockend. Wegen verschiedener körperlicher Beschwerden hat man ihr geraten, in Psychotherapie zu gehen. Sie hat zwar ein, wie sie sagt, normales Leben geführt – alles sei in Ordnung gewesen. Dabei wirkt sie auf mich ein wenig ängstlich. Oder täusche ich mich?

Sie bestätigt die Tatsache, ein schweres Leben gehabt zu haben, nimmt ihre Aussage aber gleichzeitig wieder zurück, indem sie auf die anderen Menschen verweist, denen es ähnlich ergangen ist. Manchmal sogar noch schlechter. Magengeschwüre und verschiedene Arten von Krebs, Herzrhythmusstörungen und Knochenprobleme. Alles hätte sie seit Jahrzehnten begleitet. Immer wieder etwas Neues. Sie ist immer wie auf dem Sprung: „Was denn jetzt noch alles passiere!“

Natürlich habe sie schon manchmal „unangenehme Gefühle“ gehabt. Einen zögerlichen Ärger auf ihre alte Mutter, den sie dadurch beschwichtigt, daß sie schließlich eine alte Frau gewesen sei. Sie habe ihre Mutter bis zum Tode gepflegt. Kein Dank sei zurückgekommen, kein liebes Wort. Aber sie sei eben so gewesen. Jetzt sei ja alles vorbei.

Ich erlebe eine Frau, die sich stark kontrolliert, die gelegentlich nervös und ein wenig hektisch ihre tiefe Angst zu verbergen sucht und dabei immer wieder in Überreaktionen stolpert. Stets bemüht, es den anderen Menschen recht zu machen, wird sie von ihren Mitmenschen zunächst noch geachtet und bewundert.

„Wie haben Sie das denn nur geschafft? Mit all diesen Schwierigkeiten und ihrer Krankheit?“

Mein eingehendes Nachfragen und vor allem mein Bemühen, ihre geschilderten Eindrücke auf die Gesamtheit ihrer Lebenserfahrung, ihre Lebenseinstellung zu beziehen, wecken eine überraschende Nervosität und Gereiztheit. Einerseits überrascht sie mich mit bruchstückhaften, heftig vorgebrachten Ergänzungen, die mich eine tiefe Emotionalität vermuten lassen. Aufgewühlte, dunkle Gefühle, die von der Frau nur mit Mühe gebändigt werden können. Sie leugnet sie. Sie spielt sie herunter. Sie zügelt sie, um dann durch einen Hinweis auf ihr krankes Herz an meine Rücksicht zu appellieren.

„Ach, fragen Sie doch nicht so viel!“

Andererseits erinnere ich mich an die Schilderung der Erlebnisse anderer Frauen, die mich eine Beziehungswirklichkeit und ein Bemühen der Frauen vermuten lassen, durch eine „voreilige“, heftige Emotionalität sich nicht schuldig machen zu wollen.

Sich nicht unbeliebt zu machen. Sich nicht zu zeigen. „Ich habe es doch immer gut mit allen gemeint.“

Das Erinnern, das Nacherleben dieser Schilderungen von Lebensgeschichten beginnt mich auch jetzt, im Gespräch mit dieser Frau, zu erregen. Ich höre die Daten, die Schilderung der Lebensphasen, die Beschreibung der zentralen Personen. Und versuche mir gleichzeitig durch mein Miterleben einen Zugang zu der inneren, von mir phantasierten, vermuteten Wirklichkeit dieser Frau zu ermöglichen. Zu einem traurigen Leben, zu einem tragischen Leben, zu einem haßerfüllten Leben.

Zu einem Leben über die Generationen hinweg!

Ich höre die Schilderung der Ereignisse, spüre die unerlaubten Gefühle der Frau und komme innerlich Stellung zu beziehen, Verbindungen zu vermuten, Gefühle zu erahnen, die durch meine sparsame, zaghafte Rückmeldung die Lebensauffassung dieser Frau zu erschüttern beginnen. Ein Lebensgefühl voller Depression, Bemühen aber auch Haß.

Und für Momente werden hier in der Therapie die Angst und Panik der Frau spürbar. Ohne das überschwemmende Gefühl von Todesangst, die ein ständiger, verläßlicher und zermürbender Partner im Leben geworden ist.

Hineingeboren in eine unbeschwerte Kindheit, mußte sie mit den grausamen, verrückten Spielen ihrer Mutter klarkommen. Um dann auch noch ausgelacht zu werden.

Bis sie sich für sich selbst schämte. Allem gegenüber: Ihrer Gefühle, der (im Spiel) toten Mutter und ihrem unfaßbaren Schmerz gegenüber, von der Mutter derart ausgenutzt worden zu sein. In Sorge, die Mutter könnte wieder sterben, reißt sie sich als Kind zusammen, ist wachsam und kontrolliert sich, um ihr keinen Anlaß für den erneuten (gespielten) Tod zu geben. Sie erlebt sich als Opfer und Täter gleichzeitig. Als Verursacherin des grausamen Spiels und als Opfer zugleich.

Besonders deutlich wird der zerstörerische Übergriff durch die Mutter auf die Intimität der Tochter, auf die unschuldige, aufkeimende weibliche sexuelle Identität des Kindes durch ein anderes Ritual.

„Wenn ich nachmittags vom Ballett kam, im Alter von fünf bis sieben Jahren, mußte ich des öfteren in die Hose pinkeln. Obwohl meine Mutter zu Hause war, ich geschellt hatte, machte sie mir nicht auf und ließ mich draußen stehen. Immer wieder! Obwohl sie wußte, daß ich komme und daß ich aufs Klo mußte. Monatelang!"

Die Frau traut sich kaum, die Vorfälle von damals als eine tiefe Beschämung zu erleben und sie in meinem Beisein zu benennen! Sie sucht nach Gründen, um das Verhalten ihrer Mutter zu entschuldigen, zu verstehen, zu rechtfertigen.

Heute ist sie bemüht, es allen Menschen recht zu machen und merkt gar nicht, daß die anderen Menschen gerade damit ihre Schwierigkeiten haben. Sich schließlich mit ihr überwerfen, von ihr abwenden. Oft im heftigsten Streit.

Besonders schlimm ist es mit den Frauen, deren Nähe sie gesucht hat, deren Freundschaft ihr wertvoll war, die ihr Vertrauen suchten. Beispielsweise den Ehefrauen ihrer Söhne.

Hat sich das Blatt gewendet, macht sie jetzt mit den ihr liebgewordenen Menschen das, was ihr damals angetan wurde? Wird aus Liebe Zerstörung?

Sie sitzt zwischen zwei Stühlen, zwischen Vater und Mutter, zwischen einem idealisierten Leben und dem gespielten Tod mit der Mutter. Ihr Vater, den sie zutiefst geliebt und verehrt hat, wird zu einem Ideal-Vater stilisiert. Auch wenn die Frau, wie sie beinahe entschuldigend erwähnt, in einem pubertären Jähzorn die Fotos vom Vater und den Freundinnen zerrissen hatte, fügte sie beschwichtigend hinzu, daß er das ja doch nur tat, wenn er wieder einen getrunken hatte.

„Er hatte mich immer in seine Intimbeziehungen eingeweiht. Und im übrigen", schmunzelt sie, „brauchen attraktive Männer eine Frau."

Bemüht, ihren Vater zu entschuldigen, zu schützen, bemüht, an die intakte mütterliche Liebe zu glauben, lebt sie die aufopfernde Rolle, für alle dazusein. Vor allem für die Männer.

Aber ohne Pardon!

Sie ist so bemüht, daß sie gar nicht merkt, daß sie anderen, ihrem Ehemann und ihren Söhnen, keinen Raum läßt. Als müßte sie Männer dazu verpflichten, die Frau zu ehren, sie als Mutter zu ehren, bemüht sie sich, immer für den anderen dazusein. Schiebt sich dadurch selbst so in den Vordergrund, daß ihr Gegenüber keine eigenen Wege gehen kann. Sie behält die Kontrolle und will sich nicht die Entscheidung über das Glück, das Unglück anderer Menschen aus der Hand nehmen lassen. In sich gespalten, ohne den sichernden Boden eines stabilen weiblichen Selbst, greift sie derart in die Wirklichkeit anderer Menschen ein, daß sie ihr eigenes Glück, eine erfüllte Liebesbeziehung mit anderen Menschen, dadurch opfert. Gefangen in ihren körperlichen Symptomen, ihren Krankheiten, erfährt sie Beachtung, Bewunderung, ohne aber vorbehaltlos gesehen und geliebt zu werden.

So wie damals in ihrer Kindheit.

„Meine Mutter bekommt ein Kind von mir!“

Scham und Schuld wirken oft im Verborgenen. Seit frühester Kindheit. Sie verhüllen das Innere der Seele wie ein Umhang, sind zur zweiten Natur eines Menschen geworden, bevor er überhaupt sprechen, sich seiner selbst bewußt ist.

Eine in Scham geborene Persönlichkeit, (er)lebt sich anders, ohne eine Unterscheidung zwischen dem verborgenen Inneren und dem gelebten Erziehungsauftrag zu spüren, benennen zu können. Unwissend über das mögliche Kern-Selbst. Dieses Schattenleben wirkt unaufdringlich als Selbst-Verständlichkeit und täuscht!

Alle Beteiligten.

Menschen können funktionieren, bemüht sein um ein gewissenhaftes Leben. Menschen erfüllen die Bedingungen des Zusammenlebens und beteiligen sich bereitwillig, um im emotional-atmosphärischen Einklang mit den anderen zu bleiben.

Sie verzichten dabei aber in ihrer hemmenden Scham auf eine tiefe Erfüllung, eine ersehnte Selbst-Verwirklichung.

Man ist jemand anders. Man ist nicht man selbst! Viele Menschen leben die Erwartungen anderer, erfüllen die geheimen Wünsche, Botschaften ihrer Familien. Aus einem Erleben heftigster Zurückweisung in ihrer frühesten Kindheit heraus. Damals gab es für die Kinder keinerlei Wahl- und Einflußmöglichkeit, kein Entrinnen.

So, wie sie waren, so, wie sie sich spürten und ausdrückten, wurden sie nicht geliebt. Sie waren unerwünscht. Abgewiesen. Zurückgedrängt in sich selbst, in eine verzweifelte Einsamkeit.

Sie haben gelernt, stillzuhalten, sich zu verstecken und sich zu vergessen. Um den elterlichen, familiären Auftrag zu erfüllen.

Die seelische Verletzung der Scham, als Beschädigung des Kern-Selbst, ist ein Mißbrauch kindlicher Unbeschwertheit und Unschuld. Impulsivität und Selbst-Ausdruck unterliegen dann einer radikalen, gut funktionierenden Selbstkontrolle.

Scham als Ort sexueller Verwirrung zügelt die Lust und trübt das Erleben von Hingabe. Sexualität wird zur fremdbestimmten Sexualität, zum Mittel zum Zweck, andere zu gebrauchen.

Um sich zu rächen! Um die Zahl der Opfer zu erhöhen!

Der junge Mann in der folgenden Geschichte, ein Familientherapeut, übernimmt die Scham und Schuld seiner Familie. „Man hätte früher gesagt, ich sei ein Bastard", sagt er. Er opfert seine befriedigende Sexualität, seine erfüllte Liebe zu einer Frau. Irrt durch zwielichtige sexuelle Welten, getrieben von einer schier unerschöpflichen Begierde. Alles, um das Verbot, diese geheime familiäre Botschaft zu leben: selbst keine Familie zu gründen. Eine Familie, die Quelle und Nährboden für eine glückliche Entwicklung, für eine erfüllende Liebe wäre.

Er ist mißbraucht worden, ohne daß ihm etwas Konkretes angetan worden ist. Er ist mißbraucht worden, ohne daß ein Täter zu packen wäre. Er ist mißbraucht worden, ohne dies zu spüren! Ohne die Verletzung seines Kern-Selbst. Er lebt durch sich selbst getäuscht im Gefühl der Scham.

Einem Mantel, der die natürliche kindliche Leidenschaft verdeckt und Ausdruck „begieriger Verbote" ist. Von Verboten, die die Liebe seiner eigenen Eltern gnadenlos zum Inzest abstempeln. Von entwertenden Verboten, die durch eine voyeuristische Gesellschaft gefordert werden.

Der junge Mann ist sich sicher in seiner Scham. Sie ist ihm vertrautes Terrain, das er nur ungern verläßt. Die Einladung, in sein inneres Schreckenstheater hinabzutauchen, Anteil zu nehmen und mitzuerleben, ist wie ein zerbrechliches Geschenk für mich. Eine Kostbarkeit, die es zu bewahren gilt. Eine mögliche Rettung für den jungen Mann, der nun die tiefen Verletzungen von damals gemeinsam mit einem anderen Menschen durchlebt. Um sich zu finden!

Ich bin in Schuld und Scham geboren!“ Er ist ein hervorragender Judo-Kämpfer, ohne Karriere bei großen Meisterschaften. Trotz seiner Kraft und Schnelligkeit bleibt er wie eine Kampfmaschine gebremst und bereit. Gefangen in seiner Ruhe.

Er betritt meine Praxis mit einem schleichend tänzelnden Gang. Sein Rumpf und seine Schultern sind derart massiv, daß ich seine schmalen Beine kaum registriere. Er redet leise, formt die Worte nur mit der einen Hälfte der Oberlippe. Die Zähne aufeinandergebissen. Kaugummi kauend. Regungslos, mit sonorer, souverän dezenter Stimme. Ich stelle mir einen tänzelnden, einsamen Krieger vor, der, zum Schlage bereit, nur einmal zuschlägt, um zu treffen, um zu vernichten.

Wenn er nach der Therapiestunde geht, sind seine Augen nur ein wenig gerötet. Er kaut seinen Kaugummi, als wäre nichts geschehen. Er steht auf, eindrucksvoll, aber sein Händedruck ist so schwach, daß ich den Eindruck habe, ihm gar nicht begegnet zu sein.

„Ich bin ein einsamer Krieger, der gegen sich und die Welt kämpft: um meine Heimat zu finden. Ohne aber zu wagen, sie zu betreten.“

Er ist Familientherapeut, Diplompsychologe, Kind aus einer Arbeiterfamilie.

„Können Sie mit Männern arbeiten? Denn ich habe mich an sie gewandt, weil ich nur mit einem Mann arbeiten möchte“, fragte er mich am Telefon vor unserem ersten Treffen.

Eine eigenartige, unbekannte Skepsis beschlich mich bei meiner Antwort, die, etwas zu prompt, die Therapie von Mann zu Mann bestätigte. Obwohl nun alles klar zu sein schien, ahnte ich den Schimmer eines lauernden Unheils.

Er erzählt von Erinnerungen, sich betrunken zu haben, ausgerastet zu sein und sich wieder zusammengerissen zu haben. In Sorge um die in ihm schlummernde Explosionsgefahr, einen Rundumschlag zu starten.

Er sei nämlich während seiner Ausbildung zum Familientherapeuten mit seinem Haß Frauen gegenüber konfrontiert worden.

Die meisten Frauen verfluche er. Gleichzeitig spürt er ihre magische Anziehung. Liebe und Vernichtung zugleich. Eine angstmachende Vermutung? fragte ich mich. Eine reale, lauernde Bedrohung?

Eine Kampfmaschine! Gefangen und gesichert in der Souveränität seiner Ruhe.

Er geht in Bars, trifft sich mit Prostituierten. Einem distanzierten Berichterstatter gleich, schildert er mir die Art dieser Begegnungen, sein Erleben. „Ich fühle mich dort bestätigt. Alles ist ein Geschäft und dann wieder vorbei. Es hat einen Reiz, mit diesen Frauen das Gefühl von Unerreichbarkeit zu leben. Um sie zu werben, sie zu kaufen, um sie dann fallenzulassen."

Er hat noch nie mit jemandem über dieses Schattenleben geredet. Auch mit Männern nicht. Das Schlimmste wäre, betont er zurückhaltend, hierfür verachtet zu werden. Genau schildert er mir die subtile, regelmäßig ablaufende Dynamik zwischen ihm und einer Prostituierten. Er weiß, er wird sie emotional nie erreichen, und doch versucht er es. Um sich dann gewissermaßen die gewohnte Abfuhr erteilen zu lassen.

Oder aber, wie er einwirft, sich letztendlich doch an den Prostituierten zu rächen. Sie zu bezahlen, und nicht mit ihr zu schlafen.

Rache an der Frau!

Rache sei sowieso ein ihm ständig vertrauter Begleiter. Sie ist ihm Sicherheit in der Distanz und Motor für das Geschehen der Begegnung. Gleichzeitig aber auch das Versteck für eine tiefe Entwertung, nämlich die erniedrigende Begegnung mit der Prostituierten.

Ein Versteck der Selbst-Verachtung!

„Du taugst zu nichts", war die ständige Botschaft seiner Mutter gewesen. Die Lehrerin habe ihm dann in der Grundschule durch ihre ungerechten, unerbittlichen Strafen und die Bloßstellung vor der Klasse den Rest gegeben.

Regelmäßig, wenn er die Prostituierten verläßt, ereilt ihn sein schlechtes Gewissen. Kopfschüttelnd wundert er sich über die Regelmäßigkeit und Intensität der Wiederholung dieses Begegnungsgeschehens, das gerade durch den nun einsetzenden inneren, selbst-entwertenden Monolog den Keim für die nächste Begegnung legt.

„Meine Mutter bekommt ein Kind von mir“, hatte sein Vater geschrien, als er kurz vor der Geburt des Sohnes durch die Straßen des Dorfes gelaufen war.

Um bei der Geburt verrückt zu werden! Um in die Psychiatrie eingeliefert zu werden.

Es kommt zu einer tragischen Enthüllung! Der Vater des Mannes, der vor mir sitzt, war der Stiefsohn seiner Mutter. Sein Vater war im Krieg gestorben. Es bestand also kein Hindernis mehr, damals nach den Kriegswirren die Stiefmutter zu heiraten.

Eine unfaßbare Verwicklung von Umständen prägte den Lebensbeginn des Mannes hier in meiner Praxis:

Er war Anlaß und Grund der Eheschließung zwischen seinem Vater und dessen Stiefmutter.

Er war Anlaß und Grund für die Todeserklärung des Großvaters, damit sein Vater des Mannes die eigene Stiefmutter heiraten konnte.

Er war Auslöser des seelischen Zusammenbruches des eigenen Vaters und seines anschließenden Aufenthalts in der Psychiatrie.

Er war Anlaß und Grund für das heillose Durcheinander unter den Geschwistern, Stiefgeschwistern, den zu Onkeln und Tanten gewordenen Stiefgeschwistern. Und so weiter!

Er fühlt sich als Bastard, in Scham gezeugt!

Er trägt die Schuld dafür in sich, daß sein Großvater für tot erklärt wurde, damit sein Vater und die Stiefmutter heiraten konnten. Damit er in geordneten Verhältnissen zur Welt kommen konnte! Verhältnisse und Verstrickungen, die in ihm ein Gemisch von Ekel und Begierde auslösten.

Ein Rotlicht-Gefühl!

Er schildert mir zahlreiche Erinnerungsbilder, die die Sexualität in seiner Familie betreffen. Obwohl immer abfällig über Sexualität gesprochen wurde, tischte man immer neue Sex-Geschichten auf.

Die Doktorspiele seien auch nicht nur das gewesen, was sonst im Kinderzimmer bei solchen Spielen abläuft. Ohne Details dieser Spiele zu schildern, erinnert er sich an die zahlreichen anwesenden Kinder und die großen Altersunterschiede.

An eine Schar unbeschwerter Kinder, die sich selbst erkunden wollten. Aber auch an eine Truppe älterer, die ihren voyeuristischen Spaß an der Naivität und Unvoreingenommenheit der jüngeren hatte. Ein Gemisch von Unschuld und pubertärer Erregung

Lange habe er zwischen seinen Eltern im Ehebett geschlafen und vermutet, daß er damals Angst und Schrecken empfand. „Ich habe kaum noch geatmet, obwohl ich mich nicht an Einzelheiten erinnern kann. Seitdem sind viele meiner Nächte wie ein Alptraum ohne Inhalt.“

Heute noch wacht er nachts auf und phantasiert, daß seine Freundin neben ihm sich selbst befriedige. Er fühlt sich gelockt, lauscht, ist aber gleichzeitig geängstigt und hat das Gefühl, sie überprüfen zu müssen. Und ist erstaunt, wenn er dann merkt, daß sie schläft.

Nahtlos wechselt er über zur Atmosphäre in einer Bar. Zum Rotlichtgefühl! Zu dieser warmen, süßlichen, aber auch ekligen Atmosphäre. Voller Begierde, Verbot und Ekel!

Es scheint mir, als würden „sexuelle Nachtgeister“ ihn an die Hand nehmen, um ihn in die verführerische Welt der Dunkelheit zu entführen. Ich spüre meine eigene Neugier, mein unstillbares Verlangen, meine vielleicht gar voyeuristische Begierde, mit auf die Reise zu gehen. In ein Land, das mir verborgen ist. Auf eine Insel im tiefen Schlund eines Schattenlebens.

Bei einer seiner Freundinnen, die weniger Sex wollte, hatte er absurde sexuelle Phantasien. „Mir war klar, daß mit ihrem Bruder, der im gleichen Haus wohnte, ein inzestuöses Verhältnis bestand. Ohne Zweifel. Meine Freundin warf mir stets vor, daß ich nur auf das eine aus sei. Wenn ich mich nicht abreagieren könnte, sollte ich doch in den Puff gehen!"

Normalerweise, sagt er, hätte er guten Sex mit Frauen gehabt. Und diese auch mit ihm.

Hat seine frühere Freundin, als sie ihn in den Puff schickte, den familiären Auftrag, diese stillschweigende Botschaft ausgesprochen?

Ein aktives Sexualleben im Rotlichtgefühl scheint seine Familiengefühle, seine tiefen Sehnsüchte, selbst eine Familie zu gründen, abzuwehren.

Auch wenn er sich letztendlich unerfüllt erlebt, sagt er, „wenn es sexuell wird, locke ich die Frauen, um die Begierde zu wecken. Und es funktioniert!"

Es funktioniert die (Selbst-)Entwertung in und durch Sexualität.

Er ist ein attraktiver und begehrter Mann. Er hat die Dinge in der Hand. Alles klappt. Keinerlei Anzeichen einer nagenden Selbstverachtung, die ihm durch die Erfüllung der Begierde täuscht und die Rettung in einer erfüllten Liebe versagt.

In einer Liebe, die zur Gründung einer eigenen Familie führt.

Es klappt, und es ist unfaßbar für ihn. Sexuelle Attraktivität, Begierde und die Souveränität im Rotlichtmilieu untermauern seinen Erfolg im käuflichen Liebesalltag. Er will als starker, souveräner Mann gesehen werden und lebt doch als Geheimnis.

Er liebt seine Mutter und verehrt diese jetzt 84jährige Frau. „Ich habe immer zwischen meiner Mutter und meinem Vater vermittelt. Noch heute werde ich von vielen in meiner Familie um Hilfe gebeten."

Der Mann, der vor mir sitzt, hat die entwertende, letztendlich wie in Worten klar ausgedrückte Botschaft seiner Mutter abgespalten. „Schäm dich, eine solche Mutter, eine solche Familie zu haben." Auf eine geheimnisvolle Art, im Gefühl der Scham mit ihr verbunden, ist er bemüht, nach außen ein ehrbares Leben zu führen. Um den Ruf seiner Herkunftsfamilie zu retten?

Sein Großvater, der erste Mann seiner Mutter, der Vater seines Vaters sei ein stadtbekannter Schläger gewesen. Im Krieg sei er losgezogen, um Geld heranzuschaffen. Oft wochenlang unterwegs, tauchte er dann für kurze Zeit auf, um wortlos ins Haus zu gehen und die Mutter mit den Worten „Komm 'rein!“ zur ehelichen Pflicht, zur zwangsweisen Sexualität zu beordern.

Seine Mutter habe dann das Gartengerät hingelegt und sei dem Befehl gefolgt.

Voller Scham, so vermutet er.

Er ist zu mir gekommen, damit wir als Männer eindeutig und bewußt mit seinem Körper arbeiten. „Ich habe ganz überraschend Herzrhythmusstörungen bekommen. Ich erlebe mich als kraftlos, obwohl ich doch gut durchtrainiert bin.“

Er könne lieben, sagt er, wenn er sich für wertvoll hielte, wenn er sich mit sich und seinem Schicksal aussöhnen könnte.

„Aber ich bin ein Schlappsack, der sich schuldig fühlt.“

Er ist ohne Familie und wird wahrscheinlich nie Kinder bekommen. Seine neue Freundin, mit der er gerade zusammengezogen ist, wird bald 50 Jahre alt. „Ich liebe sie, doch lebe ich heimatlos das Schicksal der Einsamkeit. Mal bin ich besoffen, mal unterwegs, angetrieben vom geheimen Motor, Frauen nie zu erreichen.“

Sein Schicksal ist es, eine ihm auferlegte Schuld abzuarbeiten und flüchtige Gelegenheiten emotionaler Nähe als unmißverständlichen, wiederholten Abschied, als etwas Vergängliches zu erleben.

Nähe in Trennung!

Früher, als Junge, war er ein Träumer! Er hielt sich stundenlang im Taubenschlag seines Bruders auf und träumte sich in die „Welt der Federn“. Flog in

Gedanken mit den Tauben. Besah sich die Welt aus der Vogelperspektive und wollte gar nicht mehr zurück in seine Welt.

Erst mit 19 Jahren traute er sich, seine damalige Freundin sexuell zu lieben. Einmal! Dann war sie schon mit einem anderen aus seiner Klasse fremdgegangen.

„Ab da war es aus!“

Zwar gewann er sie zurück, doch begann er damals einen bis heute andauernden Rachefeldzug.

„Ich konnte Liebe, die mir entgegengebracht wurde, nicht erwidern. Ich war es nicht wert. Ich hatte das Gefühl, es nicht richtig zu machen.“

In seiner Not begann er, ohne es zu merken, sich in Frauen zu verlieben, Frauen zu suchen, die „ärmer dran waren als ich“. Und als guter Zuhörer und Ratgeber konnte er ihnen helfen!

Der Preis, den die Frauen zahlen mußten, war der Sex!

Alles ohne eine tiefe, erfüllende Liebe.

Körperlich habe er damals begonnen, sich aufzubauen. Boxverein, Hanteltraining, Schwitzen und – zuschlagen! Genau wie sein Großvater, von dessen Schandtaten man heute noch zu berichten weiß, begann er sich zu prügeln. Ohne Rücksicht, ohne sich etwas bieten zu lassen.

Dabei trägt er eine stille Liebe in sich, behütet in einer idealisierten Unberührbarkeit. Er verehrt seine Mutter und will gewissermaßen ihre Scham tilgen. Indem er auf die Erfüllung in der eigenen Familie verzichtet!

„Es ist wie eine Sucht. Ich gehe in eine Bar, trinke Alkohol und bin wie von mir selbst abgespalten. Ich treffe mich mit Prostituierten, gehe in den Puff. Telefonsex. Auf der Suche nach Bestätigung und Anerkennung.

Letztendlich mache ich die Frauen ’runter. Sie sind austauschbar. Ich liebe nur ihren Körper. Und ich bekomme, was ich will, ohne mich näher auf sie einlassen zu müssen. Ich zahl' ja schließlich!"

Heute ist es so, höre ich ihn mit regungsloser Miene berichten, daß Frauen, die er begehrt, ihn nicht mögen. Und die, die ihn begehren, ihm nicht gefallen.

Ist dies gelebte Wirklichkeit seines Gefühls von Unerreichbarkeit?

Er weiß Bescheid, kann aber der Unerfüllbarkeit der Liebe nicht entweichen. Immer, wenn es zu klappen scheint, hindern ihn „widrige Umstände". Es ist vertrackt.

Wir treffen uns als Kollegen, plaudern über berufspolitische Dinge und seine Arbeit. Als Familientherapeut zeigt er ein sensibles Gespür für die unausgesprochenen Botschaften, die Verstrickungen im Familiensystem. Ich fühle mich überrumpelt und geblendet durch seine fachliche Qualifikation und unsere kollegialen Fachgespräche. Aber auch durch die Faszination seiner sexuellen Abenteuer und Ausschweifungen. Ich dichte ihm den Nimbus des interessanten Lebemannes, des beneidenswerten einsamen Wolfs an.

Ich erinnere mich an die einzige zwielichtige Bar in unserem Dorf, damals in meiner Jugend. „Was mag hinter diesen dunkelroten Vorhängen geschehen? Was haben all die unausgesprochenen, hinter vorgehaltener Hand angedeuteten, begierigen Beschuldigungen zu bedeuten?" hatte ich damals gedacht.

Ich fühlte mich als Opfer und Quelle der damaligen dörflich-bürgerlichen Wollust, die des Sonntags feierlich im Hochamt, in der Kirche weggesungen wurde. Eine heuchlerische Ehrbarkeit, eine familiäre Idylle, die nicht selten nur am Sonntagmittag für das gemeinsame Mittagessen in der Familie reichte.

Ich war brav und gehorchte.

Ich wäre im Boden versunken, hätte man mich bei meinen geheimen Gedanken ertappt. Beschämt, kleinlaut hätte ich mich von dannen geschlichen, um hinter der nächsten Straßenecke mit meinen Freunden erneut die Köpfe zusammenzustecken. Über die dunkelroten Vorhänge! Über die von mir/uns phantasierten leidenschaftlichen, obszönen Liebesspiele.

„Ich bekomme ein Kind von meiner Mutter!“ hieß es, als dieser Mann geboren wurde. In Scham und Schuld, wie er sagte. In einem Gefühl der Scham seiner Mutter gegenüber, die ihm stets die Hingabe in Liebe vorgelebt hat, aber einen Bastard gezeugt hatte.

In dem Gefühl der Schuld dem Vater gegenüber, der seinen eigenen Vater für tot erklären mußte, damit er seine Mutter heiraten konnte. Der stets pünktlich das Geld zu Hause ablieferte, damit die Familie keine Not leiden mußte. Der sich mit 56 Jahren, nachdem er nach 38 Jahren Untertage-Bergbau in Rente gegangen war, seinen Traum von Freiheit erfüllen wollte. Gemeinsam mit dem ältesten Halbbruder machte er sich selbständig, um aber kurze Zeit darauf bei einem Autounfall, den er fahrlässig verursacht hatte, zu sterben!

Er erinnert sich noch gut an die Botschaft seines Vaters, sich seine Freiheit und Unabhängigkeit zu bewahren. Nämlich ohne Frau zu bleiben.

Am Ende einer Stunde stehen der Mann und ich uns gegenüber. Er hat die Augen geschlossen, spürt sein Abschiedsgefühl, als er sich an seinen Vater erinnert. „Mein Vater ist für die Freiheit gestorben, statt in Unfreiheit zu leben.“

Regelmäßig arbeiten wir mit seinem Körper, dem Körpererleben. Der Dehnung und Aktivierung der Bewußtheit im unteren Bereich des Körpers (Beine, Becken). Seine Stimme bleibt trotz oftmaliger Anstrengungen während der Übungen stumm. Er kann keinen Ton ’rauslassen und ist in sich selbst festgehalten. Aus Angst vor dem Animalischen in sich, wie er sagt. Gleichzeitig aber auch in der Ahnung des tiefen Hasses, der sein Herz zu zerreißen droht.

Betroffen höre ich von seinen ständigen Herzschmerzen, obwohl er medizinisch gesund ist. Er liegt vor mir auf der Matratze. Er ist gesammelt, kontrolliert, ohne sichtbare Atmung. Der Brustkorb aufgeblasen, festgehalten.

Eine erstarrte, verkörperte Gewalt!

Es scheint mir, als wolle er sich unter dem Druck auf seiner Brust verstecken. In Stille und Sprachlosigkeit. „Ich will mich nicht hören. Ich kann mich nicht hören.“

Und er preßt sich zusammen.

Diese Schmerzen, die Rückenschmerzen und das damit verbundene Erleben, kein Gefühl für sich zu haben, gaukeln ihm die Illusion von Inseln der Ruhe vor. Eine Welt ohne spürbare Atmung, ohne Gefühl, ohne innere Bewegung. Nur für Sekunden durch Schmerz gestört. Inseln, die er damals vom Taubenschlag seines Bruders aus habe sehen können. Orte, von denen die Tauben die spannendsten Geschichten zu berichten gehabt hätten.

Orte der Leblosigkeit!

Aber letzte Nacht habe er vom Teufel geträumt, so realistisch, daß er sich im Bett aufsetzte und sich vergewisserte, wo er war, um dann seine Freundin zu wecken.

„Ich habe etwas Teuflisches in mir. Und der Teufel selbst ist groß, hat eine schwarze Haut, eine Mähne, ist gewalttätig, muskulös und sexistisch. Genauso wie mein Großvater väterlicherseits.“

Ich erinnere mich an unser erstes Telefongespräch und seine nachdrückliche Vergewisserung, ob ich mit Männern arbeiten könne. Ich ahne allmählich die verzweifelte Scham, die diesen Mann damals zu mir geführt hat. Eine Scham, sich zu zeigen, sich zu erleben und gesehen zu werden.

Von einem Mann.

So, als wäre nichts Besonderes passiert, so, als läge das Unheil bereits Jahrzehnte zurück.

Das Unheil eines nicht verabredeten, familiären Auftrags!

Pfui, schäm dich!

Ohne nennenswerte, traumatisierende Schreckenserlebnisse aus der Kindheit benennen zu können, leben viele Menschen ein unauffälliges, normales Leben. Und doch ein getrübtes Leben!

Oft erfolgreich, tüchtig, angesehen und beliebt, verbergen sie ein tiefes, unbewußtes Gefühl der Scham in sich: die Scham darüber, anders zu sein, als sie sind! Ohne dies jedoch zu spüren oder gar beschreiben zu können.

Diese Menschen bekamen bei der Geburt einen elterlichen, familiären Auftrag in die Wiege gelegt. Noch bevor sie sich als Säugling differenzierter zu leben und auszudrücken begannen, um gesehen zu werden, um sie selbst zu sein, begegneten sie einer undurchdringlichen, moralischen Mauer von Bewertung: nicht so zu sein! Sich zurückzuhalten, sich still zu verhalten, sich zu verstecken, sich anzupassen, und so weiter.

Die impulsive Ausdruckskraft, die Leidenschaft des Säuglings, in der Welt aufzufallen, wurden gezügelt und kanalisiert, um fremden familiären Interessen zu dienen.

Eine unerlaubte Einmischung!

Diese Menschen spüren ein seltsames Schuldgefühl, nicht zu genügen. Sie ahnen das Unglück, das ihnen widerfahren ist. Ohne daß „etwas Schlimmes" passiert ist.

Sie leben in innerer Distanz zu sich selbst. Beschämt, so zu sein!

Sie erfüllen ihren Auftrag und leiden still unter dem ihnen auferlegten Fluch. Irgendwo im Innern behüten sie ein Geheimnis. Sich selbst als Geheimnis. Und schämen sich, doch noch gesehen zu werden. So wie sie in der Tiefe ihrer Seele sind!

Nicht selten entwickeln diese Menschen die besondere Fähigkeit, andere zu sehen, wie sie sind, und sie so zu respektieren. Ihnen sensibel und in einer annehmenden Haltung zu begegnen. Sie zu einer persönlichen, intimen Begegnung einzuladen.

Absurderweise schnürt sich die eigene Falle, in der sie sitzen, gerade hierdurch noch enger zusammen. Die Haltung des Respekts dem anderen gegenüber verschleiert nun die eigene Scham. Aus unheimlicher Angst, selbst gesehen zu werden, spielt man jemand anderen, unter Umständen eine menschlich edle Rolle. Und erfährt hierdurch eine besondere Beachtung und Reputation in der Gesellschaft.

Der Schriftsteller und Fernsehjournalist, von dem ich erzähle, wird zum „Fachmann" für Mißbrauchs- und Gewaltthemen. Schließlich wird er von Frauen gebeten, ein Buch als Drehbuch umzuschreiben, in dem es um den sexuellen Mißbrauch an einem Mädchen, an einer Frau und um die Entwicklung einer lesbischen Liebesbeziehung geht.

Er wird zum Fachmann für Frauen! In der verzweifelten Einsamkeit seiner verletzten Scham und dem unerbittlichen Bemühen, sich geheim zu halten, nicht entdeckt zu werden.

Der Körper-Dialog zwischen dem Schriftsteller und mir in der Therapie wurde zu einem stillen Ort einer sichernden Berührung. Einer wortlosen, unvorbelasteten Begegnung, die jeden von uns beiden mit sich selbst konfrontierte. Der Schriftsteller fühlt bei mir nicht den inneren Zwang, in seine zweite Natur, seinen „Tick", wie er es nennt, zu schlüpfen. Mir widerfährt in unserer Begegnung die Erleichterung, die eigenen Schamgefühle meiner Jugend wiederzuerleben. – Ohne Gesichtsverlust!

Diese Ebene des Körpererlebens kräftigte gerade dadurch das Zutrauen des Mannes in sich selbst und das Vertrauen in den Therapeuten, da eine unerlaubte Einmischung in die „inneren Angelegenheiten", eine verletzende Bloßstellung in seiner Scham unterblieben war.

Eine schwarze Ledermontur. Stiefel. Ein kantiger Schädel mit kurzrasiertem Haar und Dreitagebart. Die Ärmel einmal umgeschlagen, mit der unausgesprochenen Absicht: anzupacken.

Dieser Mann steht im Leben!

Ein zurückhaltender, freundlicher, interessanter Mann. Ein Schriftsteller. Er erzählt mir von seinem Tick, seiner, wie er sagt, Neurose, die ihn zu mir in die Praxis führt. Als sei dies ein Symptom, das es zu beseitigen gilt. Ein Symptom, das sich aber zu einem Lebensgefühl ausgeweitet hat.

Dieser Mann sitzt in einer demutsvollen Haltung vor mir, wie ein gestraftes Kind. Die Körperübungen würden ihn wohl ein wenig entspannen, wenn da nicht sein Kopf wäre, der alles kontrolliert und die Entspannung trübt.

Er mache im geheimen, wenn er unbeobachtet ist mit dem Kopf Bewegungen, die er als Tick bezeichne. Bewegungen, die nur ganz wenige Menschen kennen würden. Mir scheint, als erzählte er über sich wie von einem besonderen Gegenstand, einer Antiquität, die ihm viel bedeutet. Hinter der vorgehaltenen Hand. Ich erlebe, verwundert, dies als Einladung mit ihm äußerst sorgsam umzugehen.

Er ist sich keiner Schuld bewußt, keiner Schandtat in seiner Kindheit, die er zu fassen kriegen könnte, um sich durch diese Erklärung innerlich zu entlasten.

„Was habe ich gemacht? Ich weiß es nicht, aber es ist passiert."

„Der liebe Gott sieht alles", sagte seine Großmutter immer, wenn sie durch ihre moralischen Appelle die Gottesfurcht des 19. Jahrhunderts fortsetzen wollte. 1884 geboren, verteidigte sie die göttliche Botschaft, indem sie die Höllenqualen und die brennende Selbst-Prüfung des Fegefeuers heraufbeschwor. Wenn man seine Geschlechtsteile anfaßte, würde man innerlich verbrennen. Und einen Schneeball zu einem Schneemann zu rollen, komme einer Zerstörung der göttlichen Ästhetik gleich. Der Schnee solle doch so, wie Gott ihn ausgebreitet hat, unangetastet, unzerstört, Spiegel des Göttlichen bleiben.

Die Großmutter hatte alle im Griff! Die ganze Familie. Als Garant einer unerbittlichen Familientradition.

Sein Nacken sei der Kern des Geschehens, der Angelpunkt seines Lebens. Entweder habe man ihn, bildlich gesprochen, dort im Griff und könne ihn emotional manipulieren oder aber – seine Stimme wird dabei sanfter – ist das Erleben im Nacken Ort und Quelle einer hohen Sensibilität, seines Mitgefühls, seiner Bereitschaft und Fähigkeit, sich in andere Menschen einzufühlen um mit ihnen so umzugehen, damit diese sich nicht beschämt fühlen.

Beschämt wegen eines eigenen Ticks, einer eigenen Zwangshandlung, einer seltsamen Besonderheit.

Ich fühle mich ertappt! Mühsam versuche ich nicht entdeckt zu werden, will meine Scham, auch zu diesen Menschen mit den „Besonderheiten" zu gehören, verbergen. Und doch bin ich unfähig, mich dieser unausgesprochenen verführerischen, magischen Aufforderung, dieser „Einladung" zu entziehen.

Wenn er jetzt sähe, daß ich immer an meiner Brille herumrücke, mein linkes Bein zur Sicherung über das rechte geschwungen habe, die Augenbrauen zusammenziehe, um meiner Aufmerksamkeit Gewicht zu verleihen. Ich fühle mich ertappt. Eine eigenartige, von mir als fast liebevoll erlebte Macht, beginnt mich zu ergreifen. Zum Glück wollte er mit dem Kopf arbeiten! Also bitte ich ihn, sich hinzulegen, damit ich ihm den Kopf halten und vorsichtig wiegen kann.

Therapeutisch richtig, in diesem Moment der magischen Bindung zwischen uns beiden aber eher eine Rettung aus meinen Ohnmachtsgefühlen.

Und doch entspinnt sich ein körperlicher Dialog zwischen meinen Händen und seinem Kopf, der das still ersehnte Erleben von Entspannung ermöglicht.

„Ein Leuner wird etwas!" Mit diesen Worten des Großvaters bei der Geburt auf ein Familienideal verpflichtet, erfüllt er eine Botschaft, die zu einem grausamen, unausgesprochenen Eid, einem unglaublichen Schwur wird. Ein die Wiege überschattender Fluch!

„Ein Leuner wird etwas und beschmutzt nicht die göttliche Ästhetik."

Nicht um seine Einwilligung befragt, ohne diesen Eid jemals selbst ausgesprochen zu haben, erfüllt er in seinem Leben diese grausige Botschaft. Alles, was er anpackt, gelingt. Auch wenn er aus der von den Eltern vorgegebenen und gewünschten Laufbahn aussteigt und sich strikt gegen die überkommene Tradition zur Wehr setzt. Eine dämonische Macht siedelt sich in seinem tief verspannten Nacken, seinem Tick an. Gewaltige Kräfte prallen dort aufeinander, zerren und drängen wie Energien, die den schwarzen Löchern im Universum gleich, sich gleichzeitig abstoßen und anziehen. Ein Erlebenszustand, der durch seine zwanghafte Wiederholung, durch die absolute Unausweichlichkeit lebensbestimmend wirkt.

„Ein Leuner wird etwas." Wie von einer geisterhaften Macht beschützt, setzt Herr Leuner mit rasantem Tempo in der Kurve, der Kreuzung vor unserer Praxis, zurück. An einer völlig unübersichtlichen, unfallträchtigen Kreuzung. Ohne daß etwas passiert.

Scheinbar risikolos geht er in das Risiko! Alles wird etwas!

Mein geheimes Erstaunen, mein zwiespältiger Respekt vor dieser Perfektion mündet in ein fassungsloses Erstaunen, als er über seine Liebe zu sprechen beginnt. Er sei nie ein Freund von dauerhaften, jahrelangen Beziehungen zu einer Frau gewesen. Man verliebe sich ja doch nur spontan und dann sei man eben eine Zeitlang zusammen.

Zunächst verständnislos frage ich mich, was Kinder ihm bedeuten. Der Wunsch nach Kindern, sagt er, sei der einzige Grund gewesen zu heiraten, sich für eine als ungeliebt empfundene Beziehungsform zu entscheiden.

Er habe gewissermaßen nach seiner Eheschließung innerlich abgestellt, sich zu verlieben! Ist sein Gesinnungswandel Ausdruck der Variation: Ein Leuner wird Familienvater, so wie es sich gehört? Ist seine hohe Achtung vor dem Kind die Bewunderung des Göttlichen in der kindlichen Unschuld? Oder findet seine stille, unerfüllte Sehnsucht auf seine Herkunftsfamilie bezogen, das Erinnerungsgefühl aus seiner eigenen Kindheit, eine unmißverständliche Erfüllung? Eine Verwirklichung, die ihm verwehrt worden ist?

Das autoritätshörige Kind, das mit der Bibel in der Wiege die seelische Enteignung, die emotionale Existenzbedrohung der eigenen Kindheit erlebt hat, hofft auf die Erhörung durch Gott. Wenn alles von Anfang an schon klar ist, wird das Leben plausibel. Man erfülle ja seinen Plan, der durch die göttliche Huld in die sorgsamen Hände der Familientradition gelegt worden ist.

Ich erinnere mich an die vermutete Gewalt, die in den Verspannungen seines Nacken gespeichert ist. Ihr irritiertes Aufbäumen, den extremen Druck, der in der unwillkürlich scheinenden Kopfbewegung ihren Ausweg sucht. In der verzweifelten Hoffnung auf Gelingen. Der Hoffnung, diesem göttlichen Irrsinn zu entgehen: unbedingt „etwas werden" zu müssen und der übersteigerten Religiosität der Großmutter zu entsprechen.

Seine gebündelt-kontrollierte Auflehnung findet in sorgfältig ausgewählten, entwertenden Bemerkungen über die Mitglieder seiner Familie ein Ventil.

In seinem neuen Stück frage er sich, wie er den Tod darstellen könne. Ein Unterfangen, den „Sinn in der Sinnlosigkeit" beim Tod zu vermuten. Ich spüre die kalten Schauer, die mir den Rücken herunterlaufen, als ich seiner eher philosophisch anmutenden, klinisch sezierenden Aussage des Verhältnisses von Leben und Tod lausche.

Aber wehe, wenn seine eigenen Kinder sterben würden!

Die Kinder, die die Verkörperung seiner eigenen Kinderseele übernommen haben. Einer Seele, die unter der Bibel in seiner Wiege erdrückt worden zu sein scheint. Erschüttert betrachte ich diesen vor mir sitzenden Mann, der sich in der letzten Zeit intensiv und mit überzeugend ausdrucksstarken Veröffentlichungen mit dem Thema Gewalt und Körper, dem Thema sexueller Mißbrauch befaßt hat. Ich erinnere mich an seine feinfühlige, wertschätzende Begegnung mit anderen Menschen, das Taktgefühl, mit dem er darauf bedacht ist, deren Scham nicht zu verletzen. Und ich erinnere mich an seine krampfhaft, für andere nicht unbedingt sichtbare in sich verdrehte Körperhaltung, die mir bei einer Fallübung in der Therapie die Geschichte einer extremen Einsamkeit, eines stillen Schreis erzählte (man steht mit gebeugten Beinen, angehobenen Hacken vor einer Matratze, um so lange wie möglich stehen zu bleiben).

Er blieb trotz größter Anstrengung und heftigster Schmerzen still und ausdruckslos stehen. Man sah ihm nichts an und hörte keinen Laut. Bis er im Bruchstück eines Augenblicks die Augen schloß, um unbeholfen und doch in tiefer Panik nach vorne zu springen, statt hinzufallen.

Es schien mir, als hätte er auch dieses Geschehen, sich selbst bei der Fallübung kontrolliert, in der Hand. Als würde er die Augen schließen, sich wie ein japanischer Krieger sammeln, um seinen göttlichen Kaiser bei Gefährdung der eigenen Existenz zu verteidigen.

Um aber immer zu überleben!

Ist dieses Überleben gar ein unvermeidbarer Makel? Der Versuch, beim Bemühen der Verpflichtung nachzukommen, das Göttliche zu ehren, nicht für den Kaiser sterben zu können.

Das Eis seines verkrusteten Erlebens beginnt zu schmelzen. Wir arbeiten mit dem Schmerz, den Verspannungen in seinem unteren Rücken, behutsam und durch sanfte Bewegungen des Beckens. Sie wirken gewissermaßen wie eine Entzauberung und wecken unwillkürliche feinste innere Regungen, körperliche Empfindungen, die er als äußerst angenehm erlebt. Eine Welt von leisem Strömen, flatterigem Zittern und Vibrieren besänftigt die ihm innewohnende Strenge der familiären Verpflichtung, auf seinen Körper zu verzichten, sich in die Monotonie der Pflichterfüllung zu begeben.

Ich bin glücklich über die zaghafte Freude dieses Mannes, die sein Gesicht wie eine zarte Haut zu beleben beginnt. Er erzählt von seiner Angst vor dem Namenlosen, dem Noch-Nicht-Benennbaren, aber auch von seiner Lust! Und das erinnert ihn an die Posse, wie er betont, seiner ersten sexuellen Begegnung mit einem Mädchen.

Ungewöhnlich fortschrittlich seien die Eltern des Mädchens gewesen. Sie seien damals ins Kino gegangen, um die Unbeschwertheit der ersten Liebesbegegnung zwischen der Tochter und dem Freund zu Haus nicht zu gefährden. Die Mutter habe für die Pille gesorgt. Alles sei wie in dem Aufklärungsfilm „Helga“, der die damaligen Gemüter erhitzte, „funktional in Ordnung“ gewesen. Man wußte alles, man hatte alle Vorbereitungen getroffen.

Und doch! Es klappte nicht, er bekam keine Erektion.

Getragen und gestärkt durch seine heutige sexuelle Lust und Leidenschaft, lächelt er über die Ironie der Aufklärung der frühen 70er Jahre. Die Zeit seiner Jugend. Über das Namenlose, das ihn immer wieder einzuholen versucht, das den Zwiespalt zwischen seiner ungebundenen, nach Erfüllung drängenden Lust und Leidenschaft einerseits und der Verpflichtung dem Ideal einer Familie gegenüber andererseits, zu vertiefen trachtet.

Wie läßt sich beides vereinen?! Wie läßt sich die erfüllte Sexualität in der stabilen Beziehung mit einer Frau, mit der tradierten Rolle und Erfüllung als Familienvater vereinen?

Die Erinnerung an den zarten Zugang zu seinem „intimen Selbst" ermutigt uns beide, uns mehr mit dem Kopf, dem Nacken, diesem zwanghaften Kopfschütteln zu befassen. Auf meine Bitte hin schüttelt er vorsichtig, leicht und nur ganz kurz seinen Kopf, für einen Moment, um dann nachzuspüren, wach zu sein für das, was in seinem Körper passiert. Achtsam für das Unscheinbare, wach für das Namenlose, das keine Bedeutung zu haben scheint.

Der Beginn dieser Bewegung, der Beginn des Kopfschüttelns versetzt ihn in ein tiefes Erstaunen, ein sich rasch ausbreitendes Gefühl von Erleichterung.

Weckt aber auch eine tiefe Scham, dieses hier so zu erleben!

Sich zu erleben!

Er schäme sich nämlich, wenn er den Tick in seinem Leben, das für ihn Normale in seinem Dasein spürt. Der Beginn dieser Bewegung habe ihn nämlich an seinen Tick, an sein zwanghaftes, vor anderen verborgen gehaltenes Kopfschütteln erinnert. Nachdrücklich, aber auch liebevoll erinnert.

Er kommt mir vor wie ein verlorener kleiner Junge, der darauf bedacht ist „unnormal" zu sein, um „normal" zu wirken. Indem er nämlich das Kopfschütteln vermeidet!

Der teuflische Kreis der großmütterlichen Verpflichtung zur Erfüllung des Göttlichen schließt sich. „Ich schäme mich, wenn ich ‚normal' bin, so wie ich bin“, sagt er. Die Benennung eines ihm vertrauten Erlebenszustands. Die Offenlegung einer vermiedenen, emotional abgespaltenen Wahrheit.

„Pfui, schäm dich“, sagte seine Großmutter und vernichtete im Auftrag der Familientradition die unschuldige, aufkeimende Selbst-Entwicklung dieses kleinen Wesens.

Damals an der Wiege.

Um ihm dann die dämonische Erfüllung des bösen Orakels schmackhaft zu machen: „Ein Leuner wird was!“.

Der Nacken, das Kopfschütteln als Ort der letzten Rettung eines namenlosen Selbst gibt dem Schriftsteller das Gefühl „normal“ zu sein, und darf nun berührt werden. Er hält gleichzeitig seine Scham verborgen, die das Innerste der Seele dieses Mannes verdeckt: das Nicht-Benennbare, das namenlose Kern-Selbst. Berührt durch meine anleitende Bewegung, wenn ich seinen Kopf unmerklich, kaum sichtbar hin und her wiege. Eine Erlaubnis, die nicht mit der Verpflichtung verknüpft ist, sich auf mich, sich auf jemand anderen beziehen zu müssen. Anders als damals in seiner Familie.

Wie verloren muß dieser Mann sein, dessen Nacken über Begegnung und Einsamkeit, über Erfüllung und Versagung entscheidet. Dessen Leben ihn durch ein zufälliges Kopfschütteln des eigenen kleinen Sohnes zu überholen versucht. Er befürchtete, schier auszurasten, und brüllte seinen Sohn an, er solle das doch unterlassen. Ich sehe einen modernen „Sisyphus“ vor mir, der, verbittert und gequält im Ausharren in der A-Normalität, das Normale, nämlich das Kopfschütteln, bei seinem Sohn bekämpfen muß.

In der Vermeidung seiner ursprünglichen Normalität, dem Gefühl der unausgesprochenen, verborgenen Scham, verkörpert er eine Rolle sozialer Attrappe, indem er den Kopf ruhig hält, um „normal“ zu wirken. Während sein Sohn über die unbewußte, körperliche Imitation des väterlichen Kopfschüttelns diesen spiegelt und in seiner Scham öffentlich macht. Entblößt.

Ist dies eine makabere Variante seines Lebens, wenn er, in seinem neuen Buch befaßt zu dem Thema Hexerei, das Namenlose in Worte benennt, indem er es zur Wirkung bringt. Beim Leser, der durch das Buch gefesselt ist.

„Pfui, schäm dich!“

Eine Lebenserfahrung, ein Fluch, der prägend ist. Vom Vater, von des Vaters Mutter in die Familientradition eingraviert. Um dann schließlich ein Bild zu verkörpern, das Herr Leuner gar nicht ist.

Er weiß um die böse Verletzung der göttlichen Ästhetik, als er damals trotzdem einen Schneemann baute und den unberührten Schnee zerstörte.

Er weiß um sein Aufbegehren, seinen Zorn, als er sich mit 17 Jahren der Welt dieser permanenten Beschämung, dieser Demütigung zu entziehen versuchte.

Als er sich für das Kopfschütteln, seinen Tick, entschied!

Ich sehe diesen jungen Mann von damals vor mir, leide mit ihm bei dem zwanghaften Versuch, mit und bei sich selbst zu sein und aus sich selbst heraus etwas Persönliches, dieses Kopfschütteln, zu erschaffen. – Etwas Persönliches, wie viele Jugendliche es am Ende ihrer Pubertät in Form einer eigenartigen Angewohnheit, einer körperlichen Besonderheit, zu leben versuchen. Ich erinnere mich noch genau daran, daß ich in diesem Alter beim Gehen nur noch einen Arm bewegte, um interessant zu wirken. Meine lange Nase, meine abstehenden Ohren und die von den Eltern ausgewählte Kleidung machten es mir zu einem peinlichen Spießrutenlauf, wenn ich durch die Stadt ging. Ich fühlte mich von jedem angeschaut, ausgelacht, beschämt. Ohne eine Möglichkeit der Gegenwehr.

War dann die Aufmerksamkeit auf meinen Körper, die Einschränkung der Bewegung des linken Arms beim Gehen ein verzweifelter Versuch, in der schamhaften Verletzung meines innersten Selbst durch meine Eltern zu protestieren. Mich davor zu bewahren, ganz den Verpflichtungen durch die Eltern übergeben zu sein?

Wenn schon wie vorgeführt, erlebt dann aber mit meiner eigenen Variante. Absurd!

Dieser Mann liebt seinen Sohn. Wach für die feinen atmosphärischen Schwingungen in einer wortlosen Begegnung. Wenn der kleine Junge weinend, schreiend aus einem unheimlichen Traum aufwacht, legt der Vater ihn zu sich auf den Bauch, um „die bösen Energien auszutauschen". Durch seine körperliche Anwesenheit, den Sitz seines namenlosen Selbst. Gerne möchte ich diesem liebevollen Körper-Dialog beiwohnen können. Möchte das unbeschwerte Gefühl teilen dürfen, durch einen starken, väterlichen Körper getragen zu werden.

Ich denke an meine eigenen Kinder, an die leider so seltenen Momente der körperlichen Ruhe und Besinnung im Miteinander.

Ein einzigartiges Erlebnis, ein nie wiederholbares Geschehen.

Die flimmernde Bewegung im Geschehen der Ruhe birgt nämlich beides: als ein lebendiges Gegenüber gemeint zu sein, ohne dieses „Sein" extra erklären oder begründen zu müssen. Sein zu dürfen, wie man ist. Ohne Forderung, ohne Pflichterfüllung. Und: Dies als Beginn einer Bewegung, einer Provokation, die nach Vollendung drängt, zu erleben.

Er habe bei mir, und das erstaune ihn, nicht das Gefühl, sein Kopfschütteln unterdrücken zu wollen, zu müssen. Nicht den Zwang: sein Kopfschütteln *sein* zu müssen!

Minuten später spürt er eine Störung, die Schattenseite im Prozeß der „persönlichen Vervollkommnung". Als er nämlich meine leichte Handbewegung, mit der ich seinen Kopf schüttle, als Provokation erlebt, den Kopf wie unter Zwang bis zum Schmerz zu schütteln. Er könne nicht anders, es sei wie ein Drang, der nach Vervollkommnung strebe.

Wir werden noch lange mit seinem Schicksal befaßt sein. Sich bei allem, was er tut und wie er sich gibt, im Zustand eines Geheimnisses alleine zu fühlen. Im Geheimnis der Vollendung seines Kopfschüttelns. Seines Ticks.

Perfekt wie die Botschaft: „Ein Leuner wird etwas!"

Um perfekt das Göttliche, die großmütterliche Botschaft zu erfüllen.

Das heiße Eisen: Eine Mutter schläft mit ihrem Sohn!

Nicht auf dem „heißen Stuhl“ eines TV-Veranstalters ersonnen und inszeniert, sondern als aktuelle Thematik in einer Talkshow seriös erörtert. Ein Betroffener, ein Moderator und ich als der geladene Fachmann. Drei Männer!

„Wie Mütter ihre Söhne sehen“ heißt die aufsehenerregende Untersuchung von Professor Gerhard Amendt, der das mißbräuchliche Geschehen zwischen Müttern und Söhnen beleuchtet. Eine Grauzone des Themas „sexueller Mißbrauch“.

Nicht-faßbar, da in der Regel „nichts“ passiert ist. Nichts dingfest gemacht werden kann.

Unfaßbar dadurch, wie subtil und vielschichtig mütterliche Sorge, Gefühle und Bemühungen, erotische Gefühle und die Liebe der Jungen den Müttern gegenüber im verborgenen miteinander verstrickt sind. Eine Liebesbeziehung, die nur selten derart eindeutig in eine gelebte sexuelle Beziehung zwischen Mutter und Sohn mündet.

Bin ich als Psychotherapeut, als Fachmann mit Problemen des sexuellen Mißbrauchs befaßt, so geht die Erfahrung mit diesen KlientInnen unter die eigene Haut. Fühle ich mich als Mann durch die Schilderungen eines anderen sexuell mißbrauchten Mannes angesprochen. Beginnt meine Seele zu zittern. Ich erinnere mich an meine eigene Mutter, meine Liebe zu ihr und Momente der gegenseitigen stillen Verführung. Ohne daß etwas passierte!

Atemlos, zitternd lausche ich diesem jungen Mann in unserer Runde. Erinnere mich an Szenen, Phantasien, Blicke aus meiner Kindheit. Kann mir kaum noch die eigene, versteckte Begehrlichkeit eingestehen, wenn ich, für Sekunden erregt, mir den jungen Mann mit seiner Mutter zusammen vorstelle. Wenn sie sich liebten!

„Verwerflich!“ denke ich, „verlockend und so geheimnisvoll.“ Wie damals?

Ich bin als Fachmann geladen und befürchte, Voyeur zu sein. Begierig! Aber aufgefordert, fachliche Erklärungen zu liefern, dies alles zu verstehen. Zu beklagen und zu verdammen?

Die sexuelle Liebe zwischen Mutter und Sohn!

Er ist schwul, hat sich geoutet und dadurch aus den Fängen seiner Mutter befreit. Inzwischen mit den Medien vertraut, stellt er sich der erregten Öffentlichkeit. Im Blickkontakt zu seinem Freund, der im Publikum sitzt.

In unserer männlichen Gesprächsrunde wechseln sich Momente der geheimen, unausgesprochenen Identifikation ab mit meinen eigenen entwertenden Phantasien und Gedanken über den jungen Mann, die Vorführung seiner gelebten schwulen Beziehung hier in der Öffentlichkeit, seine Medien-Erprobung.

Eine verlockende Stimme in mir unterscheidet zwischen „Gut und Böse", trennt uns Männer und bewertet. So wie es von einem Fachmann gewünscht wird, wie man es gewohnt ist.

Aber ich spüre auch meine Angst, meine Konkurrenz auf dieser Bühne, meine Unsicherheit und Überheblichkeit den anderen Männern gegenüber.

Und die Sehnsucht unter uns Männern, ohne diese Öffentlichkeit zu sein! Um über unsere Mütter zu reden, über uns.

Über die eigenen Gefühle, Vermutungen und Phantasien, die nicht durch klare, faßbare Erinnerungen, Beweise gestützt werden können.

Gefühle (noch) ohne Einsicht!

Wir sitzen uns schräg gegenüber. Drei Männer. Eine Talk-Show. Der Moderator ist sensibel und doch direkt. Bemüht, niemanden bloßzustellen. Gewissenhaft vorbereitet, entlockt er dem jungen Mann, der seine Mutter des sexuellen Mißbrauchs bezichtigt hatte, die Schilderung intimer Erlebnisse. Ich soll als psychotherapeutischer Fachmann fungieren.

Meine Bereitwilligkeit, bei dieser Talk-Show mitzuwirken, entpuppt sich jedoch im ersten persönlichen Gespräch unmittelbar vor Beginn der Sendung als ein besonderes Wagnis. Ich soll mit einem Betroffenen zusammensitzen, ihn erleben, berührt sein und gleichzeitig den Zuschauern kluge fachliche Erklärungen und Ratschläge geben, die natürlich auf den Bericht des jungen Mannes bezogen sein sollen.

Dieser Sprung ins kalte Wasser gibt mir keine Chance zu Ausflüchten, zu einem Rückzug aus der Sendung. Einmal angereist, soll ich die Fachmeinung vertreten, will mich aber auch betroffen zeigen. Je schneller die letzten Minuten verstreichen, je näher, je hautnäher wir als die drei vorgeführten Beteiligten auf der Bühne zusammenrücken, desto peinlicher wird mir die Erfüllung meines Auftrages.

„Mehr als ein Drittel der Jungen, so die Studie von Professor Amendt, sind durch ihre Mütter sexuell stimuliert.“

„Viele befällt Ekel, wenn sie vom sexuellen Mißbrauch von Müttern an Söhnen hören.“ So der Moderator.

In dieser Sendung nun, in unserem Dreiergespräch, sollen Einblicke in –wie der Moderator betont – die Grauzone der sexuellen Beziehung zwischen Müttern und Söhnen erlaubt werden. In den Bereich mütterlicher Zärtlichkeit und Sorge, die, wie die besagte Untersuchung ergeben hat, oft unterschwellige, verführerische Botschaften enthält.

Eine sexuelle Reizung. Aber nichts Handfestes!

Kein Beweis!

Der Moderator und ich sprechen, wie distanzierte Fachleute es gerne tun, klug und souverän über die Säuglingspflege, die Säuberungspraktiken, die Gesundheitsvorsorge der Mütter und entlarven diese als erotische Stimulanz. Ich versuche gewissenhaft zu bleiben und achte auf meine ernste Miene, wirke dabei auf die Zuschauer wahrscheinlich gelassen, fachlich kompetent und glaubwürdig.

Mit einem wohlwollenden, einladenden Lächeln begrüße ich den jungen Mann, der von der Anmache, dem Geschlechtsverkehr zwischen sich und seiner Mutter berichten soll. Für Sekunden will ich mich zurücklehnen, um mich in meiner, vermeintlich abgeklärten, fachlichen Sicherheit auszuruhen. Bis ich erfahre, daß der junge Mann auf Tournee durch die Medien ist: Interview und eingehende Berichterstattung in einem großen deutschen Magazin, Interviews in verschiedenen Zeitungen, Einladungen bei Rundfunk und Fernsehen. Ich sinke in meinem Stuhl zusammen. Dem Fachmann in mir ist der Boden unter den Füßen weggezogen.

Hier ist jemand, der Bescheid weiß, der es selbst erlebt hat und der offen davon erzählen kann. Mit der Arena der Medien vertraut.

Ist es das, was die Öffentlichkeit will, was das Publikum reizt? Betroffenheit, Bilder aus dem Schlafzimmer, die für sich selbst sprechen?

Alles stimmt bei dem jungen Mann. Seine Stimme ist klar und deutlich, er hat ein gewinnendes Lächeln, das er zwischen Publikum und Moderator hin und her wandern läßt. Keine abgehackten, undeutlichen Sätze. Keine Wiederholungen. Klare, verständliche Aussagen, die die wissenschaftlichen Erkenntnisse des Herrn Amendt regelrecht untermauern.

„Wer hat denn hier was von wem übernommen? Was war zuerst, die Wissenschaft oder der Erlebnisbericht eines solchen Mannes? Wer profitiert durch wen?“ frage ich mich. Und spekuliere insgeheim über den gesellschaftlichen Wert, den Medienwert von Wahrheit und persönlichem Erleben.

Ich komme mir selbst hilflos vor in meinen Antworten. Der Fachmann, als der ich eingeladen bin, verstummt. Er ist nicht mehr gefragt. Die Anschaulichkeit des jungen Mannes geht unter die Haut.

„Ich bin unehelich geboren. Habe mit meiner Mutter alleine gelebt. Dann kam ich ins Heim, kam wieder zurück. Meine Mutter, Alkoholikerin, behandelte mich wie ihren Besitz."

Der Junge wurde zum zentralen Lebensinhalt seiner Mutter und skizziert jetzt hier diese Beziehungsgeschichte durch plausible Bilder. Die Mutter sei nackt durch die Wohnung gelaufen, als sei das selbstverständlich. Ohne Peinlichkeit und Hemmung habe sie sich im Beisein ihres Sohnes intim gewaschen und sei auch ihrem Sohn beim Waschen behilflich gewesen.

So wie eine Mutter eben ihren Sohn wäscht. Ob mit drei Jahren oder mit neun!

Mit zehn Jahren sei es dann zum ersten, wie er betonte, „landläufigen sexuellen Kontakt" mit der Mutter gekommen. Während er erzählt, lacht er seltsam ruhig und ist für einige Sekunden in sich gekehrt. Ich verwerfe gleich meine voreilige Phantasie, er wolle etwas in sich bewahren. Etwas Wunderbares, das die geschilderten Erlebnisse für ihn gewesen sein könnten.

Später bin ich froh und fühle mich in meinem fachlichen Übereifer bestätigt, als ich merke, daß der junge Mann seinem schwulen Freund im Publikum zulächelt. Jetzt habe ich eine faßbare Erklärung, nämlich seine Homosexualität als Auswirkung des sexuellen Mißbrauchs durch die Mutter, zu der ich auch noch innerlich Stellung beziehen kann. Die ich verstehen oder moralisch verwerfen kann.

Alles habe sich in den folgenden Jahren hochgeschaukelt, sei eskaliert. Zunächst habe er sich selig erregt und wie das Eigentum der Mutter gefühlt, dann aber den sexuellen Kontakt als unangenehm erlebt. Sie habe nämlich nicht auf seine Gefühle und seine seelische Verletzung reagiert.

Konnte sie es überhaupt merken? Hätte sie es als Mutter wissen müssen?

Wo war der Mann dieser Frau gewesen?

„Eine Mutter darf nicht mit ihrem Sohn schlafen!"

Jedesmal sei sie betrunken gewesen. Er selbst habe mitgemacht, sich zwar nicht wohl gefühlt, aber eben mitgemacht!

Seine Erektion, seine Erregung hätten ihn in einen Strudel ganz widersprüchlicher Gefühle gerissen: Aufregung, Interesse, Ekel, Angst, aufzufallen, Sorge um die Mutter, sie könne ins Gefängnis kommen und er ins Heim.

Dann kam der nicht nur angedrohte Liebesentzug, wenn er nicht mitmachen wollte. Über vier Jahre sei alles so gelaufen.

Dabei lächelt er wieder so geheimnisvoll.

Ich stelle mir die Erregung des jungen Mannes vor, seinen steifen Penis im Liebesspiel mit seiner Mutter. Eine unfaßbar faszinierende Vorstellung, die so radikal verwerflich und geheimnisvoll ist. Die Phantasie vieler Jungen!

Warum sollen denn diese Jungs, so frage ich mich, nicht das spüren und erleben dürfen, was die Psychoanalyse als Ödipuskomplex zeichnet! Und worin besteht der aufregende, provozierende Unterschied zwischen den psychologischen Etiketten: Ödipuskomplex und persönliches „ödipales" Gefühl?

Warum darf das „eine" sein und warum ist das „andere", wenn man sich dazu bekennt, verwerflich und ketzerisch?

Das bewußte, selbstsichere Auftreten des jungen Mannes, seine detallierte, fast abgeklärt wirkende Darstellung der intimen Verführungs- und Liebesgeschichte zwischen sich und seiner Mutter, machen mich ratlos. Hätte ich es lieber gesehen, wenn er zusammengebrochen wäre? Wenn er unter den Schmerzen der Erinnerungen und der Selbstdarstellung gelitten hätte?

Verzweifelt, beschämt und sexuell mißbraucht?

Hätte ein Mann dies mit einem Mädchen getan, spräche man von Vergewaltigung, von Gewalt durch Sexualität.

Aber wie war das bei dieser Mutter und bei diesem Sohn?! Was geschieht zwischen zwei Menschen in einem solchen Moment intimster Nähe, wenn die Mutter in ihrem Alkoholrausch für einen Moment die Verwerflichkeit ihres Begehrens spürt, dann aber den erigierten Penis ihres Sohnes berührt?

Der Penis, der von der Mutter in verwerflicher Weise in Besitz genommen wird. Und voller kindlicher Erregung pulsiert.

Wie stark muß die Verwirrung eines Sohnes sein, eines kleinen Mannes, der in so jungen Jahren seiner (vor-)pubertären Erregung nachgibt und mit seiner Mutter schläft. Der seinen steifen Penis spürt, seine Erregung und die Verlockung. Die Verführung in der Verwerflichkeit. Bewußt und unentrinnbar gefangen in einer Liebesbeziehung, die gerade in ihrer Verwerflichkeit in den meisten Fällen von den Jungen nicht geglaubt wird oder verstanden werden kann.

Mütter und Söhne!

Kein Beweis! In der Regel keine Anschuldigung seitens des Sohnes! (Ergebnis einer repräsentativ durchgeführten „Opferbefragung" durch das kriminologische Forschungsinstitut Niedersachsen).

Würde ich jetzt, denke ich in der Talk-Show, befragt werden, müßte ich verstummen. Ich könnte nichts in Worte bringen, wäre beschämt, meine innersten Phantasien der Öffentlichkeit preiszugeben. Ich käme mir wie ein begieriger Voyeur vor, jemand, der nur darauf wartet, solche Geschichten zu verschlingen.

Ohne sich selbst natürlich die Hände schmutzig zu machen.

Ich, als der Fachmann!

„Ich war für sie immer ein sehr sensibler und zärtlicher Mann!" lacht der junge Mann, als wir eingehender über die Säuberungspraktiken von Müttern am Glied ihrer Söhne sprechen. Der junge Mann bestätigt, was Professor Amendt herausgefunden hat, daß diese Praktiken erregende, oft sexuelle Praktiken gewesen seien. Durchgeführt in Sorge über die Probleme einer möglichen Vorhautverengung der Söhne, so die Studie.

Was muß in einer Mutter vorgehen, wenn sie hinter einer solchen Sorge ihren geheimen, unbewußten Wunsch verbirgt, aus dem Jungen einen guten Liebhaber machen. So die Studie.

Die jahrelange Erfahrung seiner gespaltenen Sexualität, der seelischen Ablehnung durch die Mutter und der körperlichen Erregung stürzen den jungen Mann in massivste Schuldgefühle. Er ist in seinem Kern getroffen. Und er weiß, es ist verboten. Anschließend sei er sofort hinausgegangen, habe sich gründlichst gewaschen und vor den Fernseher gesetzt. Abschalten, nicht wahrhaben, leugnen!

Und später, nach Beendigung der sexuellen Beziehung durfte sie ihn nie wieder anfassen!

„Von da an habe ich nicht mehr akzeptiert, daß sie zu mir sagte: ‚Ich liebe dich‘ oder mir ein Küßchen geben wollte.“

Unnahbar fühlt er sich, beschmutzt und erregt zugleich! Er fühlt sich schuldig und hat das Gefühl, unglaubwürdig zu sein, wenn er anderen davon berichten würde!

Sein Coming-out als Homosexueller, als er 18 Jahre alt war, besiegelte das Ende der Beziehung mit der Mutter. Erleichtert grenzt er sich nun von seiner Mutter, der Sexualität mit Frauen ab. Er ist schwul. Er fühlt sich bestätigt und gesichert durch seine Beziehung zu Männern. Verstanden und darin bestärkt, heute hier so zu reden.

Ich spüre mein Mißtrauen, als er die Geschichte von den Pornoheften seiner Mutter erzählt. Er sei damals acht Jahre alt gewesen und könne sich noch heute ganz genau daran erinnern.

„Mir war damals bereits alles klar. Ich sah die Pornohefte meiner Mutter in der Schublade liegen, blätterte darin herum und spürte die geheime Faszination, die von den männlichen Geschlechtsteilen ausging.“

Sein Blick huscht wieder zu seinem Freund im Publikum, und der Hauch eines Lächelns scheint das geheime Band zwischen den beiden zu besiegeln, zu bekräftigen und zu verewigen. Ich höre noch seine Worte, die nachdrücklich seinen Horror darüber unterstrichen, das Eigentum seiner Mutter gewesen zu sein. Ich erinnere mich an seinen Ekel vor besitzanzeigenden Fürwörtern und die mütterlichen Forderungen, ihr sexuell zu eigen zu sein.

Ich spüre mein diffuses Mißtrauen und meine Unsicherheit, meine Unsicherheit, die mich daran hindert, diesem jungen Mann unvoreingenommen zu begegnen. Ich empfinde mit ihm, ahne die unmenschlichen mütterlichen Besitzverhältnisse über den kindlichen Penis, der nie seine männliche Fähigkeit zur Potenz eingebüßt hatte. Auch nicht durch einen solch schrecklichen Übergriff seitens der Mutter. Ich stelle mir diesen jungen Mann in seinem damals nie gehörten Zwiespalt, seiner ungehörten Einsamkeit vor, wenn er seinen Liebesdienst erfüllte und das Eigentum der Mutter blieb. Aufgewühlt möchte ich ihn in seiner Entscheidung bestärken, ihm sagen, er habe sich zu Recht derart radikal von seiner Mutter distanziert.

Aber, so denke ich mißtrauisch, welchen Preis hat er für diese Distanzierung gezahlt, welches Opfer dafür gebracht?

Das Opfer seiner Sexualität?

Den Preis, keine Frau mehr sexuell zu begehren?

Zum Glück erinnere ich mich an meine Zurückhaltung auf der Bühne der Öffentlichkeit, in dieser Talk-Show. Ich hatte nichts über etwaige tiefenpsychologische, psychoanalytische Erklärungsmodelle der Homosexualität gesagt. Ich stecke nicht in der Haut des jungen Mannes, und es steht mir nicht zu, eine derart unverschämte Phantasie über mütterlichen sexuellen Mißbrauch und Homosexualität zu haben.

Gerne würde ich mit dem jungen Mann in einem anderen Rahmen eingehender und persönlicher über uns beide sprechen. Weiß dabei um meine eigenen peinlichen Gefühle, aber auch die Neugier, mehr über unsere Sexualität, nämlich die zwischen Müttern und Söhnen, zu sprechen.

Sei sie inzestuös, sei sie von unbeschwerter Liebe getragen, oder firmiere sie unter dem Etikett des sexuellen Mißbrauchs!

Vernichtungsangst

Die Gefühle, die durch den Vorwurf des sexuellen Mißbrauchs ausgelöst werden, sind derart tief und radikal, daß sie jemanden überschwemmen und mitreißen können. Man kann sich innerlich nicht dagegen wehren oder schützen. Entweder wird das Erleben emotional abgespalten oder in einer Vernichtungsangst verdichtet. Dabei scheint es keine Rolle zu spielen, ob der Vorwurf berechtigt ist oder nicht.

Gleichzeitig gehört es bei einem solchen Vorwurf dazu, daß Realitäten geschaffen werden, bevor überhaupt alle Beteiligten gehört wurden. Eine Vor-Verurteilung, der man sich nicht entziehen kann. Alles, was man nun tut und sagt, scheint Beweis für den Vorwurf zu sein.

Dieser Vorgang, eine fast schon zwanghafte, paranoide Veröffentlichung intimer Beziehungen, ermöglicht es anderen Personen, sich in die inneren Angelegenheiten einzumischen. Ohne um Erlaubnis zu fragen. Und ohne ihre eigenen versteckten, begierigen Interessen kundzutun!

Das sogenannte Opfer wird erneut zum Opfer. Zum Opfer derer, die wie mittelalterliche Inquisitoren, sich zum Retter mißbrauchter Kinder und Erwachsener erheben.

Ein Verdacht, eine Behauptung, ein auffälliges Symptom reichen diesen Personen als Begründung eines Schuldspruches aus. Den sie dann mit aller Gewalt zum Vollzug bringen.

Die Erfahrung in einem intimen Verhältnis, wie es die Psychotherapie darstellt, etwas vorgeworfen zu bekommen, das nicht beweisbar oder widerlegbar ist, schafft einen unausweichlichen Zustand der Gefährdung.

Man muß sich als Psychotherapeut verhalten. Man kann nicht nichts tun. Man muß auf die Anschuldigung reagieren, die verheerende Konsequenzen nach sich ziehen kann. Was auch immer man selbst unternimmt. Eine Vorgabe, die darauf abgestellt ist, zu verleumden, zu entwerten, zu vernichten!

Eine Beziehungswirklichkeit bindet die beteiligten Menschen vielschichtig aneinander. Der radikale Eingriff einer derartigen Anschuldigung treibt einen unüberbrückbaren Keil zwischen die Menschen und zerschneidet ihre gewachsenen Beziehungen, Gefühle und Gewohnheiten.

Das Wohl eines Kindes, eines Erwachsenen zu retten, stellt somit ein brisantes Unterfangen dar, das leider bei Wegfall der Verdachtsmomente oft bereits zuviel vernichtende Zwietracht gesät hat. Die Definition, was das Wohl des Kindes sei, wird dann eher durch den bestimmt, der die Verfügungsgewalt über das Kind bekommt. Aber nicht durch das Kind selbst. Nicht durch die betroffenen Personen um die es gehen sollte.

Die Wirklichkeit vertauscht die Rollen. Das, was dem Kind eventuell zugefügt worden ist, was der Betroffene erlebt hat, wird nun dem vermutlichen Täter zugefügt. Er erlebt dieselben Gefühle.

Handelt es sich, wie so oft, um einen Verdacht, werden Realitäten geschaffen. Werden die Gefühle der beteiligten Personen verletzt und mißbraucht.

Der Verdacht, der überprüft werden soll, das, was ergründet werden soll, wird erschaffen!

Und man hat seinen Beweis.

Ich erzähle die Geschichte einer Begegnung zwischen mir und einem 48jährigen Mann, der mich des sexuellen Mißbrauchs bezichtigt hatte.

Ohne Grund!

Wie ich vor kurzem erfuhr, hat der junge Mann, von dem ich berichte, mich weiterhin in der Öffentlichkeit des Mißbrauchs beschuldigt. Entgegen unserer Absprache! Ohne jegliche Grundlage für eine derartige Anschuldigung.

Ich hätte sterben, im Boden versinken können. Mein Herz drohte zu versagen. Ohne eine leiseste Bewegung meiner Atmung auch nur wahrzunehmen, starrte ich voller Schrecken auf die beiden Menschen vor mir.

Jegliche Sicherheit, jeglicher Halt in meinen Beinen schien verlorengegangen. Die mir verfügbare Welt waren meine weit aufgerissenen Augen, die starre Stahlplatte in meinem Nacken, die das Gefühl von Panik zu einer unverrückbaren Wirklichkeit machte. Im unentrinnbaren Sog der in ruhigem Ton vorgebrachten Anschuldigungen des Mannes stand ich regungslos da. Wie paralysiert!

Gedanken waren zusammengestürzte Wort-Haufen, Bruchstücke von haltlosen Sätzen spukten durch mein Hirn ohne daß ich sie zu fassen bekam. Ich las die Buchstaben, ich suchte nach dem Sinn und verlor beides im unendlichen Strudel meines Blackouts.

Wie in Trance, ohne Sicherung eines tragenden Bodens spürte ich meine Vernichtungsangst!

Es ging mir an den Kragen, an meine Existenz! Ich wußte es, noch bevor der erste Satz zu Ende gesprochen war, bevor die wohlüberlegten Anschuldigungen mich erschütterten. Anschuldigungen, die zu einer „Wahrheit“ wurden, bevor ich überhaupt gefragt worden war.

Ich spürte, daß es nicht um die Erörterung, die Durchleuchtung kontroverser Meinungen ging, sondern um die verzweifelte Verteidigung sowohl meiner Lebensgrundlage als auch meiner Lebensberechtigung.

Schlaflosigkeit, Selbstzweifel und ein brennendes Getriebensein schienen den letzten Rest meines erschütterten Selbstwertgefühls zu zernagen.

Ich sollte der Täter sein!

Ich sollte ihn sexuell mißbraucht haben. Er kam, sagte es in Anwesenheit einer Zeugin, seiner Freundin, um mir die Konsequenzen des bereits gefällten Urteilsspruches zu erläutern. Ohne eine Chance der Erwiderung, ohne eine Chance der Korrektur und Richtigstellung.

Ohne eine Chance, überhaupt beteiligt zu sein.

Mit mir wurde etwas gemacht! Ein Unheil, das nicht zu verhindern war. Eine Zwickmühle, ein Fallstrick, der sich, je mehr ich mich zu retten versuchte, zuzog.

Die zeitlose Ewigkeit des Wartens raubte mir, trotz meiner ständigen eigenen inneren Überprüfung, ob von der Anschuldigung wohl doch etwas Wahres dran sei, die so sehnlichst gewünschte Ruhe der Entlastung. Bemüht, die paranoide Strategie dieses Mannes zu durchdenken, um zu verstehen, um selbst handlungsfähig zu bleiben, blieb ich ohne Chance.

Ich bin in seinen Fängen! Als warte die „Welt" nur darauf, diesen Vernichtungskampf vorgeführt zu bekommen beziehungsweise daran beteiligt zu werden, hatte sie mich schon längst im Griff.

Ich begann mich vor mir selbst zu schämen. Ohne zu wissen, warum, und in der Gewißheit, der Anschuldigung nicht entrinnen zu können. Ein letzter Überlebensfunke beteuerte meine Unschuld, begann aber zusehends an Überzeugungskraft zu verlieren. Ich begann mich gerade dadurch schuldig zu machen, indem ich mich zu mir bekannte.

Diesen Anschuldigungen ausgeliefert zu sein, mich diesen geilen, geifernden Blicken, die auf mich gerichtet zu sein schienen, nicht entziehen zu können, lähmte meine Lebenskraft und meine Selbstachtung. Alles war über Bord geworfen, ich stand nackt und paralysiert wie in Fesseln. Wehrlos am Pranger!

Wie im Mittelalter, zur Zeit der Inquisition, sollte ich ein Schriftstück unterschreiben. Meine Unterschrift sollte mir Zügel anlegen für etwas, was ich nicht war, und was ich nicht getan hatte. Meine Unterschrift sollte durch ihre bloße Existenz zum Zeichen meiner Schuld werden.

Mein Eid, dem sexuellen Mißbrauch abzuschwören, wurde somit beinahe zum Beweis desselben.

Bis ich mich einem Kollegen gegenüber zu öffnen wagte!

„Ja, das ist so: Es geht um Vernichtung. Der Mann will dich vernichten, und du mußt ihm Profil zeigen! Wenn nichts passiert ist, dann mach ihm klar, wo die Grenzen sind."

Mir fielen Lasten von den Schultern. Die Knie konnten das Gewicht meines Körpers nicht mehr halten. Ich konnte nur noch weinen, zusammensinken und in die Ewigkeit der Sehnsucht nach kindlicher Geborgenheit tauchen. Zurück aus dem abgespaltenen Niemandsland voller Panik, Lähmung und Vernichtung, begann ich mich zu behaupten. Klar, deutlich, unerbittlich! Noch nie zuvor in meinem Leben hatte ich mich so ausweglos vor die Wand gestellt erlebt. Noch nie zuvor war ich in einer derartigen Vernichtungsangst gefangen gewesen.

Allmählich lernte ich wieder, mich zu fühlen, wach für die Signale meiner Sinne zu sein. Die Sinne, die mir sonst wie Seismographen eine Differenziertheit meines Standpunktes anzeigten und mich bekräftigten, diesen zu behaupten.

Beim letzten Therapiegespräch in meiner Praxis konfrontierte ich den Mann mit meiner Wahrheit! Klar und deutlich begann ich meine Sicht der Dinge zu erläutern. Hierbei legte ich Wert darauf, unsere Therapiebeziehung, und die Geschichte derselben nicht außer acht zu lassen, nicht abzuspalten. Gleichzeitig widersprach ich seiner Anschuldigung, ich hätte ihn sexuell mißbraucht. Ich erinnerte ihn an die Fakten, an die tatsächlichen Vorgänge, um ihm dann aber unmißverständlich meine Auffassung klarzumachen, daß er mich vernichten wolle!

Und daß ich mir das nicht bieten lassen wollte!

Eine Rettung aus dem Zustand der Un-unterscheidbarkeit der Vermischung von Schuldgefühl, Scham, Selbstbewußtsein und Selbstbehauptung. Eine Kraft, die mir Mut gab, mich wieder an dem Geschehen zu beteiligen. Mich zu spüren, mich zu erleben und mich selbst einzuschätzen. Um zwischen ihm und meinem Erleben unterscheiden zu können, um die heftige Welle von Übertragungsgefühlen und lebensgeschichtlicher Mißbrauchsdynamik abzuwehren.

Ohne in dem Gegenübertragungsgefühl der Vernichtungsangst unterzugehen.

„Wenn du durch meine Unterschrift die Sicherheit haben willst, daß ich nichts über die Psychotherapie mit dir und deiner Lebensgeschichte im einzelnen veröffentliche, dann bin ich gerne dazu bereit. Aber nur unter der Voraussetzung, daß du dich auch verpflichtest, alle Anschuldigungen gegen mich in diesem Raum zu belassen!"

Für einen Moment loderte das Vernichtungsfeuer erneut auf. Wie zum Zerreißen gespannt rief er, äußerst aggressiv: „Dies ist der Beleg dafür, daß du alles geheimhalten willst. Dies ist der Beweis dafür, daß du des sexuellen Mißbrauchs schuldig bist!"

Sind dies die Worte des Inquisitors im Hintergrund? Sind dies die Worte, die Argumente meines Kollegen, der den Mann auf unser Gespräch und die vorgebrachten Anschuldigungen vorbereitet hatte? Ein Kollege, der in ähnlichen Fällen sich zum selbsternannten Inquisitor erhebt?

Was ist eigentlich passiert?!

Im Rahmen meines Buches „Worte sind Maske – Szenen männlicher Intimität" befaßte ich mich unter anderem mit dem inzestuösen, verführerischen Geschehen zwischen Müttern und Söhnen. Eine heikle Problematik, die in der öffentlichen Diskussion bislang nur zögerlich berücksichtigt wird. Eine der Besonderheiten bei der geheimen Verführung zwischen Müttern und Söhnen ist der Umstand, daß das Geschehen eher atmosphärisch erfaßt werden kann. Vielfach gibt es keine Ereignisse, die wie ein Beweis dingfest gemacht werden können. Orte der mißbräuchlichen Beziehung zwischen Mutter und Söhnen sind zudem Handlungen und Rituale, die zum Erziehungsalltag gehören: die Art der Liebkosung, die Art der Sorge um das gesundheitliche Wohlergehen, Wasch- und Säuberungszeremonien usw.

Gerhardt Amendt hat in seiner Untersuchung „Wie Mütter ihre Söhne sehen" den Versuch unternommen, die feine Grenzlinie zwischen mütterlicher Sorge und Unangemessenheit zu erforschen. Die Überschreitung dieser Intimgrenzen kann oft in Verwirrung, Verführung und inzestuösen Handlungen enden. Die Mütter sind sich dabei nicht über die sexuelle Erregbarkeit ihrer Söhne, ihrer kleinen Männer im klaren. Sie sind mit dem Körper, den Gefühlen, der geheimnisvollen kindlichen Sexualität befaßt, ohne sich groß nach dem Wohlergehen der Söhne zu erkundigen. Es scheint, als wüßten sie darüber Bescheid, was und wie ein Junge fühlt. Das, was sie unternehmen, die Art und Weise der Erziehung und die weibliche Vorbereitung auf eine männliche Sexualität sind in der Regel gesellschaftlich akzeptiert und von der Öffentlichkeit gutgeheißen.

Was ist denn schon dabei, wenn eine Mutter ihren kleinen Sohn vor Freude und Glück beim Wechseln der Windeln liebevoll auf seinen Bauch und den kleinen Pimmel küßt?

Was ist denn schon dabei, wenn sie sich bei einer eventuellen Vorhautverengung ihres Sohnes um dessen sexuelle Entwicklung sorgt? Dabei aber eher von ihren eigenen Phantasien und Befürchtungen ausgeht als von dem männlichen sexuellen Erleben.

Was ist denn schon dabei, wenn die Mutter in einem halbdurchsichtigen Nachthemd durch den Flur geht und keinerlei Gespür für die mögliche sexuelle Erregung ihres kleinen Sohnes besitzt?

Er ist ja noch ein Kind!

Der 48jährige Mann, der mich so heftig des sexuellen Mißbrauchs angeschuldigt hat, weiß um die Verletzung seiner Intimsphäre durch seine Mutter. Nachdem wir eingehend die familiäre Verführungs-Szenerie durchgearbeitet hatten und die zum Teil tragischen Auswirkungen auf seine Erwachsenensexualität, seine Selbstsicherheit als Mann zu verstehen begannen, fragte ich ihn, ob ich einen Teil dieses Verführungsgeschehens in meinem Männerbuch veröffentlichen dürfte.

Natürlich anonym!

Natürlich nur mit seiner Erlaubnis, nur mit der Berücksichtigung seiner Änderungsvorschläge zu meinem Manuskript.

Aber: Bevor wir im einzelnen über meinen Vorschlag sprechen und entscheiden konnten, hatte ich schon den Vorwurf des sexuellen Mißbrauchs am Hals.

Unser bislang durch Vertrauen und Sicherheit getragenes therapeutisches

Bündnis, das durch die dreijährige Therapie Fundament genug zu sein schien, ihn um seine Erlaubnis für eine mögliche Veröffentlichung zu fragen, stürzte in eine tiefe Bewährungsprobe. Eine Krise, die zum therapeutischen Alltag gehört, die aber zu einem Bruch umfunktioniert wurde. Durch andere!

Etwas, das in anderen Krisen während der Psychotherapie in der Regel von den Beteiligten selbst durchgestanden wird.

Die Tatsache, daß wir uns in der Endphase des therapeutischen Prozesses befanden und daß er einige Monate zuvor seine Schwester zu mir in Therapie empfohlen hatte, hatten mich auf die Stabilität unserer therapeutischen Beziehung vertrauen lassen. Aber weit gefehlt.

Der Mann kam beim nächstenmal mit seiner Freundin als, wie er betonte, Zeugin, um mir die Empfehlungen seines Rechtsanwaltes mitzuteilen und mir die Ansicht des von mir vermuteten Inquisitors im Hintergrund vorzutragen.

Außer Atem, mit versteinertem Gesicht sagte er: „Das heutige Gespräch ist keine Therapie mehr. Ich werde nicht dafür bezahlen."

Ich hätte sterben, im Boden versinken können. Mein Herz drohte zu versagen. Ohne eine leiseste Bewegung meiner Atmung auch nur wahrzunehmen, starrte ich voller Schrecken auf die beiden Menschen vor mir. Auf den Mann, der unsere bislang tragfähige Beziehung umdefinierte. In eine andere Rolle schlüpfte und Sprachrohr fremder Menschen wurde.

Die Kampfansage, mit der ich als Täter definiert wurde, trug er in Worten und Argumentationsketten vor, die nicht zum Sprachgebrauch des Mannes gehörten, den ich seit über drei Jahren kannte. Sie waren mir aus der Literatur und aus den Katalogen der Empfehlungen für sexuell mißbrauchte Frauen bekannt.

Eine Terminologie, die waffengleich eine Beziehung, ein lebendiges Geschehen in zwei Fronten, in zwei gegeneinander kämpfende Parteien aufspaltet.

Der junge Mann schien in einem Trancezustand zu sein. Angestiftet durch andere, etwas abgespalten, etwas aufzugeben, das für ihn, bislang vertraut, eine hilfreiche Grundlage der persönlichen Entwicklung darstellte. Nämlich unsere therapeutische Beziehung!

Er war nicht mehr er selbst.

Die Wirklichkeit unserer Beziehung, die Wirklichkeit meines Anliegens, meiner Anfrage, ob ich eine Geschichte über uns veröffentlichen dürfte, wurde umkonstruiert. Im Sinne anderer.

Ohne meine Beteiligung!

Ohne Würdigung unserer Gefühle, die sich in der therapeutischen Beziehung entwickelt und als tragfähig erwiesen hatten. Ich sehe noch heute den Mann vor mir, möchte ihn schütteln, um ihn aus den Fängen des Inquisitors zu reißen. Ich spüre seine eigene verzweifelte Ohnmacht, wieder mit einem Mißbrauchsgeschehen konfrontiert zu sein. In der Suche nach Unterstützung, in der Sehnsucht, gehalten zu werden, gesichert zu sein, muß er sich als Spielball anderer Kräfte, anderer Interessen erleben. Ohne die Möglichkeit der eigenen Einflußnahme, ohne die Wertschätzung seiner Gefühle, seiner von ihm getragenen und gelebten Beziehung.

Wie er betonte, hätte er seine durch meine Frage aufgewühlten Gefühle nicht verbergen können. Andere hätten ihn darauf angesprochen und wollten ihm hilfreiche Ratgeber sein. Zufälligerweise zwei Männer, die mir nicht wohlgesonnen waren. Die ich aus ganz anderen Bezügen kannte. Ein Kollege, mit dem ich meine Ausbildung zum bioenergetischen Therapeuten gemacht hatte und ein früherer Freund von mir.

Der Mann wurde zum Rechtsanwalt geschickt, damit er vor mir geschützt sei.

Geschützt wovor?

Ich bin wütend und fassungslos über die Einmischung fremder Menschen, die andere im Sinn ihrer unhinterfragten eigenen Interessen manipulieren. Interessen, die von einer radikalen Emotionalität getragen sind und eine bestehende wichtige Vertrauensbeziehung, die in eine Krise geraten war, zerstören.

Auf Kosten des Mannes.

Die für mich verständlichen, aufgewühlten Gefühle des Mannes waren Teil unserer Therapiebeziehung und wurden auf einmal in die Öffentlichkeit gezerrt. Ohne Frage um Erlaubnis. Ohne mich zu beteiligen.

Ist dies eine absurde Wiederholung der Einflußnahme „fremder Mächte" auf den Mann? Einer Einflußnahme, der er sich nicht entziehen kann?

Der Mann suchte damals bei seiner Mutter und heute bei den zuvor genannten Menschen Schutz, Verständnis und Orientierung. Doch diese waren blind und mißbrauchten die unschuldigen Gefühle des Mannes für ihre eigenen Zwecke.

Ich erinnere mich an den kleinen Jungen, den Sohn einer verführerischen Mutter, und sehe einen erwachsenen Mann vor mir, der mir mit dem Rechtsanwalt droht und mich des sexuellen Mißbrauchs anschuldigt.

Ich bin in meinen eigenen Gefühlen unsicher und weiß um die Notwendigkeit, auf der Erwachsenenebene, von Mann zu Mann zu reagieren. Auch wenn der Mann damals „Opfer" eines verführerischen Beziehungsgeschehens war, auch wenn die Gefühle, das Erleben von damals zum gegenwärtigen Zeitpunkt wieder aufgelodert waren, erlebte ich mich durch dieses hilflose Opfer mit dem Rücken an die Wand gestellt.

Ich soll Farbe bekennen und mache dem Mann unmißverständlich klar, daß ich mich von ihm nicht vernichten lassen will.

Ich kümmere mich nicht um seine Maßgabe, diese Sitzung sei nun keine Therapie mehr, und erinnere ihn nachdrücklich und ohne falsche Vorsicht an unsere eigene Beziehungsgeschichte. Eben an die Therapie mit mir. Ich appelliere an den tragfähigen Boden der Entwicklung von Vertrauen, Hingabe und Selbst-Gefühl. An eine positive Kraft, die ich nicht der Zerstörungswut eines Inquisitors überlassen möchte.

Ich erinnere an die bindenden Elemente in unserer Beziehungsgeschichte und versuche dem Mann gleichzeitig ein Anker in seiner Krise zu sein.

Aber bei Wahrung meiner eigenen Interessen und einer klaren Abgrenzung dem Vorwurf des Mißbrauchs gegenüber.

„Ich gebe dir gerne die Unterschrift, keine Details über deine Lebensgeschichte zu veröffentlichen. Verlange aber im Gegenzug von dir, selbst auch nicht veröffentlicht zu werden! So wie du es bereits getan hast."

Ich bin unglücklich über die radikale Unterbrechung unserer Beziehung und schlage dem Mann ein Gespräch zu dritt, mit einem von beiden akzeptierten, vertrauenswürdigen Dritten, einer Supervisorin vor. Mit einer Außenstehenden, die das Verbindende in unserer Therapiebeziehung allein durch ihre Zeugenschaft, ihr Mitempfinden reinstallieren kann.

Um uns dann zu verabschieden, zu trennen.

Wir sitzen uns zu dritt gegenüber. Anfangs ein wenig verlegen, breiten wir unsere Ansichten über das aufgescheuchte Szenario, den Mißbrauchsvorwurfes vor unserem neutralen Berater aus. Die Standpunkte sind klar. Jeder von uns beiden erlebt sich als Sieger. Souverän, isoliert und unerbittlich. Die Anwesenheit eines wohlwollenden Zeugen besänftigt das gelegentlich auflodernde Feuer hitziger Vorwürfe. Ich bin erschrocken und fassungslos über den krassen Widerspruch, über die Spaltung zwischen der Weichheit der Gesichtszüge des Mannes und der radikalen Härte seiner Abgrenzung von mir.

Ich wähne mich auf einer Schaukel zwischen sehnsuchtsvollem Hoffen und schmerzlicher Selbstverteidigung den unhaltbaren Anschuldigungen gegenüber. Was war geschehen? Wie erklärt sich ein solches Opfer, ein solcher Verzicht? Nach 3 Jahren Therapie.

Ich sehe die traurigen Augen des kleinen Jungen im Gesicht des Mannes. Mir schnürt sich die Kehle zu, und ich wage kaum zu atmen, um meinen rasenden Haß auf die hinter dem Mann vermuteten inquisitorischen Kräfte zurückzuhalten.

Kein Kontakt mehr! Herausgerissen aus unserer Vertrauensbeziehung, einem therapeutischen System, das über Jahre bestens funktioniert hatte. Eine seelenfeindliche Aktion, die ich mir in dieser Unerbittlichkeit nur durch die von mir phantasierten bösen Kräfte erklären kann.

Der Mann wie eine Schachfigur dazwischen!

Als würde ich im luftleeren Raum strampeln und mit den Zehen gelegentlich den Boden berühren, taumele ich durch den Dschungel der Szenerie, die Abgründe innerer Seelen-Qualen.

Ich will nicht akzeptieren, was ist, und dokumentiere knallhart, daß ich mich nicht vernichten lassen werde. Ich werbe um eine „anständige" Verabschiedung, eine für mich unbedingt erforderliche, gemeinsame Trauer.

Ich will die Unterstellungen nicht akzeptieren und renne gegen die Wand derjenigen, die sich eingemischt haben! Derjenigen, die da sind, ohne sich zu zeigen!

Ich trauere in meiner Ohnmacht über die tiefe Beschämung des Mannes in seiner Kindheit. Trauere in meinem Zorn über die unverschämte Anschuldigung, die natürlich nie zu einer Rechtsangelegenheit geführt hatte. Und schäme mich selbst, dem Mann letztendlich nicht geholfen zu haben.

Obwohl ich es gewiß gut gemeint hatte.

„Richtige“ und „falsche“ Therapeuten

Eine Befragung unter Fachleuten bezüglich körperlich-erotischem Kontakt in der eigenen Arbeit, brachte u.a. folgende Resultate:

Körperliche Berührungen nehmen in der Arbeit von Fachleuten einen wichtigen Platz ein.

Viele Fachleute fühlen sich ab und zu bis oft zu Klienten sexuell hingezogen.

Diese Gefühle finden die Fachleute akzeptabel.

Tatsächlicher erotisch-sexueller Kontakt zwischen Fachleuten und Klienten kommt regelmäßig vor.

Es kann von einer reellen Not unter Fachleuten gesprochen werden.

So das Schweizer Zentrum für Agogik (zak). Ist also das von einer anonymen Autorin geschriebene Buch „Verführung auf der Couch“ die Pflichtlektüre jedes Therapeuten, wie der Diplom-Psychologe Martin Ehlert in der Zeitschrift „Report Psychologie“ fordert? Um die Mißbrauchs-Geschichte als eine dämonische Abhängigkeit zu entlarven, von der die Autorin sich bis heute nicht erholt hat. „Eine Geschichte, die sie (d.h. die Patientin) beinahe endgültig zerstört und völlig beziehungsunfähig zurückgelassen hatte.“

Wirklichkeit in bundesdeutschen psychotherapeutischen Praxen?

Oder ist dieses Buch eine Streitschrift, über die ein beinahe unüberbrückbarer Zwiespalt der Meinungen im therapeutischen Lager wiederbelebt wird?

Ehlert bezieht sich im einzelnen auf empirische Untersuchungen zum sexuellen Mißbrauch in der Psychotherapie, diskutiert die Haltung Sigmund Freuds und die der Psychoanalyse zum Thema, um hieraus Forderungen an einen psychologischen Berufsverband aufzustellen. Die Erörterung der professionellen Verantwortung, vor deren Hintergrund eine sexuelle Beziehung zwischen Therapeut und Patient auf keinen Fall befürwortet werden darf, kann aber selbst in der Radikalität ihrer jeweiligen Einstellung und ethischen Forderung Teil der erregten Öffentlichkeit sein. Wenn Ehlert mit Wirtz (bekannt durch ihr Buch „Seelenmord“) davon ausgeht, daß bei der Grenzüberschreitung in der Therapie der Therapeut allein die Verantwortung für das Geschehen trägt, so muß befürchtet werden, daß die Patientinnen, und davon geht man in der Regel aus, infantilisiert werden und in ihrer Opferhaltung belassen bleiben. Eine Gefahr, die zu einer Fortschreibung der Mißbrauchsdynamik führen kann!

Wenn an anderer Stelle ausgeführt wird, daß alles dafür spricht, „daß fast jeder praktizierende Psychotherapeut auf Patienten stößt, die eine sexuelle Beziehung mit ihrem früheren Therapeuten hatten“, so kann dies zu einer polemisierenden Behauptung werden. Zu einer Behauptung, die mit der geheimen Forderung belegt ist, bei den eigenen Patientinnen nach mißbrauchten Frauen zu suchen. Hierdurch wird eine therapeutische Haltung unterstützt, die eher einem strafverfolgenden Verhalten zuzurechnen ist als einer umsichtig-besonnenen, stützenden Distanz.

„Grundsätzlich sind alle Frauen gefährdet, die sich einem Therapeuten anvertrauen.“ So der juristische Leitfaden für HelferInnen von Wildwasser Nürnberg e.V.

Wenn gar schließlich eine möglichst breite Veröffentlichung der Namenslisten mißbrauchender Therapeuten erwogen wird, um potentielle Opfer zu warnen, so kann dies auch als Ausdruck einer neuen Form von kollegialer Rivalität und Konkurrenz verstanden werden.

Schutz der PatientInnen heißt aber: Psychotherapie ohne kollegiale Hatz!

Die Brisanz therapeutischer Selbsteinschätzung und von geheimem Konkurrenzdenken geprägter Auslegung von Ethik in der Psychotherapie scheint dabei die vielschichtige Tradition von therapeutischer Praxis und Ausbildung zu verschleiern. Eine Tradition, die selbst mit Inzest und Mißbrauch zu tun hat oder mit Geschehnissen und Vorkommnissen, die im nachhinein mit dem Siegel des sexuellen Mißbrauchs belegt wurden.

Obwohl sie damals ganz anders erlebt und behandelt wurden.

Zur Verschleierung, zur Verleugnung dieser eigenen Tradition in der Psychotherapiegeschichte gehört nicht selten eine kämpferische Haltung, die den sexuellen Mißbrauch durch Kollegen an den Pranger stellen will. Radikal und gestützt durch einen passenden Ethikkatalog.

Ich erinnere mich noch genau an die Anfänge der offiziellen Ausbildungen der humanistischen Therapieverfahren im deutschsprachigen Raum. Dabei besinne ich mich auf unsere „Väter" und „Mütter", die therapeutischen Ausbildungseltern. Heute international bekannte TherapeutInnen. Es herrschte damals eine freizügige, lockere Atmosphäre. Es war beinahe selbstverständlich, daß anerkannte TrainerInnen und LehrtherapeutInnen mit AusbildungskanditatInnen ins Bett gingen. Ethische Richtlinien und Themen wie sexuelltherapeutischer Mißbrauch waren zu jener Zeit in der Regel belächelte Fremdworte.

Obwohl sich im Einzelfall zu Recht eine Gegenwehr meldete.

Die Ausbildungs-Eltern von damals machten genau das, was ihren Kindern heute im kollegialen Kreis vorgeworfen wird. Sie handelten damals mit Billigung, sogar Bewunderung ihrer therapeutischen Kinder.

Mit Selbstverständlichkeit und Zufriedenheit. Im freizügigen Geist der Flower-Power-Zeit und frühen 70er Jahre. Es war die Zeit, es waren die Menschen, die das ermöglichten und wünschten. Diese Art der Beziehung tat damals der Professionalisierung keinen Abbruch.

Heute müssen sich gerade diese TherapeutInnen gegen sich selbst wenden. Einerseits gegen VertreterInnen der eigenen Berufsgruppe, gegen geschätzte KollegInnen, andererseits gegen die Atmosphäre, gegen die Einstellung und die „geheimen" Werte der damaligen Ausbildungszeit.

Gegen sich selbst!

Wenn also heute jemand den therapeutischen sexuellen Mißbrauch bekämpft, so muß er/sie in der Lage sein, gerade diese Vergangenheit, diese eigene Beteiligung, die gesellschaftlich und geschichtlich bedingte Definition des therapeutischen sexuellen Mißbrauchs bewußt mit zu berücksichtigen. Nicht um etwas, das heute geschieht, zu dulden, zu verschleiern, sondern um sich selbst gegenüber ehrlich zu sein.

Um gerade die derzeitig befürchtete kämpferische Haltung aufzuweichen. Es hätte Züge von Scheinheiligkeit oder Pharisäertum, wenn das unterbliebe.

Ethik in der Psychotherapie ist ein Katalog von Richtlinien für die therapeutische Haltung und Praxis. Aber auch in ihrer Anwendung und Durchführung Ausdruck der Machtbeziehungen in der jeweiligen Therapie-Schule und/oder dem Berufsverband. Werden, so wie es vielerorts Praxis ist, therapeutische Schulen und Berufsverbände eher von Männern geleitet, so gelingt über die mehrheitliche Besetzung der Ethik-Kommissionen den Frauen ein wichtiger Zugang zu den entscheidenden Führungsgremien. Auch wenn Männer in ihren Zuständigkeitsbereichen eine vielleicht eher männliche Politik fahren können, so ist der weibliche Einfluß durch das Vetorecht der Ethik-Kommissionen den männlichen Entscheidungen letztendlich oft vorgeschaltet.

Ich sehe die auf dem kollegialen Machtgerangel beruhenden Anschuldigungen des sexuellen Mißbrauchs im eigenen Kollegenkreis auch auf dem Hintergrund der gesellschaftlichen Kritik an der Psychotherapie, vor allem der Körperpsychotherapie. Kritik an allem, was mit Berührung zu tun hat. Mit einer möglichen, wie es vor allem von der Psychoanalyse befürchtet wird, Sexualisierung der Therapie.

Wenn von sexuellem Mißbrauch in der Therapie gesprochen wird, so entsteht der Eindruck, daß hier ein ganzer Berufsstand kritisiert und diffamiert wird. Geschieht dies gerade aus der unterschwelligen Angst vor Sexualisierung? Der Angst vor der eigenen Sexualität?

Die Psychotherapie ist eine durch sich selbst gefährdete Profession. Ausbildung und Praxis basieren beide auf zwischenmenschlichen Beziehungen. Auf gelungenen und mißbrauchten Beziehungen. Immer wieder kommt es vor, daß eine Ausbildungsbeziehung, eine Ausbildungsinstitution inzestuöse Züge hat. Jemand, ein Ausbilder, zu dem man eine persönliche, intime Beziehung hat, den man schätzt und unter Umständen verehrt, dem man sich in der Lehranalyse geöffnet und anvertraut hat, wird später gerade die berufliche Qualifikation beurteilen.

Verurteilen?

Ich stelle es mir schwer vor, diesen Besonderheiten und Gefährdungen im Rahmen der psychotherapeutischen Ausbildung und Praxis durch eine derart radikale Kampfhaltung und einen machtvollen Ethik-Katalog entgegenzuwirken. Denn diese Haltung kann leicht selbstherrlich oder pharisäerhaft werden. Selbstgerecht und heuchlerisch.

Hierdurch aber auch wirklichkeitseinengend und verfälschend. Mißbrauchend?

Die psychotherapeutische Praxis ist sowohl in der Ausbildung als auch später in der Behandlung selbst mit Abhängigkeitsbeziehungen, Mißbrauch, Inzest usw. befaßt. Kompetent, aber auch gefährdet zugleich. Diese eigene Gefährdung wird bestehen bleiben. Sich ihr tagtäglich zu stellen, kann gerade die Chance sein, Psychotherapie lebenswirklich zu gestalten. Ohne der Illusion zu erliegen, Ethik-Katalog und kollegiale Strafverfolgung seien die Allheilmittel.

Schließlich, und ich will das Ganze nicht komplizierter machen, als es ist, arbeitet gerade die Psychotherapie mit der Mobilisierung, der Wiederbelebung von Mißbrauchsgefühlen, einem Mißbrauchsgeschehen. PatientInnen und TherapeutInnen sind hierdurch sehr persönlich und intim aufeinander bezogen. Im Sinne einer fruchtbaren Entwicklung in der Therapie. Und gefährdet!

Die Wiederbelebung des Mißbrauchgeschehens weckt notwendigerweise auch die Gefühle und das Erleben. Bei beiden: TherapeutInnen und PatientInnen. In der Übertragungsbeziehung erlebt sich der Therapeut unter Umständen in die Rolle des sogenannten Täters oder des duldenden anderen Elternteils versetzt. Nicht selten sogar in beide gleichzeitig!

Diese Vermischung der Rollen, die therapeutischen Gegenübertragungsgefühle, evtl. eigene Mißbrauchserinnerungen und die notwendige situative Inszenierung in der Therapie konfrontieren den Therapeuten notwendigerweise auch mit dem eigenen Begehren, mit erotischer Verführung, mit inzestuösen Phantasien u. a. Von beiden!

Eine Konfrontation:

Um sich persönlich einzulassen, um sich differenzierter abgrenzen zu können. Um anfaßbar und begegnungsfähig zu sein.

Und gefährdet!

Dieses therapeutische Geschehen kann zu einem therapeutischen sexuellen Mißbrauch führen.

Wenn die emotionale Dichte durch das Nacherleben der Mißbrauchsgefühle zu einer emotionalen Wiederholung der Gefährdung der PatientInnen wird, was nicht immer zu vermeiden ist, ist nicht nur der Therapieprozeß, sondern auch der Therapeut selbst gefährdet. Sind die Kräfte von Panik, Vernichtungsangst, emotionaler Abspaltung etc. übermächtig, kann der Patient sich in die Anschuldigung, der Therapeut hätte ihn mißbraucht, retten. Um nicht mehr zu fühlen. Um diese damalige, entsetzliche Wirklichkeit nicht mehr wahrhaben zu müssen.

Gefühl und Ereignisse vermischen sich. Der sexuelle Mißbrauch in der Kindheit und die „notwendige" Wiederholung des Mißbrauchserlebens in der Therapie schaffen in dieser Übergangs-Wirklichkeit neue Realitäten.

„Mein Therapeut hat mich mißbraucht."

Eine Anschuldigung, die in die Szenerie der aktuellen gesellschaftlichen Hysterie paßt und durch diese selbst unterstützt wird. Ohne zu überprüfen, ohne diesen therapeutischen Übergangsraum und die Beteiligung beider Personen (Therapeut und Patient) zu würdigen, wirkt die Öffentlichkeit mit und schafft diese neue Wirklichkeit.

„Dort, wo in einer psychotherapeutischen Praxis berührt wird, beginnt sexueller Mißbrauch." Bestürzt erinnere ich mich an ähnliche generalisierende Verdächtigungen, an die Sippenhaft, wie sie aus der NS-Zeit berichtet wird.

Therapeutische Anmache

Sexueller Mißbrauch in der Therapie ist kein Kavaliersdelikt und kein sogenannter Kunstfehler von unerfahrenen TherapeutInnen. Oder eine Besonderheit von männlichen Therapeuten. – Auch beispielsweise weibliche Psychoanalytiker verführen Patientinnen. Dies entspricht den wissenschaftlichen Untersuchungsergebnissen, wird aber in der hitzigen, gegenwärtigen Diskussion zuwenig berücksichtigt.

Sexueller Mißbrauch in der Therapie muß nicht in eine tatsächliche sexuelle Beziehung münden. Viel schlimmer sind oft die „therapeutische Anmache", sind die Elemente von Verführung in der Therapie, die der Erfüllung der Bedürfnisse der TherapeutInnen dienen. Verheerend wird eine therapeutische Verführungsbeziehung, wenn über den therapeutischen Prozeß selbst entschieden wird. Wenn z. B. eine Klientin von ihrer Psychoanalytikerin für gesund erklärt wird, damit der Weg für das Angebot einer lesbischen Beziehung frei gemacht wird. Um dann wieder für krank erklärt zu werden, wenn die Erwartungen der Psychoanalytikerin nicht erfüllt werden!

Für die KlientInnen ein heilloses Durcheinander. Ein verrückter Zustand, den sie selbst nicht durchblicken können.

Eine solche therapeutische Grenzüberschreitung, die Verletzung der Scham durch eine Kollegin zu beurteilen, zu bewerten erfordert eigene Klarheit und den Mut, Position zu beziehen: für die Klientin und gegen die Kollegin. – Alles aber durch eine eingehende „Prüfung" und die eigene gewissenhafte Meinungsbildung getragen. Zusammen mit allen Beteiligten!

Schwierig wird es, wenn ich „nur" die KlientInnen spreche und nach einigen Gesprächen aufgefordert bin Position zu beziehen, um das seelische Gleichgewicht der KlientInnen zu stärken. Gerade wenn es keine Möglichkeit gibt zu dritt zu verhandeln.

Schwierig wird es aber auch durch meine kollegialen Gefühle, meine phantasierte Seriösität bestimmten therapeutischen Methoden oder Personen gegenüber. Und, schwierig durch meine oft nicht gerne eingestande-

nen Rivalitätsgefühle und Entwertungsvorstellungen KollegInnen gegenüber.

Mich von einer „solchen" Kollegin, wie ich sie beschreiben werde, abgrenzen zu können, könnte meiner eigenen narzißtischen Aufwertung dienen. Eine Psychoanalytikerin gar „vorzuführen", würde meiner inquisitorischen Phantasie entgegenkommen: Jetzt ist auch die Psychoanalyse dran! Sie bleibt nicht verschont. Es sind nicht nur die „neuen Therapiemethoden", sondern auch die seriösen.

Und, es sind nicht nur die Männer schuld!

Ich spüre meine Angst, während ich jetzt schreibe, selbst persönlich verstrickt zu bleiben und die Angst, daß mein Gegenüber, Sie als Leser, dies spüren. Ich spüre meine Phantasien und erlebe noch einmal die Klientin in ihrer Not vor mir. Ich will die Psychoanalytikerin verurteilen und auf sie meine manchmal zwiespältige Haltung der Psychoanalyse gegenüber übertragen, um an ihr etwas abzuhandeln, was sie nicht betrifft.

Ich weiß um die therapeutische Zivilcourage mich unter Umständen gegen eine Kollegin zu stellen und bedaure heute meine damalige Unerfahrenheit und meine Angst.

Mir stockt der Atem, als ich von der vor mir sitzenden jungen Frau die unglaubliche Geschichte einer psychotherapeutischen Anmache höre!

Vor vielen Jahren war sie bei mir in Therapie gewesen. Zwei Jahre danach begann sie wegen heftigster somatischer Beschwerden die Psychoanalyse bei einer 69 Jahre alten Psychoanalytikerin. Jetzt seien ihr, berichtet die junge Frau, die Augen geöffnet worden und sie frage sich, bzw. mich, ob sie verrückt sei.

Alles begann, als vor einigen Monaten die Analytikerin ganz überraschend während einer Sitzung die junge Frau fragte, ob sie zusammen mit der Freundin der Analytikerin gemeinsam Urlaub machen wolle. Im übrigen sei die Therapie sowieso glücklich beendet.

Die junge Frau, überrascht, fühlte sich überfahren. Sie schenkte der glücklichen Beendigung der Therapie durch die Analytikerin Glauben und entschied sich gemeinsam mit den beiden Frauen in den Urlaub zu fahren. Eine unverfängliche und doch seltsam kühle Atmosphäre führte die drei Frauen für eine Woche zusammen. Die junge Frau spürte dabei unterschwellig die geheimnisvolle, erotische Beziehungsatmosphäre zwischen den beiden älteren Frauen und war einige Wochen später überrascht, von der Analytikerin ein zweites Mal in den Urlaub eingeladen zu werden.

Aber diesmal ein Urlaub zu zweit!

Man fuhr nach Weimar in die damals Noch-DDR und erlebte einen ungeklärten Beziehungsalltag mit unausweichlichen Spannungen. Die junge Frau, zunehmend verwirrt, konnte nichts mehr verstehen. Schließlich fragte sie sich selbst, ob sie verrückt sei oder sich, ohne etwas benennen zu können, einreden und einbilden würde.

Im Grunde genommen hätte sich die Analytikerin ja nie während der Therapie auf ihre Gefühle und Lebensansichten eingelassen, betonte sie. Ein Mutterproblem der Patientin wäre es, betonte die Analytikerin ihre eigene kühle Zurückhaltung. Wissend, emotional auf Abstand. Unerreichbar. Und doch klar und eindeutig lockend.

Es war, unausgesprochen, wie geheim verabredet, von Anfang an klar, wer das Sagen hatte, wer mit wem was machte und wer sich fügen mußte. Wenn die junge Frau z. B. ein Glas Weißwein, das gut gekühlt war, bestellte, echauffierte sich die Analytikerin darüber, daß der Wein nicht richtig gekühlt sei. Ohne die junge Frau zu fragen, mischte sie sich ein, auch wenn sie zarte Anfänge eines Protestes bei der jungen Frau hätte bemerken müssen.

Ähnliche Einmischungen tauchten bei ganz unterschiedlichen Anlässen auf. Ein anderes Mal war es wieder der Wein. Die Analytikerin entmündigte die junge Frau, indem sie sofort den Geschäftsführer kommen ließ. Die junge Frau hatte bemerkt, daß der Wein zu trocken sei. Sonst nichts! Der Wein war in Ordnung, nur eben nicht passend.

Die Analytikerin, aufgebracht, hätte eine unvorstellbare Szene gemacht. Und das in der Noch-DDR, sagte die junge Frau. Sie hätte sich tief blamiert gefühlt, als die Analytikerin sie ohne ihre eigene Einwilligung, gewissermaßen vorgeführt hätte. Beschämt war sie, daß dieses alles unter dem, wie sie es erlebt hatte, armseligen Bedingungen in der DDR geschah. Ihren Ärger hätte sie, wehrlos und gebannt durch das energische Auftreten ihrer Analytikerin, runtergeschluckt.

Ihre vorsichtige, nachdenklich stimmende Bemerkung über das „armselige Leben in der DDR" führte dann zur Eskalation: Die Analytikerin beteuerte, daß die junge Frau doch von ihr alles Gute bekommen könnte. Berührung, Zärtlichkeit und Liebe!

„Was wollen Sie denn noch mehr!"

Ich erstarre, bin erbost und kann es kaum glauben. Eine mißbrauchende therapeutische Beziehung von einer qua Profession angesehenen Psychoanalytikerin, einer erfahrenen Frau, keiner Anfängerin, die die Liebe zwischen ihr und einer anderen Frau, einer Patientin, inszenieren wollte. Im eigenen Interesse!

Ein Privatvergnügen!

Ich stelle mir die junge Frau vor, die sich vertrauensvoll, in einer Zeit heftigster somatischer Beschwerden in diese Beziehung begibt. Eine Beziehung, die dem Wohle der PatientInnen dienen sollte. Und erfahre nun, daß die Analytikerin nach eigenem Gutdünken, ohne die junge Frau zu fragen und einzubeziehen, über sie befindet.

Sie definiert!

Ihre Gefühle, beklagt die junge Frau später, Männern gegenüber, vor allem damals in ihrer Ehe wären erschüttert und in Frage gestellt worden. Sie hätte sich zurückgezogen, hätte sich schuldig gefühlt, um durch die Therapie emotional wieder zu gesunden und sich zu finden. Sich in und durch die Beziehung zu einem Mann zu finden!

Bestürzt erinnere ich mich an zwei meiner Freunde, die früher einmal in meiner Praxis therapeutische Hilfe gesucht hatten. Sie waren Fremde, mir unbekannte Männer. Im Verlauf der Therapie und vor allem nach Beendigung derselben, begann ich mich mit meinem therapeutisch, professionellen Gewissen zu streiten, ob die Änderung der therapeutischen Beziehung nach Beendigung der Therapie in eine persönliche Bekanntschaft oder gar Freundschaft münden dürfte. Gut erinnere ich mich noch an die Entscheidung, den einen, später den anderen Mann anzusprechen. Es gab jeweils einen konkreten Aufhänger, der plausibel klang, der aber auch ein zögerliches Herantasten ermöglichte. Die sorgsame Pflege unserer Bekanntschaft, die später in eine Freundschaft mündete, war dabei unerläßlich. Eine Zeit der Gewissenhaftigkeit, des Nachdenkens und langer Gespräche mit meiner Frau, um mich zu prüfen.

Obwohl ich mir damals sicher war, eine Freundschaft wagen zu dürfen, wühlte in mir die Versuchung, mich dabei als Besonderes zu erleben. Ich konnte einfach unsere vorausgegangene Art der Beziehung nicht gänzlich vergessen, über Bord werfen.

– Ich der Ex-Therapeut. Er der Ex-Klient.

Den beiden Männern ging es zum Glück ebenso wie mir! So war es dann wie eine Befreiung, gemeinsam darüber zu sprechen, über unsere Wünsche, unsere Gefühle von Nähe und die interessanten Erwartungen, die dazu geführt hatten, daß wir uns zu diesem post-therapeutischen Abenteuer entschieden hatten.

Jetzt sitzt diese junge Frau vor mir, reglos, nachdenklich. Innerlich zermartert. Erst vor einiger Zeit sei ihr das klebrige Spinnennetz der Therapie deutlich geworden. Es hätte nämlich immer wieder solche verführerisch lockenden Beziehungsangebote während der Therapie gegeben. Unverfänglich, in eine therapeutische Intervention, in eine wohlwollend stützende therapeutische Haltung verpackt.

„Ja, Ihre Interessen entsprechen auch den meinen", hätte die Analytikerin betont.

„Ja, ich möchte auch gerne wie Sie ins Theater gehen."

Bis sie schließlich nach dem letzten Urlaub der jungen Frau mit böser, ermahnender Stimme offenbarte: „Wenn sie ihr Mutterproblem nicht bearbeiten, werden sie nie glücklich werden und nie einen Mann finden. Es geht nur mit mir!"

Nur mit mir? Die Therapie? Die Liebe?

Die Verwirrung!

Just in dieser Zeit verliebt sich die junge Frau in einen Mann, um sich unverhofft ihre Gefühls- und Beziehungszweifel vor Augen führen zu müssen. Sie wisse gar nicht mehr was Liebe ist und ob sie überhaupt lieben könne.

Ist dies, frage ich, die Erfüllung des bösen Fluchs der Psychoanalytikerin, den diese wie eine doppelt bindende Botschaft magisch zum Ende des Urlaubs inszeniert hatte?

Die junge Frau kann nicht mehr zwischen sich und der Analytikerin, zwischen ihren eigenen Gefühlen und den mütterlich inszenierten Gefühlen, der mütterlichen Verführung unterscheiden. Sie gerät in einen Sog weiblicher Verstrickung und Identitätszweifel.

„Was ist denn nun mit mir, daß das alles so ist?"

„Wie kann ich dies alles verstehen und wie kann ich meinen eigenen Gefühlen vertrauen lernen?"

„Bin ich etwa verrückt?“

Meine Angst, mich in die inneren Angelegenheiten dieser jungen Frau einzumischen, wächst. Soll ich den therapeutischen Hilfspolizisten spielen oder wird durch meine Einmischung der „Fall“ aufgebauscht?

Gar erst zu einem „Fall“ gemacht?

Lange, hautnahe Diskussionen über die ethische Haltung in der Psychotherapie beuteln das therapeutische Gewissen in allen therapeutischen Ausbildungsinstitutionen. Jeder ist in die Pflicht genommen. Jeder muß einen Eid schwören. Mißachtungen werden strengstens geahndet. Bis aufs Messer.

Was ist eigentlich passiert, frage ich mich. Soll ich davon Aufhebens machen? Erliege ich meiner eigenen Erstarrung, meiner paranoiden Unterstellung einer psychotherapeutischen Kollegin: Sie würde eine Patientin mißbrauchen? Die therapeutische Beziehung ausnutzen, um sich persönlich emotional zu bereichern. Auf Kosten der Patientin?

Ein nicht wiedergutzumachender Schaden, befürchte ich.

Oder soll ich im Wissen um psychotherapeutische Verstrickungen, doch erst die Analytikerin hören, um ein „objektives Bild“ zu bekommen?

Woher nehme ich das Maß für meine Befürchtung, das Maß meiner Einschätzung eines mißbräuchlichen Geschehens?

Die Gespräche der jungen Frau mit Freunden über ihre Beziehung zu der Analytikerin verunsicherten eher, als daß sie Licht in das Dunkel brachten.

„Sie war doch immer so gut zu dir!“

Die junge Frau ist mit sich zerstritten, ob sie die Analytikerin verdammen oder aus schlechtem Gewissen ihr verzeihen soll. Ratlos, hin und her gerissen, aufgelöst in einem besorgniserregenden, labilen Zustand!

Ich erlebe mich durch die Frage der jungen Frau, ob sie nun verrückt sei, in eine prekäre Situation versetzt. Herausgefordert Position zu beziehen, diese der jungen Frau mitzuteilen, würde ich Position beziehen in dem mißbräuchlichen therapeutischen Geschehen zwischen der Analytikerin und ihr.

Ich würde mich einmischen!

Woher soll ich aber meine Urteilskriterien nehmen, frage ich mich besorgt. Am liebsten möchte ich mich verstecken, die Stunde beenden oder mich 'rausreden. Auf eine seltsame Art und Weise fühle ich mich emotional, kollegial mit der Analytikerin verbunden. Und ziehe die Berechtigung für mein Zögern aus ihrer analytischen Qualifikation bzw. Reputation.

Ohne zu überprüfen, ohne zu fragen – mit Vorschußlorbeeren.

Heute, während ich diese Geschichte schreibe, fühle ich mich elend. Ich habe die junge Frau im Stich gelassen, den Ruf in ihrer Not nach Aufklärung und Stütze durch meine Scheuklappen verdeckt.

Ich sprach daher zum Ende der Stunde damals ihren Zustand der Labilisierung an, ihre undeutliche Wahrnehmung in einem solchen Zustand und ihren Wunsch durch mich, wie sie es sich wünschte, durch meine männliche Strukturierungshilfe eine emotionale Sicherheit in dem verschwommenen Beziehungsgeflecht zu der Analytikerin zu erfahren. Einen Rahmen, eine Erklärungsstruktur zu finden, um ihre Labilisierung nicht ausufern zu lassen, drinnen zu versinken.

Die junge Frau, so schien mir, war in einem verstrickten Beziehungsgeschehen offensichtlich haltlos und spürte die Neigung, die emotionale Notwendigkeit gewisse Teile ihrer Wahrnehmung abzuspalten: um das Wahrgenommene nicht mehr fühlen zu müssen. So verschloß sie sich einem Schrecken gegenüber, den sie in ihrer Not nicht ertragen konnte. Und sie begab sich in eine doppeldeutige Beziehung zu dieser Analytikerin und gab alle Verantwortung ab.

Mit Entsetzen denke ich heute an unser Gespräch. An den monoton vorgetragenen Bericht des Angebots einer lesbischen Beziehung durch eine Psychoanalytikerin. Während der Therapie.

An eine „Heilung“, die mit einer lesbischen Beziehung gleichgesetzt oder auch durch sie abgelöst werden sollte.

Mit Entsetzen stelle ich mir die Analytikerin in ihrem Therapiezimmer vor, wie sie über die junge Frau, die Therapie, die Beziehungsinhalte verfügt. Sie definiert Anfang und Ende. Sie definiert krank und gesund.

Und merkt wahrscheinlich gar nicht das Opfer dieser jungen Frau.

Ich erlebe mich heute mehr denn je in die Pflicht genommen zu handeln, Position zu beziehen und meine Rolle als „therapeutischer Retter“ nicht aus der Verklärung durch die Patientinnen zu ziehen. Aus der Übertragung: etwas Besonderes zu sein.

Ich wurde gefragt, ich sah die Not, und ich hätte handeln müssen.

Statt dessen war ich unsicher und ohne therapeutische Zivilcourage.

Gekniffen?

Ich sehe die junge Frau vor mir, ihr regungsloses Gesicht beim Vortrag ihres Vorhabens: zu klären, ob sie verrückt sei. Eine existentielle Klärung ihrer Persönlichkeit, ihrer Wahrnehmung und ihrer Beziehungsfähigkeit.

Ich ahne die verletzte Scham bei der jungen Frau, sich selbst bei mir erneut vorzuführen, gesehen zu werden und alleine weiter zu gehen.

Die junge Frau ist auf der Suche nach sich selbst. Ich hoffe, daß sie nicht den Rest von dem verliert, was und wie sie ist. Um zu spüren, daß sie auf der Suche mit sich selbst ist!

Beschwichtigend erinnere ich mich daran, mein Bestes getan zu haben, ihr vielleicht eine Orientierung gewesen zu sein.

Aber im übrigen wollte sie ja sowieso nur eine Beratungsstunde bei mir.

„Ich bin, wenn du nicht bist!“
Von Therapeuten und therapeutischen Polizisten

Emotionale Grenzüberschreitungen, Inzest und sexueller Mißbrauch sind vertraute Themen in der Psychotherapie und Suchttherapie. Alltag. Die erregte Diskussion hierüber heute in der Öffentlichkeit ist sowohl Aufruf, die Kinder und Familien zu schützen, als auch mahnender Eingriff in die Familien selbst. Die alkoholabhängigen Männer/Täter sollen zum Beispiel durch die Initiative der Suchttherapeuten nach Beendigung der Therapie den „Mißbrauchs-Experten“ draußen zugeführt werden. Unter Umständen von vornherein aus der Familie ausgegliedert werden.

Ist dies ein Bruch des therapeutischen Geheimnisses, das in der Klinik begann? Oder zwingende, gesellschaftlich-moralische Offenlegung?

Die Emotionalität der Diskussion in einem therapeutischen Team einer Suchtklinik spaltet die TherapeutInnen in zwei Lager: die Therapeuten und die therapeutischen Polizisten. Das Nachzeichnen der Richtungskämpfe spiegelt einen Teil des Therapiealltags wider, der für viele ungewohnte Probleme birgt.

Zum einen gilt die therapeutische/ärztliche Schweigepflicht als Vertrauensgrundlage einer therapeutischen Beziehung überhaupt. Zum anderen drängen gewisse Informationen, die auf einen möglichen, geahnten Inzest/Mißbrauch schließen lassen, zur Offenlegung. Beinahe automatisch. – Damit Schlimmeres verhütet wird.

So ein Teil der öffentlichen Meinung!

TherapeutInnen, die die Schweigepflicht wahren, müssen sich daher unter Umständen den Vorwurf des Täterschutzes gefallen lassen. Einen Vorwurf, der sie zu Mit-Tätern abstempelt.

Aber: Täterschutz in welchem Sinne? Schutz, um die Klienten vor einer möglichen Bestrafung zu bewahren oder gar als Beihilfe zu einem eventuellen erneuten Mißbrauch nach dem Aufenthalt in der Klinik?

Oder Schutz des therapeutischen Bündnisses? Der Schweigepflicht?

Meines Erachtens befinden sich viele KollegInnen emotional in einer Zwickmühle. Wofür sie sich auch entscheiden, es bleibt ein Rest von schlechtem Gewissen, öffentlichem Vorwurf oder gar Anschuldigung.

Wird dies nicht wahrgenommen, abgespalten, handeln TherapeutInnen in der Illusion, ein Geschehen, den geahnten Inzest/Mißbrauch „handhaben" zu können. Entweder, wenn eindeutig ein Mißbrauch vorliegt, kommt es zu einem Vertrauensbruch. Oder die Vermutung eines Mißbrauchs wird durch die Mißachtung der Schweigepflicht zu einer Tatsache gewandelt. Sie braucht nicht mehr überprüft zu werden. Die Konsequenzen liegen auf der Hand.

Ein Beweis ist geschaffen!

Das (Noch-)Geheimnis wird wie eine offene Tatsache, wie ein Beweis behandelt. Die Gefühle der Menschen werden dabei übergangen, Familien auseinanderdividiert.

Ohne daß man weiß!

Mißbrauch durch die Therapie? Oder Vollzug der öffentlichen Moral?

Therapie und Moral scheinen zur Zeit unvereinbar zu sein. Als Therapeut einbezogen, betroffen zu sein, sich als Resonanz zu erleben, führt, wie mir in dem Therapeutengespräch in der Klinik deutlich wurde, zum Mit-Erleben der Dynamik von Mißbrauch. Der Gefühle von Ohnmacht, Fassungslosigkeit, Entwertung und Vernichtung.

Oder gar auch zum Nach-Erleben der eigenen bisher nicht eingestandenen, abgespaltenen Mißbrauchserfahrung.

Therapeutische Resonanz zu sein, meint Einfühlen und Grenzziehung. Im therapeutischen Prozeß und durch ihn. Mit der Maßgabe, auf das Geschehen draußen in der Familie einzuwirken. Mit dem Patienten und durch ihn.

Aber auch umgekehrt: Grenzziehung und Einfühlen. Etwas, das therapeu-

tische Polizisten, die einseitigen Verteidiger der Moral, nicht wagen möchten.

Einfühlen in alle: Opfer, Täter, Familien und TherapeutInnen.

Eine der Grundvoraussetzungen für das Gelingen von: „Einfühlen und Grenzziehung" ist der Mut, sich mit seinem erlebnismäßigen Zwiespalt im Kollegengespräch zu zeigen. Diesen in aller Öffentlichkeit darzulegen. Und sich öffentlich zu machen.

Und dem Gegenüber dasselbe zu ermöglichen. Im gegenseitigen Respekt voreinander.

Ich komme zu spät. Die therapeutischen Mitarbeiter der Klinik erörtern bereits hitzig das Thema einer Tagung, die vor kurzem in den Räumen der Klinik stattgefunden hatte. Thema: „Sexualität und Alkoholismus“. Viele Fragen sind offengeblieben und wollen nachbereitet werden. Eine besondere Spannung ergibt sich durch die zwiespältig und erregt geführte Diskussion um sexuellen Mißbrauch. Ein aktuelles Thema, das die Gemüter zwischen Ratlosigkeit, Tabuisierung und begieriger gegenseitiger Aufklärung pendeln läßt.

Meine Aufgabe ist es, die TherapeutInnen in der Erörterung ihrer Arbeitsprobleme, die im Umgang mit ihren PatientInnen entstehen, zu beraten. Ganz im Unterschied zu den bisherigen Gesprächen der letzten Monate brauche ich keine motivierenden Gesprächsimpulse zu setzen.

Im Gegenteil: Ich habe diesmal eher Schwierigkeiten, auf den Zug aufzuspringen.

Wenn da nicht dieser bohrende, überfallartig aufgetauchte Gedanke wäre: Meine Beratungsarbeit sei sowieso überflüssig und unqualifiziert! Eine wahnwitzige Idee, eine gelegentlich irritierende Mini-Depression, die, sonst heilsam, zur Selbst-Kritik führt. Je mehr ich heute aber diesen Gedankenpfeil aus meinem Gehirn ziehen will, desto tiefer bohrt sich eine überraschende Selbst-Entwertung mit ihren Widerhaken ins Fleisch. „Ich bin inkompetent und meine Beratungsbemühungen kaschieren kaum meine Scharlatanerie“, denke ich.

Alles ist klar, alles in mir ist bereits verurteilt, bevor das gemeinsame Gespräch richtig losgeht!

Die zwei Lager in der Supervisions-Gruppe in kollegialem Beratungsgespräch ereifern sich, als gehe es um ihr Leben. Die einen kämpfen für ein rigoroses Vorgehen gegen die Täter, gegen die Männer, die der Mißbrauchsvorwurf trifft. Die anderen unterstreichen die therapeutisch-ethische Verantwortung den Patienten, diesen besagten Männern gegenüber. Sie wollen sich nicht leichtfertig zu verurteilenden Aussagen über die Täter hinreißen lassen. Statt dessen möchten sie ihre eigene therapeutische Haltung verstehen und sichern lernen, indem sie ihre widerstreitenden Gefühle von Nähe und Distanz diesem Patienten gegenüber besprechen. Der Rollenkonflikt,

Therapeut und/oder „Polizist“ zu sein, sollte dabei nicht zu Lasten der Patienten gehen. Darüber hinaus würde das Miterleben mit den Patienten – man spricht auf einmal nur noch von männlichen Patienten – in emotionale Verwirrung führen. Eine polarisierte Gefühlslage, die nur ein „Entweder-Oder“ kennt.

„Wenn ich mit den Kindern, den Opfern fühle, bin ich so aufgewühlt, ärgerlich und fassungslos, daß ich sie nur noch retten möchte.“

„Wenn ich an die Männer denke, ahne ich die Täter, die es zu bekämpfen gilt, sehe dann aber auch diesen Mann als Patienten vor mir, der meine uneingeschränkte Aufmerksamkeit, persönliche Stütze und therapeutische Hilfe benötigt.“

Entweder Opfer – oder Täter!

Eine Unvereinbarkeit: Moral versus Therapie!

Wie geht man mit diesem Konflikt um? Durch eine leichtfertige, aber gewiß verständliche Selbst-Rettung: sich emotional abzugrenzen? Sich nicht durch die geheimnisvolle Verlockung, die von diesem erregenden Thema ausgeht, einfangen zu lassen? Oder durch therapeutische Blindheit: ewig an das Gute im Menschen zu glauben? An die erfolgreiche Therapie der männlichen Täter.

Die Beschäftigung mit Inzest und mißbräuchlichen Beziehungen in der Familie gehört zum therapeutischen Alltag in der Klinik. In Familien alkoholkranker Menschen, so die Erfahrung, findet man oft Elemente von Inzest und Mißbrauch. Was ist daran so verwunderlich?

Meine zögerlichen Versuche, mich am Gespräch zu beteiligen, werden kaum registriert. Die Kontroverse darüber, wie man mit Inzest-Tätern in der therapeutischen Gruppe, in der Klinik umgehen soll, weckt die Polizisten unter den Therapeuten, die mit detektivischer Akribie Beweise suchen wollen. Beweise, um dann offen als strafende Instanz einschreiten zu können.

„Es ist ein Unding, einen Patienten nach der Therapie wieder in die Familie zu entlassen, wenn es einen begründeten Verdacht auf Inzest oder gar

Mißbrauch gibt“, erhitzen sich einige. „Es müssen sofort alle Hebel in Bewegung gesetzt werden, alle Mißbrauchs-Experten benachrichtigt werden. Gegebenenfalls darf der Mann nicht mehr zurück!“

Ich bin erschrocken über die Heftigkeit und Radikalität dieser Polizistenmeinung. Aber gleichzeitig über das inzestuöse Geschehen in den besagten Familien bestürzt. Über die seelischen Verletzungen, die Mißachtung von Kindern und die vielschichtigen Abhängigkeiten.

Die Brisanz des Verhältnisses von Polizistenmoral und therapeutischer Ethik wird in einem illustrierenden Beispiel aus der Praxis auf den Punkt gebracht.

Ein Mann eröffnet seiner Gruppentherapeutin unter vier Augen, im Einzelgespräch, das inzestuöse Geschehen in seiner Familie. Die Angst, der Mut der Verzweiflung und die gewiß einladende Intimität, das Vertrauen zur Therapeutin, lindern die Befürchtung des Mannes, in seiner Scham über sich und seine Familie erniedrigt zu werden. Wenn er sich so öffnet! Unter vier Augen!

Wenn da nicht dieses therapeutische Kuriosum, dieses stillschweigende Abkommen wäre: die Gruppe, die anderen MitpatientInnen immer an dem persönlichen Entwicklungsprozeß, an der Therapie des einzelnen zu beteiligen. An allem!

Soll sich dieser Mann, ein leidender Täter, jetzt vor der Gruppe entblößen? Wie soll die Therapeutin sich verhalten? Und wie soll man diesem Mann begegnen, wenn herauskommt, daß er selbst Opfer ist? Opfer eines sexuellen Mißbrauchs in seiner eigenen Kindheit?

Eine schier unlösbare Verstrickung von Gefühlen, therapeutischen Erfordernissen, gewachsenen Beziehungen in einer Therapiegruppe und gesellschaftlich-moralischen Appellen.

Ich stehe dazwischen!

Ohne einen Zündfunken in dieses explosive Streitgespräch, in diese Supervisionsgruppe werfen zu wollen, kann ich mich nicht länger zurückhalten.

Ich sehe mich außerstande, die zerstörerische Diskrepanz zwischen den Polizisten und Therapeuten weiterhin zu beschönigen.

Sie ist da! Alltag in der Klinik. Wirklichkeit dieser Menschen hier!

„Du bist unverschämt, wenn du dich durch die Privatheit der Therapiebeziehung, unter vier Augen, mit dem Mann, diesem schändlichen Täter, zusammentust und ihn deckst! Ihm vergibst. Was zählt, ist der sexuelle Mißbrauch!"

„Ich fühle mich überfordert und unfähig, mich in meinem eigenen Erleben zu sichern. Um den nötigen Abstand zu haben. Gerade bei diesem brisanten Problem einen kühlen Kopf zu behalten."

„Wir haben trotz Schweigepflicht eine juristische Verpflichtung. Es muß also aufhören! Dem Täter muß ein Riegel vorgeschoben werden."

Die KollegInnen in der Gruppe gleiten in einen Strudel von Vernichtungsangst, Verletzungen und Schmerzen. Jeder gegen jeden! Das Hin- und Herschießen der bekennerischen Argumente und selbstverteidigenden Einstellungen spiegelt mir deutlich die Ohnmacht der TherapeutInnen den Phänomenen Inzest und Mißbrauch gegenüber. Eine uneingestandene Hilflosigkeit und Ohnmacht, die kaschiert wird und das Leben der Patienten zu zerstören droht. Indem man wechselweise Anleihe nimmt bei der aktuellen öffentlichen Meinung, der juristischen Moral, psychologischen Erkenntnissen oder ethisch menschlichen Werthaltungen.

Psychotherapie wird zur Gewissensentscheidung, zur persönlichen Infragestellung oder zur Verpflichtung zu einer unmißverständlichen, uneingeschränkten Offenlegung eines Delikts.

Ich befürchte, daß die Beteiligung aller, entweder in der Therapiegruppe oder real im Leben draußen, in einer solchen Situation, auf eine solche Art eine unter Umständen verheerende Kette von Verdächtigungen, Anschuldigungen und Zwietracht nach sich ziehen wird.

Soll durch eine solche Aktion, eine solche Einmischung der Inzest, der Mißbrauch „abgestellt" werden, so schlüpfen die therapeutischen Polizisten in eine Machtillusion, die sie zu einem Handeln bringt, das sie selbst nicht in ausreichendem Maße einschätzen und beherrschen können.

Die Therapeutengruppe beginnt trotz der hitzigen Stimmung, sich ausführlicher mit dem Inzest in einer Alkoholiker-Familie auseinanderzusetzen.

„Wann habe ich genügend Sicherheit über den vermuteten Inzest?“ Die Klärung birgt emotionale Risiken insoweit, als jeder persönlich aufgefordert ist, nachzufragen, Und sich auch emotional, durch sein Miterleben innerlich zu beteiligen. Letzteres ist eine therapeutische Notwendigkeit, um den atmosphärischen, erlebnismäßigen Schwingungen eines solchen familiären Geschehens nachzuspüren und sie zu berücksichtigen, auf alle Emotionen zu achten.

Wahrheit ist Faktum und persönlicher Bericht und atmosphärische Qualität!

Die therapeutische Spurensuche gelingt nur in der therapeutischen Beziehung und durch sie. Ein Vertrauensverhältnis besonderer Art. Ein wesentliches Mittel ist dabei das Mitempfinden des Therapeuten, seine Empathie.

Therapeutische Spurensuche ist somit: eine besondere Verantwortlichkeit des Therapeuten dem Geschehen und dem Patienten gegenüber. Und zwar immer beides zugleich.

Die Erkundung eines inzestuösen, mißbräuchlichen Geschehens im Lebensumfeld des Patienten erschafft aber, und das ist für die öffentliche Meinung oft schwer akzeptabel, eine Zwitter-Wirklichkeit für die TherapeutInnen.

Es geht um Objektivität und Loyalität! Loyalität den sogenannten Opfern gegenüber, der öffentlichen Meinung gegenüber, aber auch dem sogenannten Täter gegenüber!

Und sich selbst gegenüber!

Gewiß macht man es sich bei der Spurensuche und bei hierdurch geweckten (Re)Aktionen oft leicht. Überwiegt die „Objektivität“, der greifbare Beweis, kann übereilte Beeinflussung der Lebenswelt der Patienten draußen eine tiefe, erneute Verletzung des Patienten durch das Therapiesystem hervorrufen.

Aber nicht nur das. Auch einer Verletzung anderer Menschen dieses Lebensfeldes. Einen sogenannten Täter auszugliedern, bedeutet dann unter Umständen gleichzeitig, die Liebe von Kindern zu übergehen. Im Sinne einer Straf-Moral?

So wird der sogenannte Täter, einmal in der Therapie beim Namen genannt, draußen in seinem Lebensfeld zur Verantwortung gezogen. Dies geschieht dadurch, daß andere Berater, Nachbarschaft und Mitarbeiter entweder über das inzestuöse Verhalten des sogenannten Täters in Kenntnis gesetzt werden und/oder Ahndungs-Maßnahmen ergriffen werden: zum Beispiel die Trennung des Vaters vom Rest der Familie. Leider werden die anderen Familienmitglieder und deren (versteckte) Bedürfnisse und Gefühle in der Regel weder befragt noch berücksichtigt.

Die Menschen, die heilen sollen, treiben dann also den Teufel mit dem Beelzebub aus!

Denn: Einerseits wecken Berater und TherapeutInnen durch ihre Einmischung draußen eine böse Dynamik, die, einmal in Gang gesetzt, oft aus den Fugen gerät. Das heißt, zumeist auf Kosten der Kinder geht, zu deren Wohl alles unternommen wird. Andererseits zeigt sich bei näherer Erkundung oft, daß nur ein Verdacht auf Inzest besteht, der noch gar nicht durch Beweise erhärtet ist. Aber man tut, als sei alles bereits klar und inszeniert ein Verdachtsgeschehen, die in den Vermutungen wie Beweise erlebt und behandelt werden.

Die Erörterung der Frage ob, und wie das therapeutische System draußen in der Lebenswelt des Patienten Position beziehen soll, sich einmischen darf, entlarvt das Bemühen als „falsche Frage“! Eine Frage, die hier in der Klinik zu früh gestellt ist. Ein Handeln meint, das unter gewissen Umständen unbedingt erforderlich ist. Aber erst dann, wenn genügend Klarheit vorhanden ist: Klarheit über das Geschehen. Aber auch Klarheit über die eigene Einstellung den betroffenen Menschen gegenüber.

Eine Klarheit, die noch nicht gegeben ist.

Die erst dann möglich wird, wenn alle Beteiligten einbezogen und respektiert sind.

Eine Klarheit, die auf keinen Fall Krankheit mit moralischer Verfehlung verwechseln darf! Entweder ich definiere „etwas", jemanden als krank (zum Beispiel alkoholkrank) oder gesund und weiß, was dann zu tun ist. Oder ich mache das gesellschaftliche und moralische Rechtsempfinden, die öffentliche Meinung zur Richtschnur meiner Einstellung und der hieraus abgeleiteten Sanktionen. Und mache mich zum verlängerten Arm anderer.

Oder, und das scheint die therapeutisch-menschliche Chance zu sein, ich tausche mich mit KollegInnen über meine zwiespältigen Empfindungen, meine persönlichen Verstrickungen und meine voyeuristischen Interessen aus. – Damit ich nicht Opfer meiner Gier werde, damit ich die am Inzest beteiligten Menschen nicht moralischen Verboten opfere. Und damit keine begierigen Verbote schaffe, die erneutes Unrecht mit sich bringen.

„Kann ich helfen, wenn ich eine Krankheit verachte?"

Die Gesprächsrunde der TherapeutInnen beginnt zusehends, das einmal begonnene Streitgespräch, diese Polarisierung zu vermeiden, zu verstecken. Einige der KollegInnen bleiben nach der Pause weg, andere wechseln auf ein unverfängliches Thema über: das Problem, das die TherapeutInnen mit den eigenen Grenzen haben. Aus Angst vor weiteren Mißverständnissen und Zerfleischungen, aber auch im Erleben der eigenen Ohnmacht, beiden Seiten gegenüber loyal zu bleiben, beginnt man sich in ein allgemeineres Thema, das „Erleben von Grenzen in der Therapie", zu retten.

Gewiß verständlich!

Bis ich meine Rolle und meine Ansicht einbringe und zur Disposition stelle. Ich beginne meine Ansichten zu benennen, mich öffentlich zu machen, auch wenn dies von einigen an dem heutigen Tag in dieser Gruppe als verwerflich beklagt wird.

Sobald ich meinen Standpunkt klarmache, hagelt es auch schon Angriffe. Ich hätte die Beiträge einiger KollegInnen manipuliert und subjektiv genutzt. Für mein eigenes Interesse. Für meine eigene Positionierung in dieser Kampfarena.

Ich spüre, daß ich mich zeigen muß und nicht nur eine Meinung vertrete, um einer Falle zu entgehen. Einer Zwickmühle, die darin besteht, mich zwischen Krankheit oder Delikt entscheiden zu müssen. Mich für eines der beiden kämpfenden Lager zu entscheiden, um das andere dann heftigst zu beschimpfen, zu entwerten und in seiner persönlichen und professionellen Kompetenz zu vernichten.

„... denn das, was du tust, ist verwerflich!"

Alles wird auf einmal zu einer moralischen Pflicht. Das Handeln, das Unterlassen. Die Argumentation auf der Krankheitsebene dient auf einmal der Verschleierung von sogenannten übergeordneten moralischen Werten. Und die Ahndung auf der Deliktsebene läßt nach Meinung des therapeutischen Lagers einen Berufswechsel angezeigt sein. „Dann geh doch zum Gericht und werde Anwalt!"

Ich zeige und erkläre mich. Ich berichte, wie es mir auf diesem Kampfplatz geht. Mitgerissen, gefangen, geschoben und zum Vertreter jeweils der einen oder anderen Meinungsbildung gedrängt.

Inzwischen geht es gar nicht mehr um die beteiligten Personen!

Die Emotionalität der Gesprächsführung in unserer TherapeutInnenrunde, die gnadenlos demonstrierte Parteilichkeit entweder für die Inzestopfer oder die Patienten, die Täter, beginnen mich zusehends wachzurütteln und zu ermutigen, die therapeutische und auch die polizeiliche Handlung als mögliches Pharisäertum anzuklagen.

„Jetzt bin ich auch einer von diesen", denke ich.

Ich merke, daß ich mich mir selbst verpflichtet fühle und nicht Vertreter einer offiziellen Meinung sein möchte. „Auch wenn wir hier über unsere therapeutische Praxis sprechen, so erlebe ich mich eher in meiner eigenen Ohnmacht, in meiner eigenen Verwirrung, wie ich mich verhalten soll", sage ich. „Ich denke, wir dürfen nicht mit Praxisempfehlungen, mit Handlungsanweisungen wie auf dem Markt der Möglichkeiten handeln. Und hausieren gehen. Nach dem Motto: Wer am lautesten schreit, bekommt den Zuschlag!"

Ich spüre beide Seiten, meine Verpflichtung sowohl der Moral, dem sogenannten Opfer gegenüber, als auch meine therapeutische Verantwortung, den Täter-Patienten gegenüber.

Dem ganzen Familiensystem gegenüber!

Gerade jetzt, beim Schreiben dieses Berichtes, wird mir ein tieferer Beweggrund meines damaligen Verhaltens deutlich: Mich zu zeigen, anfaßbar zu sein und etwas von meinem Erleben der Dynamik des Geheimnisvollen, der Dynamik des Umgangs damit mitzuteilen. So, daß andere sich darauf beziehen können. So, daß wir uns mit uns beschäftigen können, um nicht mehr dem allmächtigen Raum, den unerschöpflichen Kräften unserer (Größen-) Phantasie ausgeliefert sein zu müssen. Der Vorstellung: Ein Therapeut weiß, was zu tun ist. So oder so!

„Allen Seiten gerecht zu werden, kommt einer brisanten Gratwanderung gleich", betone ich, „die Moral in meiner Praxis und durch meine Praxis, nämlich die Therapie, zu messen." Eine Gratwanderung, die der Verhältnismäßigkeit von moralischer, öffentlicher Auffassung und der Besonderheit der jeweils beteiligten Menschen, um die es geht gerecht werden muß. Den sogenannten Opfern, den sogenannten Tätern, an dem Lebensumfeld der Beteiligten und den damit befaßten Therapeuten und „Experten".

„Wenn ich nämlich meiner therapeutischen Illusion erliege, ein nur zum Teil gelüftetes Geheimnis, den geahnten Inzest, den vermuteten Mißbrauch dadurch handhaben zu können, daß ich die Menschen einfach voneinander trenne und entweder Therapeut oder Polizist spiele, installiere ich einen erneuten Mißbrauch.

Einen Mißbrauch durch mich und das therapeutische System!"

Eine solche therapeutische Illusion wird getragen durch die nicht eingestandenen Gefühle von Fassungslosigkeit, Verwirrung und Ohnmacht, einer persönlichen Verzweiflung handeln zu müssen und nicht zu können. Sie versteckt sich gerne hinter einem von der Öffentlichkeit getragenen Handeln, das der Verführung durch die sogenannten Praxiserfordernisse erlegen ist.

Man handelt auf einmal unausgesprochen im Namen anderer und erlebt sich gerade durch dieses Handeln bestätigt. Dabei merkt man nicht, daß die Dynamik des Geheimnisses, der Unfaßbarkeit des (geahnten) Inzests/Mißbrauchs, das (Mit)Erleben des mißbrauchten Kindes in mir selbst berührt. Mit allen Konsequenzen: Abspalten, Vergessen, Liebe zum Täter, Entwertung usw.

Ohne daß ich unbedingt selbst mißbraucht worden bin!

Es ist unbedingt erforderlich, sich mit dem eigenen oft abgewehrten Erleben von Mißbrauch vertraut zu machen, um sich dem Mißbrauchsgeschehen in der (therapeutischen) Arbeit ruhiger und besonnener annähern zu können. Ohne Opfer der eigenen Abwehr zu werden! Ohne sich zu einem „missionarischen Besserwisser“ zu machen. Entweder für die Opfer oder für die Täter!

Wenn bei einem Geschehen, Inzest oder Mißbrauch, letztendlich nichts klar ist, nicht eindeutig „bewiesen“ werden kann, bleibt mir nur die Chance, selbst erlebnismäßige Resonanz zu bleiben! Etwas, das in der psychotherapeutischen Praxis keine neue Erfindung darstellt, aber im Umgang mit Inzest und Mißbrauch zur Zeit verlorengegangen ist.

Statt dessen wird die Selbstbefragung, die Erörterung der sogenannten Gegenübertragungsgefühle zur vorschnellen Festlegung. Entweder man ist auf der Seite der Opfer oder der Täter.

Eine verzweifelte Rettung aus der eigenen tiefen Angst? Aus dem vage erahnten eigenen Mißbrauch?

Bestürzt frage ich die KollegInnen, ob es ihnen auch so ergehe wie mir: „Wenn es den Beteiligten bei Inzest und Mißbrauch genauso ergeht wie mir, wenn sie sich genauso hilflos, verzweifelt, entwertet und zornig erleben, dann käme das meiner persönlichen und therapeutischen Bankrotterklärung gleich. Denn wie soll ich anderen etwas bewältigen helfen, was ich selbst nicht meistern kann?

Als therapeutischer Polizist Inzest und Mißbrauch dingfest zu machen, zu beweisen, heißt, als Therapeut sich auch vertraut zu machen mit der Dynamik, dem Erleben desselben. Ähnliche Gefühle von Verletzung, Einmischung, Ohnmacht und Auflehnung zu spüren. In der nicht zu vermeidenden Wortlosigkeit, emotionalen Grenzverletzung und geheimnisvollen Mehrdeutigkeit.

Erschüttert sitze ich zwei verletzten Menschen gegenüber, zwei Lagern von KollegInnen, die sich sonst achten, sich jetzt aber gegenseitig bekämpfen und zu vernichten scheinen.

Ein möglicherweise Andersdenkender wird zur magischen Gefährdung der eigenen Integrität. „Ich bin, wenn du nicht bist!"

Ich erinnere mich an meine anfängliche Distanz, meine beinahe schon arrogante Moral als abgeklärter Supervisor, aber auch an meine Appelle, den gegenseitigem Respekt zu wahren und mein Bestreben, ein Minimum an mitmenschlicher Zuwendung in dieser Kampfarena zu erhalten.

Einfühlung und Grenzziehung zugleich!

Eine therapeutische Einstellung, die einem, wie ein Kollege in einer kurzen Fallschilderung erläuterte, von den Patienten gedankt wird. Man fühlt sich verbunden, verstanden und kann sich eingehender, persönlicher mit der Problematik befassen. So befassen, daß mehr Klarheit entsteht, mehr gemeinsames Erleben. Damit die Wirklichkeit, das vermutete Inzest- und Mißbrauchsgeschehen faßbarer und benennbarer werden. Damit Einfluß genommen werden kann, damit die Beteiligten, bezogen aufeinander sich voneinander abgrenzen können. Zum persönlichen Schutz und Wohlergehen.

Opfer und Täter!

Die Stille in der Supervisionsgruppe gegen Ende unseres Gesprächs weckt eine tiefe Betroffenheit. „Alles ist geklärt, aber nicht behoben!"

Zurück bleibt eine mahnende Besonnenheit, die an tiefe persönliche Verletzungen erinnert aber gleichzeitig einen Funken Zuversicht berührt.

„Es wird wieder gut werden. Es muß wieder gut werden."

Der Bluff oder: Mißbrauch durch das medizinische System

Die psychotherapeutische Behandlung von sexuellem Mißbrauch ist ein langwieriger, schwieriger Prozeß. Männliche Klienten spüren oft erst spät in der Therapie, daß sie eventuell (sexuell) mißbraucht worden sind. In der Regel beginnen sie die Therapie nicht im Bewußtsein des Mißbrauchs, noch können sie sich an Einzelheiten oder eindeutige Geschehnisse erinnern.

Besonders heikel ist es, wenn sie von einer diffusen Ahnung, einem drängenden Erleben getrieben und ergriffen sind, von unerklärlichen Symptomen wie Ekel, Schwindel, Panik etc. geplagt werden. Dabei aber weder etwas dingfest machen können noch wissen, ob die Mißbrauchserfahrung mit einem Mann oder einer Frau zu tun hatte.

Der Mann über den ich schreibe, ahnt den Mißbrauch, bleibt aber in seiner unentdeckten Beschämung eher still und zurückhaltend. Er will nichts überstürzen, obwohl sein Inneres drängt. Er reagiert unmittelbar auf mich, auf feinste Schwankungen meiner Mimik, den Ton meiner Stimme, die Art meines Blickkontakts. Bemüht, nicht aufzufallen. Bemüht, sich selbst, seine Gefühle, seine Phantasien und Wünsche zu übergehen.

Gefühl ohne klare Erinnerung!

Gerade hierdurch wird unser Weg, unsere Beziehung zu einer riskanten Wildwasserfahrt. Ich kann ihn leicht zurückstoßen, ihn verletzen, ihn beschämen, ohne es zu merken.

Ohne daß er es selbst merkt!

Die empfindliche, feinsinnige und wache Aufmerksamkeit zwischen uns hilft uns aber schließlich, einen Kontakt aufzubauen, der emotional nicht belastet, vereinnahmt oder täuscht. Ohne einen Zwang zu erleben, erinnern zu müssen, einen sog. Täter zu finden, nutzen wir das Gemisch von Vertrauen, Unsicherheit, Berührungs-Ängsten und sehnsuchtsvollen Augen-Blicken. Damit er ungeübt und im Kontakt mit mir eingebunden, unsere Beziehung als Boden und Quelle des zuvor erwähnten drängenden Erlebens erfährt. Damit sich die zuvor genannten Symptome in der Therapie wieder entwickeln können. Das Gefühl erschüttert dann den Körper, weckt die Sinne und öffnet den Blick, die Sicht, die Einsicht.

Ein delikates Geschehen, in dem der junge Mann überraschend irritiert und erschreckt werden kann.

So geschehen durch das Behandlungssystem, das medizinische System selbst!

Just in der Zeit „emotionalen Erwachens", just in dem Moment schmerzhaften Wiedererlebens, mißbraucht das medizinische System – Arzt, Krankenkasse, Gutachter – diesen jungen Mann. Und unsere Vertrauensbeziehung.

Eine unverschämte Einmischung in die Intimsphäre des jungen Mannes, in unsere Therapiebeziehung und meine professionelle Integrität. Kein Einzelfall, sondern Konsequenz des medizinischen Systems!

Statt zu heilen, statt Menschen zu respektieren, Vertrauensbeziehungen zu schützen, schreibt es bestehende Hierarchien und Machtbeziehungen fest. Berechtigt durch im Gesetz verankerte Regeln und Anweisungen.

Mißbrauch ohne Täter!

Ein bitterliches Weinen schüttelt Bernd. Er hat das Gefühl, böse zu sein, obwohl er sich an nichts Böses erinnern kann, das er in seiner Kindheit begangen hätte. Seine Mutter hielt ihn jedoch immer dann für böse, wenn er sich ohne eindeutige innere Überzeugung wieder zu ihr hinwenden wollte. Wenn sie es wollte.

So wie ein Sohn zur Mutter.

„Wehe, sie hätte von meinem tiefsten Inneren gewußt!"

„Und ich war doch nur ein Kind, ich mußte mich ja wieder zu ihr hinwenden, sonst wäre ich ja völlig allein gewesen!"

Bernd empfand sich als böse, wenn er sich allein, verzweifelt, von seiner Mutter getrennt und von Haß erfüllt erlebte. Böse, weil er nicht in der Lage war seine zwiespältige Liebe der Mutter gegenüber zu kaschieren, sich aber stets darum bemühte.

Böse, weil die Mutter in ihrem eigenen ohnmächtigen Zorn dem Ehemann gegenüber von dem Sohn eine Liebe einforderte, die er nie erbringen konnte.

Bernd sollte Liebesersatz sein und ein mütterliches Idealbild von Mann verkörpern, das er selbst nicht war.

„Werde nie wie dein Vater!"

Bernds Seele ist mit dem Makel des Böseseins belegt. Als Zielscheibe der mütterlichen Übertragung von „weiblichen Gefühlen" und eines „weiblichen Beziehungsschicksals" liefert Bernd sich selbst seiner schrecklichen Traumwelt aus. Diese ist voller Gewalt und Vernichtung. Eine ständige Wiederholung der versteckten, nie auslebbaren Gefühle seiner Mutter gegenüber. Es kommt nicht zu einem fruchtbaren, symbolhaften, erlösenden Streit, nie zu einer Befreiung und ungezwungenen Selbständigkeit.

Er ist ein braver Zinnsoldat, der bei Bedarf unerbittlich zuschlagen, seine Gefühle abtrennen, seine Seele spalten und vernichten kann!

„Werde bloß nicht wie dein Vater!"

Bernd ist geschieden. Eine lange Zeit der Schacherei um sein Kind ist vorbei. Das Sorgerecht ist juristisch geregelt. Auftakt zu einer jahrelangen Schlacht, jahrelangen Feindseligkeiten bei der praktischen Handhabung eben dieses Sorgerechts. Ein nie endender Streit, der auf Kosten des Kindes geht.

So wie damals!

Keine Chance!

„Körperübungen zur Sensibilisierung der Wahrnehmung und zur Reduktion der inneren Anspannung waren Bernd lange Zeit fremd. Er hatte Schwierigkeiten, sich innerlich fallenzulassen.

In der Therapiebeziehung zu mir faßte Bernd schnell Vertrauen und konnte sich in Prozesse der Verunsicherung einlassen. Dieses Faktum ist Indiz für eine starke Mobilisierung innerer Erlebensprozesse und gleichzeitigem Vertrauen in der Übertragungsbeziehung. Die Ebene der Körperwahrnehmung, des Körpererlebens und der körperlichen Lockerung/Entspannung ist inzwischen zu einer wesentlichen Basis des Therapieprozesses geworden. Bernd ist „ansprechbar", gleichzeitig irritierbar, so daß die Starre seines äußeren Auftretens offenkundig wird, aufgeweicht wird. Gleichzeitig erfährt Bernd sich körperlich!

Dieses Faktum ist von großer Wichtigkeit, um die Verbindung zwischen Berichterstattung und innerem, gefühlsmäßigem Erleben zu fördern. Gleichzeitig wird gerade hierdurch ein Erleben von innerer Übereinstimmung möglich. Bernd spürt sich selbst in der Therapie ohne den Zwang sich gleich über alles in seinem Leben Gedanken machen zu müssen, häufiger und intensiver. Es werden Gefühle von Angst, zurückgehaltener Wut, Scham berührt.

Diese Scham ist verbunden mit einer mißbräuchlichen Beziehungsproblematik in der frühen Kindheit und einer vermuteten latenten Homosexualität.

Aufgrund der stabilen Beziehung zu mir, der sog. Übertragungsbeziehung, der Bereitschaft von Bernd sich vor allem körperlich zu erleben, sich zu lockern, erleichtert die sensible Offenlegung der latenten Homoerotik/Homosexualität. Bernd spürt, ohne sein Erleben beim Namen nennen zu können, homoerotische Gefühle. Bleibt aber bislang noch gefangen in der damit verbundenen körperlichen und gefühlsmäßigen Beschwerden (Erstarrung, Scham, Erröten, fixierter Blick, Schwindelgefühle)."

Daß eine Verlängerung der Psychotherapie notwendig ist, liegt auf der Hand und bereitet keinerlei Schwierigkeiten. Gemäß der Auffassung des Fachmanns C. Nedelmann, der im Forum der Psychoanalyse auf die freundschaftlich, kollegiale Beziehung zwischen Arzt, Gutachter, Krankenkasse und behandelndem Psychotherapeuten verweist, geschieht in der Therapie mit Bernd alles ohne Reibungsverlust. Der therapeutische Raum, die sichernden Rahmenbedingungen garantieren nunmehr eine Vertiefung unserer therapeutischen Beziehung und der delikaten Handhabung von Bernds Mißbrauchserfahrungen.

„Unsere Übertragungsbeziehung ist laut Bernds Angaben weiterhin stabil, sicher und vor allem gewährend, ermutigend. Ich verkörpere offensichtlich in der letzten Zeit das gute „Vater-Ideal". Hierdurch lernt Bernd das Gefühl, das er zunächst nur benennen konnte, zu erleben. Das tiefe Sehnen, sich auf jemanden bewußt zu beziehen, um sich dann gleichzeitig im Kontakt gesichert und getragen zu erleben. Um in dieser erlebnismäßigen Wiederholung, in der erneuten Inszenierung des Beziehungserlebens seiner frühen Kindheit die Mißbrauchsgefühle wieder aufleben zu lassen.

Hierdurch wird eine Körpersymptomatik geweckt, die den anfänglichen Verdacht auf Mißbrauch begründen hilft. Diesmal aber von Bernd bewußt erlebt: kurze, heftige innere Panikanfälle, diffuse Angst mit rasendem Herzklopfen und Atemnot, Schwindelgefühle, „Blackout" und die paralysierte, unendlich wirkende Erstarrung, Fixierung des Blicks.

Bernd erlebt sich dabei an seiner Belastungsgrenze und kämpft gegen den Erschöpfungszustand, der ihn schon seit langer Zeit begleitet. Ein Lebensgefühl, das er wie ein Zinnsoldat tapfer ertragen hat.

Die Bearbeitung des Beziehungsmißbrauchs aus der Kindheit gelingt szenisch in eingehender Traumanalyse, der symbolhaften Wiederholung homoerotischer Inhalte in der Übertragungsbeziehung zu mir, der nachnährenden emotionalen Sicherung im bewußten Körpererleben durch spezifische Körperübungen.“

Er liegt. Ich halte ihm den Kopf. Immer wieder öffnet Bernd für einen Moment seine erschreckten Augen. Wenn er mich ansieht, scheint er aus einer fremden Welt aufzutauchen. In der Gewalt eines, wie mir scheint, mütterlichen Sogs unausgesprochener Umklammerung, weiblicher Attribute und mütterlicher Einfußnahme.

„Bernd besucht inzwischen öfters seine Eltern, weil er, wie er sagt, neugierig auf seinen Vater ist. Während er sich emotional in der Begegnung mit Frauen neu zu spüren und vor allem auszudrücken beginnt, erlebt er die körperlichen Verhärtungen – er wirkt steif und starr wie ein Zinnsoldat – inzwischen als aufgeweichter. Dabei wächst sein Vertrauen in seine aktive Beziehungsgestaltung zu mir, seiner Ex-Frau usw. Obwohl er mich noch unsicher und verlegen fragt, was ich denn von seiner sexuellen Lust hielte, mit so vielen Frauen schlafen zu wollen und sich nicht zu binden.“

Die weitere Verlängerung der Psychotherapie wird bewilligt. Eine vorzeitige Beendigung unserer Beziehung wäre nicht nur eine tiefe emotionale Enttäuschung, sondern eine therapeutisch unbedingt zu vermeidende Traumatisierung. Ein Einschnitt, eine tiefe Verletzung durch die therapeutische Welt.

Zusehends sind wir mit der Wiederaneignung von Bernds Fähigkeit befaßt, sich abzugrenzen. Das Beziehungsleben in und durch seine sexuelle Identität als Mann zu regeln.

Ein unbekanntes Wildwasser tut sich auf! Es läßt eine Intensität des Drängens in Bernd vermuten, sich aufzubäumen, sich zur Wehr zu setzen, aber auch die unbenennbaren Verletzungen zu berühren. Existent, nicht benennbar, da nichts dingfest zu machen ist.

Denn damals waren sie wie viele andere!

„Bernd wirkt eher konfus und unruhig. Er hat das Gefühl, sich im

Kreis zu drehen, obwohl er sich gleichzeitig lebendiger und im Alltag sicherer fühlt.

Er hat starke Übertragungserwartungen an mich, die früher oft unbewußt an seine Eltern gerichtet waren. Dies verwundert mich nicht, zumal er sich in dieser brisanten Problematik öffnen lernt. Er wünscht sich, daß ich ihm sage, was möglich sei, was richtig sei. Er will an die Hand genommen werden. Nicht wie ein kleines Kind, sondern wie ein erwachsener Mann, der wie in einem Wattenmeer unterzugehen droht. Lebenstüchtig, aber seelisch stets verunsichert.

Das Durchleben der Mißbrauchsproblematik heißt auf der Ebene der Übertragungsbeziehung „sich neue Sichtweisen zu erlauben" und dabei nicht allein zu sein. Dies führt dazu, daß er mich direkt anschauen kann und Betroffenheit, Sicherheit im Blickkontakt spürt. Bernd nimmt mich wahr als sein reales Gegenüber, als Verkörperung einer Erlaubnis, um darüber gewissermaßen die emotionale Erlaubnis in sich zu spüren, mir von seiner zunehmenden Konfusion und Erstarrung zu berichten.

So habe sich seine Arthrose und die Verhärtung der Vorhaut verschlimmert. Äußerlich ganz ruhig, habe er das Gefühl, innerlich zu vibrieren und zu zerspringen.

Ich halte eine weitere Verlängerung der Psychotherapie unbedingt für erforderlich. Einerseits geht es darum, Bernd weiterhin emotional im Erleben der Mißbrauchsgefühle aus der Kindheit zu sichern, andererseits ihm zu einer emotionalen Neubestimmung seiner Beziehungs- und Alltagswirklichkeit zu verhelfen. So ist er trotz aller „Lernerfolge", wie er sagt, unsicher im Hinblick darauf, was für ihn gut sei.

Der Schleier des Geheimnisvollen, die Scham und das schlechte Gewissen trüben jegliche Zuversicht, sagt er, neu, anders ins Leben zu gehen."

Da legt sich uns mit einem Mal ein riesiger, kantiger Felsbrocken in den Weg des Wildwassers. Wir drohen daran zu zerschellen. Wir sitzen auf einmal im gleichen Boot und erleben, persönlich gewiß unterschiedlich, eine ähnlich beschämende, existentielle und demütigende Abhängigkeit vom medizinischen System.

Ein Mißbrauch durch das medizinische System selbst.

Der Mißbrauch durch das medizinische System besteht latent von Anfang an. Immer! Eine sich permanent wiederholende Beschämung aller Beteiligten, der sich letztendlich niemand entziehen kann.

Ein böser, folgenschwerer Bluff, wenn ich gerade an die Psychotherapie von mißbrauchten Menschen denke. Ein Bluff, weil alles in der Absicht geschieht, dem Wohl und der Gesundheit des Menschen zu dienen.

Es ist nämlich so, daß ein psychologischer Psychotherapeut in der BRD die PatientInnen zu einem Arzt schicken muß, um eine Notwendigkeitsbescheinigung für die Therapie zu erwirken. Diese Notwendigkeitsbescheinigung ist erforderlich, damit er bei der Krankenkasse den Antrag auf Übernahme der Therapiekosten stellen kann.

Eine beschämende Farce!

Denn die Schädlichkeit des sogenannten Arztvorbehalts in der Psychotherapie wird auf einmal nicht nur zu einem Kunstfehler, sondern zu einem erneuten Mißbrauch!

Psychotherapie und vor allem die Arbeit nichtärztlicher Psychotherapeuten in der BRD ist bislang noch nicht durch den Gesetzgeber geregelt. Hierdurch entsteht vor allem durch die Verknüpfung mit der notwendigen ärztlichen Verschreibungspraxis ein zentraler, ungelöster Konflikt.

Denn der Arzt entscheidet, ob ein Psychotherapeut und ein bestimmtes Verfahren im Einzelfall genehmigt wird oder nicht! Um die Übernahme der Behandlungskosten durch die Krankenkasse zu garantieren.

Obwohl der Konflikt durch die hierarchische Abhängigkeit im medizinischen System festgelegt und geregelt ist, leiden alle Beteiligten hierunter! Werden ohnmächtig, beschämt oder gar entwertet. Jeder sitzt wie in einer Falle und kann nicht entrinnen.

Der hierdurch bedingte Machtmißbrauch regelt sich von selbst. Es gibt genügend Bestimmungen, die Erklärungs- und Rechtfertigungshilfe sind, um alles so zu belassen, wie es ist.

Es ist das System!

Letztendlich haben die PatientInnen/KlientInnen am meisten darunter zu leiden, zumal sie die psychotherapeutische Hilfe suchen und darauf angewiesen sind. Oft ist es daher so, daß bereits zu Anfang einer Psychotherapie viel Kraft und Energie nötig sind, um sich als PatientIn/KlientIn durchzusetzen. Um seine Interessen berechtigterweise einzufordern.

Auch nach der Bewilligung des Erstantrags kann man diesem mißbräuchlichen Geschehen nicht ausweichen, denn man muß regelmäßig, jeweils nach ca. 20 Sitzungen, einen Verlängerungsantrag stellen.

Makabererweise kann sogar die Psychotherapie selbst irgendwann unterbrochen, abgebrochen werden. Wenn der Therapeut, der den Patienten am besten kennt, die Verlängerung für erforderlich hält und die Krankenkasse diese ablehnt.

Der Klient sucht sich einen Psychotherapeuten, zu dem er Vertrauen hat, und beginnt sich in und durch diese intime Beziehung emotional zu öffnen. Für die meisten eine ungewohnte, schwierige zwischenmenschliche Begegnung. Eine Intimbeziehung, die eines der wesentlichen Heilungsmittel im therapeutischen Prozeß ist.

Wählt der Klient diesen psychologischen Psychotherapeuten, so wird er gleichzeitig verunsichert, da dieser ihm keine sichere, zuverlässige Aussage über die Übernahme der Therapiekosten machen kann. Der Klient ist gezwungen, einen Arzt aufzusuchen, um die Notwendigkeitsbescheinigung zu bekommen. Unabhängig von seiner eigenen Einschätzung. Er muß zu einem Arzt gehen. Kann sich diesen auch nicht selbst auswählen.

Der Klient darf seinen Krankenkassenbeitrag bezahlen, aber es wird über ihn bestimmt!

Letztendlich hat er keine freie Therapeutenwahl. Noch darf er über das therapeutische Verfahren und die Methoden befinden. Er erlebt sich einem mächtigen System ausgeliefert, ist gefangen in einem Teufelskreis.

„Jeder Versicherte hat einen rechtlichen Anspruch auf eine Psychotherapie", sagen die Krankenkassen.

„Leider habe ich eine Warteliste von zwei Jahren. Versuchen Sie es doch bei einem Kollegen", sagt der Arzt.

„Ich kann Ihnen einen Therapieplatz anbieten", sagt der nichtärztliche Psychotherapeut, „leider müssen Sie sich die Bewilligung der Therapie aber vom Arzt bescheinigen lassen."

Eine wechselseitige Überweisungs- und Abschiebepraxis, die für alle beschämend ist, vor allem für die, die die Psychotherapie am nötigsten brauchen.

Wie muß es einem Klienten ergehen, der nach monatelangem Zögern sein oft geringes Selbstvertrauen zusammennehmen muß, um sich in eine Therapie zu begeben. Hat er sich dann dem Psychotherapeuten gegenüber geöffnet, muß er zu einem anderen Fachmann, einem Arzt, um sich erneut zu öffnen. Oft nur für eine halbe Stunde, damit über den ersten Fachmann, den Therapeuten der eigenen Wahl, entschieden wird. Über ihn als Person, über seine fachliche Kompetenz.

Über eine Vertrauensbeziehung!

Viele KlientInnen empfinden hierbei Hilflosigkeit, Ohnmacht, Demütigung und Wut. Ohne dies zuzugeben. Tief in ihrem Inneren beschämt, resignieren sie, ordnen sich unter oder passen sich unwillig an, oder aber rebellieren trotzig, was wiederum oft zu Schwierigkeiten bei der Bewilligung der Psychotherapie führt.

Nicht selten kommt es gerade hierdurch zu einer Erschütterung des beginnenden Vertrauensverhältnisses zwischen Psychotherapeut und Klient.

„Was muß das für ein Therapeut sein, der nicht einmal in seinem eigenen Zimmer sein eigener Herr ist. Oder ist gar der Arzt im Hintergrund, zu dem ich hingehen muß, nicht der bessere Therapeut? Wissender, kompetenter und einflußreicher?“ so der Psychoanalytiker Heiner Sasse.

Oder der Klient entwertet den Arzt gar zu einer Marionette des medizinischen Systems; dann wird der psychologische Psychotherapeut idealisiert. Beides, Idealisierung und Entwertung, sind nicht gerade günstige, unbeschwerte Voraussetzungen für eine Psychotherapie.

Und nun zum Arzt selbst. Ihm ergeht es ähnlich. Spricht er mit dem Klienten nur kurz, so kann er nicht genügend über den Klienten wissen. Sieht er dennoch die Indikation und unterschreibt die Notwendigkeitsbescheinigung, verletzt er seine Sorgfaltspflicht der Kasse gegenüber. Denn er ist nicht gewissenhaft genug. Spricht er länger mit dem Klienten, trifft er ihn gar mehrere Male, so erfüllt er seine Pflicht, muß aber anschließend den Klienten wieder wegschicken, obgleich dieser vielleicht inzwischen Vertrauen zu ihm gefaßt hat.

In diesem Dilemma wird der Arzt selbst immer schuldig!

„Diese unheilvolle Allianz führt möglicherweise zu schwer zu bearbeitenden emotionalen Abspaltungen auf seiten des Patienten und Schuldgefühlen auf seiten des Behandlers“, so der Psychoanalytiker Sasse.

Diese endlose Kette von Verstrickungen, von Beschämung, Vertrauensbemühung und machtvollen Entscheidungen, an denen der Klient in der Regel nicht beteiligt ist, ist Bluff und Mißbrauch zugleich. Bluff, weil etwas vorgegaukelt wird, was nicht stimmt, was nicht existiert. Bluff, weil jeder der Beteiligten im medizinischen System so tut, als wäre alles wohldurchdacht. Verantwortungsvoll im Sinne einer „guten Psychotherapie“ zum Wohle des Klienten.

Bluff, weil mehr als die Hälfte der Notwendigkeitsbescheinigungen mit der Diagnose: „neurotische Depression“ versehen ist. Eine schwammige Verlegenheitsdiagnose, die nichtssagend, unpersönlich, unzutreffend ist. Aber eben effektiv!

Bemüht sich der Arzt, will er gar gewissenhaft und gründlich sein, kann er diesem Bluff und diesem Mißbrauch nicht entgehen. Er sitzt in der Falle, denn seine weitreichenden Deutungen, Fragen und Interpretationen kommen entweder zu früh und konfrontieren den Klienten mit Dingen, die er noch gar nicht verkraften kann. Oder aber sie stülpen ihm ein Gerüst von, anfangs eher spekulativen, wenn auch wohlgemeinten ärztlichen Vermutungen und Ansichten über. Es bleibt keine Zeit, dies alles zu überprüfen, zu hinterfragen und zu korrigieren.

Es kommt aber auch zu einem Bluff, einem Mißbrauch unter den beteiligten Kollegen: dem Arzt, dem psychologischen Psychotherapeuten und dem ärztlichen Gutachter. So muß der Arzt bei seiner Notwendigkeitsbescheinigung auch über die Person und die fachliche Qualifikation des psychologischen Psychotherapeuten und über die Behandlungsmethode befinden. Da es hierzu bislang keine Rechtsprechung und keine daraus ableitbaren konkreten Regelungen gibt, bleibt alles eine persönliche Entscheidung, die im Konfliktfall nicht selten zu unauflösbaren Streitigkeiten, zu Richtungskämpfen, zu einer hitzigen Polemik führt.

Statt zu einer verantwortungsvollen Kooperation des behandelnden, des medizinischen Systems. Zum Wohle des Klienten.

„Das Bundesministerium für Arbeit- und Sozialordnung hat es hingenommen, daß der Bundesausschuß Ärzte und Krankenkassen in den Psychotherapie-Richtlinien berufszugangsrechtliche Regelungen für klinische Psychologen formuliert hat, daß ausschließlich ärztliche Vertretungen ein Recht zur Beurteilung der Qualifikation von Psychologen erhalten haben, und daß allein Ärzte berechtigt sind zu entscheiden, ob überhaupt ein Diplompsychologe im Rahmen der Kassenbehandlung tätig werden kann und darf", so der Rechtsanwalt G. Pulverig, Bundesgeschäftsführer des BDP (Bund Deutscher Psychologen).

Natürlich geht all dies zu Lasten der KlientInnen, die erneut beschämt und verletzt werden. So wie damals in der Kindheit, als die KlientInnen jeden (unausgesprochenen) Streit der Eltern massiv mitleiden mußten.

Beginnt also die Psychotherapie mit einer traurigen Illusion? Ist schon von Anfang an ein schmerzender Keim gelegt?

Das Wiedererleben der Mißbrauchsgefühle in der Sicherheit der therapeutischen Beziehung geben Bernd oft das Gefühl, nicht mehr allein zu sein. Daher kann er mir von seiner zunehmenden Konfusion und Erstarrung berichten.

Bis er merkt, Opfer dieses Bluffs, dieses Mißbrauchs durch das medizinische System zu sein.

Gefährdet und mißbraucht in einem Moment, wo es bei einem Patienten um die Bearbeitung des sexuellen Mißbrauchs geht. Ich habe keine Worte für das, was in einem Menschen vorgeht, der sich bei dem Nacherleben von Mißbrauchserfahrungen durch das behandelnde, heilende System selbst mißbraucht wird. Beschämt und entwürdigt.

Ich wage meinen eigenen Zorn hierüber nicht zu äußern, spüre mein ohnmächtiges Aufbegehren, aber auch meine Beteiligung in diesem System.

Die Ereignisse in Kürze:

Therapiebeginn ist im Februar 1991. Die Notwendigkeitsbescheinigung wird von einer Ärztin nach einem 25minütigen Gespräch ausgestellt. Zweimalige Verlängerung, zwei erneute 10minütige Gespräche mit der Ärztin und meine ausführlichen Stellungnahmen als Begründung.

Ein erneuter Verlängerungsantrag wird im November 1993 gestellt und von der Praxis der Ärztin bei der Kasse eingereicht. Wie üblich im verschlossenen Umschlag an den Gutachter. Dies ist unbedingt erforderlich, um die Intimität des Patienten zu schützen und dem Datenschutz gerecht zu werden.

In der Regel wird innerhalb von drei Wochen über den Verlängerungsantrag entschieden.

Trotz mehrfacher telefonischer Anfragen seitens des Patienten bei der Kasse, erfolgt jedoch diesmal keine Reaktion. Weder Bewilligung noch Ablehnung. Ende März 1994 (nach 4 Monaten) bekommt der Patient mitgeteilt, daß eine Ablehnung noch nicht vorliege. Ebenso teilt der medizinische Dienst, die Gutachterin, im April mit, daß noch eine Stellungnahme der Ärztin fehle, um eine Entscheidung über den Verlängerungsantrag zu fällen.

Auf Anfrage des Patienten bei der Ärztin, die die Notwendigkeitsbescheinigung ausgestellt hat, ist nichts über ein solches Erfordernis bekannt. „Ich habe all die Unterlagen im November 1993 zur Kasse geschickt."

Was der Patient nicht weiß: Die Unterlagen, meine Stellungnahme im verschlossenen Umschlag sind unerlaubterweise von einer Sachbearbeiterin bei der Krankenkasse geöffnet worden. Ohne Kommentar, ohne Erlaubnis!

Ende Februar 1994 erhalte ich einen Brief des medizinischen Dienstes mit einer unverschämten Anschuldigung:

„Im Rahmen meiner gutachterlichen Tätigkeit als Ärztin für Psychiatrie und Psychotherapie im medizinischen Dienst wurden mir die Unterlagen des Versicherten vorgelegt, um zur Frage der medizinischen Notwendigkeit weiterer ambulanter Psychotherapie Stellung zu nehmen.

Ich möchte Sie auf diesem Wege darauf hinweisen, daß die offene Weitergabe derart hochsensibler Daten und Informationen, wie sie in den Berichten enthalten sind, unverantwortlich ist und eine Verletzung der Schweigepflicht darstellt. Es ist unbedingt zu fordern, daß derartige Informationen im verschlossenen Umschlag mit dem Hinweis „für den Gutachter" an die Kasse beziehungsweise direkt an den medizinischen Gutachter weitergegeben werden.

Mit freundlichen Grüßen"

Ich bin's also gewesen!

Eine unverschämte Anschuldigung und gleichzeitige Ausgrenzung durch das medizinische System. Denn wie ich später per Kopie erfuhr, wurde am gleichen Tag an die Kasse und die Ärztin, die die Notwendigkeitsbescheinigung ausgestellt hatte, ein ausführliches Schreiben mit Hinweisen auf eine mögliche Verlängerung der Therapie geschickt. In dem Schreiben wurde auch die Therapie in meiner Praxis bewertet.

Ohne daß ich dazu gefragt wurde, ohne daß ich über die ärztliche, gutachterliche Meinung informiert wurde!

Ist es so, daß ich als Psychotherapeut dem guten oder bösen Willen der an diesem Prozeß Beteiligten, Arzt, Kasse, Gutachter ausgeliefert bin?

Über mich wird ebenso verfügt wie über den Klienten.

„Aus psychiatrisch/psychotherapeutischer Sicht ist davon auszugehen, daß bei dem Versicherten eine sehr schwerwiegende Symptomatik besteht, die sich aber offenbar in der bisherigen Therapie nicht hat bessern lassen. Es ist hier umgehend eine erneute Vorstellung des Versicherten bei einem ärztlichen Therapeuten, sprich Psychiater, zu fordern, um die Indikation für die weitere ambulante Psychotherapie erneut zu prüfen. Insbesondere auch zu überprüfen, ob hier nicht eine eher teilstationäre oder stationäre psychotherapeutische Behandlung erforderlich ist, was meines Erachtens nach den vorliegenden Unterlagen eher in Betracht kommt. Eine Weiterführung der ambulanten Psychotherapie in diesem Rahmen ist aus fachlicher Sicht nicht angezeigt." So das Schreiben der Gutachterin.

Hätte ich nicht die Kopie dieses Schreibens des Gutachters auf Umwegen erhalten, wüßte ich heute noch nichts davon. Denn bis zum heutigen Tage wurde ich mit meiner fachlichen Kompetenz und meiner persönlichen Erfahrung aus der Therapiebeziehung, die inzwischen über 3 ½ Jahre andauert, in keinster Weise befragt.

Andere entscheiden! Ohne zu fragen! Andere, die nicht beteiligt sind.

Auf eindringliches Nachfragen und die Androhung des Rechtsweges durch den Klienten erklärt sich die Kasse im Juni 1994 (nach 7 Monaten) bereit, die Therapie zu verlängern. Ohne weitere Gänge zu irgendwelchen Ärzten vom Klienten zu fordern, ohne weitere Stellungnahmen meinerseits.

Auf einmal geht's!

Eine fernmündliche Bewilligung, die im Unterschied zur herkömmlichen Bewilligungspraxis nicht schriftlich erfolgte.

Wie ist dieser Gesinnungswandel zu beurteilen, wie kommt es, daß ein Klient so lange im luftleeren Raum hängengelassen wird?

Ich bin erbost über das unverschämt eigenmächtige Verhalten eines medizinischen Systems, das die über Jahre gewachsene Vertrauensbeziehung zwischen dem Klienten und mir zerschneiden will. Just in dem Moment der Bearbeitung der Mißbrauchsproblematik.

Obwohl ich seit Februar 94 informiert bin, darf ich offiziell dem Klienten gegenüber dies nicht wissen. Offiziell darf es keinen Kontakt zwischen der Kasse und mir geben. Wir sind eben keine Vertragspartner.

Ich komme mir schlecht dabei vor, zu wissen, wie über den Klienten verfügt wird. Über unsere Therapiebeziehung. Wut, Scham und Schuld, unausgesprochen, nicht eingestanden und emotional abgespalten beginnen sich in dem Geschehen, den Verhandlungen mit der Kasse, dem medizinischen System bei allen Beteiligten zu wiederholen. Gefühle, die den jungen Mann früher geplagt haben. Und die jetzt, während der Bearbeitung seiner Mißbrauchserfahrungen in der Therapie, wieder auftauchen.

Und gerade jetzt scheint sich durch das medizinische System der Mißbrauch zu wiederholen. Der junge Mann soll aus der Therapiebeziehung herausgenommen werden, in eine psychiatrische Behandlung übergeführt und/oder in eine Klinik geschickt werden. Ohne ihn zu fragen, ohne ihn am Geschehen zu beteiligen.

Radikal!

Schließlich berichte ich dem jungen Mann von meinen Kenntnissen und beginne vorsichtig, ihm mein zwiespältiges Erleben zu schildern. Bemüht, ihn nicht durch die Heftigkeit meiner Emotionalität, mein Aufbegehren gegen das medizinische System zu überfluten.

Ich will den Mann an dem Geschehen beteiligen, ihn über die mir verfügbaren Informationen in Kenntnis setzen, damit er nicht seinen Phantasien und seinen, zum Teil unbewußten Erleben ausgeliefert ist. Wir sprechen über seine Mißbrauchserfahrung, die Konfusion, die Verwirrung und das schlechte Gewissen, das ihn plagt, diesen zunächst vermuteten Mißbrauch für wahr zu halten. Wir erörtern das mißbräuchliche Geschehen, dem er durch das medizinische System ausgeliefert ist. Sprechen über die Wiederholung der Gefühle, die aus dem damaligen Mißbrauch herrühren.

Er ist glücklich darüber, jetzt nicht allein zu sein, Dinge beim Namen zu nennen, ein geheimnisvolles Geschehen aufzudecken und sich und seinem anfangs noch diffusen Erleben glauben zu können.

Ohne diesem Geheimnis ausgeliefert zu sein!

Ich spüre meine eigene Erleichterung, die Dinge angesprochen zu haben, mich mitgeteilt und geöffnet zu haben. Hieraus erwächst in mir die Kraft, mich gegen das medizinische System zu wenden, damit sowohl die Interessen des Klienten als auch meine eigenen Gehör finden. Gleichzeitig stärkt das Geschehen unsere therapeutische Vertrauensbeziehung. Wir beginnen uns eingehender mit der vermuteten Mißbrauchserfahrung des Mannes zu befassen, seiner latenten Homoerotik, die sich auch in unserer Beziehung auswirkt. Eine brisante Thematik, die zu einem erregenden Geschehen führt. Wir sind uns näher gekommen, sogar ein wenig zusammengeschweißt im Vorgehen gegen das medizinische System.

Nähe, die Gefühle von homoerotischer Erregung zu einem spannenden Wagnis macht.

Wir sitzen, wie schon erwähnt, in einem Boot. Das ist gut so. Notwendig, um glaubhaft zu sein. Riskant, weil die Gefahr der Verbrüderung lauert.

Die Gefahr, sich als Therapeut unter Umständen unbeliebt zu machen, den Klienten zu enttäuschen, statt sich gemeinsam mit ihm gegen das System zu stellen und miteinander zu verschmelzen.

Wir werden sehen!

Wo die Verfügung über die entsetzliche Wahrheit bei der Mutter lag …

Sexueller Mißbrauch, will man der öffentlichen Meinung und den Medien glauben, wird in der Regel von Männern an Mädchen verübt. Die Zahlen und Argumente, die als Beweis diese Ansicht untermauern sollen, werden oft unhinterfragt weitergereicht. Zudem passen sie in die Landschaft des aktuellen Geschlechterkampfes.

„Alle Männer sind potentielle Täter."

Inzwischen beginnen zwei Aspekte die Fachöffentlichkeit zu verunsichern:

Sexueller Mißbrauch von Müttern an Söhnen.

Die aktive Beteiligung, nicht nur die Duldung von Müttern beim Mißbrauch von Männern an Mädchen.

Sexueller Mißbrauch ist aber nicht nur ein Delikt von TäterInnen. Er ist Ausdruck und Auswirkung eines komplexen Lebensfeldes, einer vielschichtigen Beteiligung verschiedener Menschen. Dieser Umstand ist sowohl bei der Einschätzung als auch bei der Behandlung des sexuellen Mißbrauchs unbedingt zu berücksichtigen.

Eine grob vereinfachende, eher emotional-moralische Reduktion auf nur einen Täter und ein Opfer ist wirklichkeitsfälschend. Sie installiert zudem einen Sekundär-Mißbrauch.

Die Bestimmung von sexuellem Mißbrauch wird oft an Vorfällen, einer Vergewaltigung, an traumatisierenden Ereignissen festgemacht. An sexuellen Handlungen eines Menschen an einem anderen, an einem Kind. Diese Gewichtung läßt die psychosexuelle Entwicklung des Kindes außer acht! Seine aufkeimende weibliche oder männliche sexuelle Identität und die Fähigkeit zur Selbst-Achtung.

Wenn man so will, setzt sexueller Mißbrauch also viel früher ein. Er be-

schreibt einen oft jahrelangen entwertenden Prozeß kindlicher Sexualentwicklung, an dem Vater und Mutter sowie andere Personen beteiligt sind.

Sexueller Mißbrauch ist meines Erachtens nicht nur ein Vorfall, der einen strafrechtlichen Tatbestand erfüllt, sondern eine gezielte Entwertung und Beschämung von Kindern. Jahrelang. Oft von frühester Kindheit an!

Lange, bevor es dann zu dem besagten Vorfall kommt.

Die Geschichte einer jungen Frau zeigt, wie demütigend und beschämend das Verhalten einer Mutter sein kann. Nämlich die Beschädigung einer mädchenhaften Unbeschwertheit. Das Kind erlebt dies als Vernichtung, ohne es zu verstehen, ohne sich wehren zu können.

„Ich bin ein Nichts!"

Die Erfahrung des entwerteten weiblichen Selbst stürzt das Kind in einen Erlebenszustand von innerer Haltlosigkeit, von Verzweiflung und Einsamkeit. Bei gleichzeitigem, ständigem Bemühen, doch noch gesehen und geachtet zu werden.

Vorbereitet für den Vorfall?

Die Therapie mit dieser jungen Frau, die Erinnerungsarbeit bringt mich in einen Zwiespalt: nämlich einen Vorfall dingfest zu machen, zu glauben und die junge Frau hierdurch zu bestätigen.

Ein in meinen Augen grausames Bemühen! Denn würde ich es beim Entdecken des Vorfalls belassen, fühlte sich die junge Frau durch die jetzt dokumentierte sexuelle Mißbrauchserfahrung endlich gesehen und „bewertet". Die Stärke ihrer psychosexuellen Identität, die Achtung ihres weiblichen Selbst werden aber durch eine solche Vorgehensweise auf die Ermittlung eines „Schadensereignisses" reduziert.

Ihre jahrelange, dem Ereignis vorausgegangene Beschämung bleibt ungesehen.

Die differenzierten, zum Teil widerstreitenden Gefühle und Beziehungsfigu-

ren des Erfahrungsraumes, der Lebensdynamik werden in den Untergrund der scheinbaren Bedeutungslosigkeit hineinmanövriert. Sie wirken dennoch wie unerlaubte Geister weiter! Durch das Bewußtsein der jungen Frau, mißbraucht zu sein, und eine falschverstandene Helferidee gebremst, geleugnet und abgespalten.

Erinnerungen, die isoliert und verkürzt vornehmlich als Beweis dienen sollen, um sexuellen Mißbrauch dingfest zu machen, verfälschen ein Geschehen, eine Beziehungsvielfalt. Auch wenn es nötig ist, TäterInnen beim Namen zu nennen, unter Umständen das Kind von ihr/ihm zu trennen, kann dieser Eingriff in der Wahrnehmung des Kindes wie eine subtile Gewaltanwendung wirken.

„Dies ist die Wahrheit. Hier ist der Täter. Alles andere ist nicht von Belang."

Eine derartige Einmischung in die Wahrnehmung, die Gefühle und das Beziehungserleben eines Kindes, eines Menschen, ist gerade auch dadurch verwerflich, daß das verletzliche Selbstbewußtsein des inneren Kindes, des Kern-Selbst in Frage gestellt wird. Angezweifelt. Eine Einmischung, die durch die verdeckten eigenen Interessen Außenstehender getragen wird. Interessen, die weniger durch die Verantwortung dem Kind gegenüber geprägt sind als durch die unbewußt lockende (Neu)Gier.

Der Helfer!

Das Kind soll jemand anders sein, als es ist, als es war. So wie damals, als alles begann!

Die an dieser Stelle vorgesehene Geschichte einer bereits beendeten Therapie ist bereits geschrieben, wird aber nicht abgedruckt. Auf ausdrücklichen Wunsch der Frau. Nachdem sie mir vor Beginn des Schreibens der therapeutischen Geschichte eine Einwilligung erteilt hatte, verabredeten wir etwaige Änderungen in der Geschichte gemeinsam vorzunehmen. Hierzu sollte es nicht kommen!

Obwohl sie befürchtet hatte, durch die Geschichte emotional wieder aufgewühlt zu werden, hatte sie ihre Einwilligung gegeben. Um dann, nach dem Lesen, „seelisch abzustürzen"! Es war zuviel für sie.

Und es kam nicht zu dem Gespräch über die tiefe Beschämung der Frau und ihre Empörung über die Beschämung sowie meine eigene Bestürzung.

Kein Gespräch, keine gemeinsame Entscheidung, die Geschichte nicht zu veröffentlichen.

Ich hätte dies so nicht schreiben sollen, sagte sie. Um das Geschehen dann gänzlich von sich abzuspalten mit den Worten, daß das ja alles so gar nicht gewesen sei.– Kein weiteres Gespräch. Kein Kommentar.

Die Geschehnisse wecken meine Selbst-Zweifel, die Therapie nicht gründlich genug zu Ende geführt zu haben. Die Beschämung der Frau durch die therapeutische Geschichte leichtfertig verletzt zu haben.

Sie bekräftigen mich aber auch in der Auffassung, trotz aller Sorgfalt in der Therapie scheitern zu können, zu müssen. Ohne dies unbedingt als einen persönlichen Makel, als eine Form von versteckter Selbst-Entwertung zu nehmen.

Ohne vorschnell, rechtfertigend, nach plausiblen Erklärungen zu suchen.

Ohne das Scheitern allein der Problematik der Frau zuzuschreiben.

Sie verdeutlichen mir die mächtigen Auswirkungen von sexuellem Mißbrauch, nicht nur auf die PatientInnen selbst, sondern auf das gesamte Lebensumfeld. Eine Dynamik, der das therapeutische System, die juristische Welt und die öffentliche Meinung sich nicht entziehen können, wenn sie damit zu tun haben.

Was ich auch tue, wie ich auch rede, ich bin beteiligt und werde von der Dynamik eingefangen.

Die Beschäftigung mit dem Thema sexueller Mißbrauch von PatientInnen und mit den emotionalen Auswirkungen auf die eigene Person als Therapeut, als Jurist, Lehrer, TV-Zuschauer konfrontiert mit etwas Entsetzlichem. Mit den handelnden Personen: den sogenannten Tätern und den sogenannten Opfern. Diese Beschäftigung berührt zugleich die innere Tiefe der eigenen Person, das Kern-Selbst. Die persönliche Haltung dem Leben gegenüber, die Art und Weise, wie die Welt draußen erlebt und bewertet wird. Ob gut oder böse!

Hierbei werden zwei wesentliche Merkmale von sexuellem Mißbrauch deutlich: dem väterlich-männlichen, das heißt dem (oft) manifesten Mißbrauch. Und dem mütterlich-weiblichen, das heißt der Erniedrigung, der Beschämung, die den Kern des Selbst beschädigt. So daß der Mensch, wenn er später in seinem Leben einem (männlichen) Übergriff ausgeliefert ist, diesem emotional nichts entgegenzusetzen hat.

„Wo die Verfügung über die entsetzliche Wahrheit bei der Mutter lag…" meint somit: die entsetzliche (männliche) Wahrheit, den sogenannten Tatbestand einerseits. Und die geheim wirkende, weibliche Verletzung des kindlichen Selbst, die das Geschehen aller Beteiligten zur Tat eines einzelnen, nämlich eines Mannes ändert. Und durch die vorausgegangene Beschämung des Kindes dieses Kind dem mütterlich-weiblichen Willen unterwirft.

„Sei so, wie ich es will" oder „Ohne mich bist du ein Nichts."

Die Mutter besitzt somit Einfluß, Verfügung über die Wahrheit vor den entsetzlichen Geschehnissen und danach!

Die Frau, von der ich berichten wollte, die ihre Einwilligung zurückzog, blieb dieser Verfügung, dieser Enteignung erlegen. Ohne sich dagegen wehren, ohne sich darüber hinwegsetzen zu können.

Denn: Der entsetzliche Tatbestand (ein Mann als sogenannter Täter) und die vorausgegangene Beschämung durch die Mutter, sind in der Therapie eingehend benannt und durchgearbeitet worden. Die Therapie ist beendet.

Aber es ist, als ob die mütterliche Verfügung über die Frau, über uns wieder aufgelebt ist. Und der Kreislauf beginnt aufs neue: Selbst-Beschämung, Mißbrauchserleben, Empörung, Geheimnis, Fassungslosigkeit, Abspalten usw.

Ist dies eine Zuspitzung des Geschlechterkampfes zwischen Männern und Frauen? Die Selbst-Vernichtung von Mann und Frau?

Ist diese Wechselwirkung von Erniedrigung, Beschämung, Empörung, sexuellem Mißbrauch und Fassungslosigkeit Ausdruck einer entfremdeten, enteigneten Sexualität? Einer Sexualität, die einerseits in Einsamkeit und Peinlichkeit ersehnt wird, aber nicht gelebt werden kann/darf. Die sich andererseits in Freizügigkeit, lockerer Ausschweifung und extremer Reizsuche entpersönlicht hat? Und die als solche nicht eingestanden, in einer doppeldeutigen, wenn nicht doppelbödigen Welt lebt.

Nicht nur in der Welt draußen, sondern auch im geschützten, geheimen Raum der Familie!

Ist dies die Fortsetzung und Manifestierung gesamtgesellschaftlicher Prozesse von zunehmender Entfremdung, seelischer Enteignung in der Sexualität? Einer Sexualität, die beide, Mann und Frau, zu suchenden Objekten macht. Bemüht, lustvolle Erfüllung in der Beziehung zum Partner zu erleben, sich innerlich fallenzulassen, sich dem anderen leidenschaftlich und glücklich zugleich hinzugeben.

Statt dessen wirken beide, Mann und Frau, auf die Erhaltung ihrer Unabhängigkeit hin. Suchen den Kick, erhöhen ständig die Reizschwelle sexuellen Erlebens und verstricken sich in sexuellen Experimenten, die von der Illusion der Allmacht der Sexualität getragen werden. Eine Lebenshaltung die das Erleben von persönlicher Entfremdung und seelischer Enteignung zum Verstummen bringen soll.

In der Sendung „Kontakte" des ZDF heißt es dann nicht ohne Grund unter dem Titel „Alles Sex oder was?":

„Aufgepumpte Pornostars sind mittlerweile in Nachmittags-Talk-Shows selbstverständlich. Sexuelle Geisterfahrer aller Richtungen winden sich hinter TV-Milchglas, erotische Amokläufer erfreuen sich allerorten neugieriger Akzeptanz. Ganz zu schweigen von den boomenden Branchen, deren Geschäft in der zeitgemäßen Vermarktung von Sexualität bestehen. ‚256 Videos in jeder Kabine' – ein echter visueller Overkill.

Andererseits weist die Sexualwissenschaft immer häufiger nach: Tote Hose in deutschen Betten! Allenfalls fader, phantasieloser Gebrauchssex, oder: Immer mehr Paare leben wie Bruder und Schwester, richten sich in einer Beziehung ganz ohne Sex ein. Übersättigung, Abstumpfung, Überforderung?"

Lachen

(Sexueller) Mißbrauch, Vernachlässigung und seelische Enteignung wirken tief in die Persönlichkeit. Obwohl Erinnerungen die Lebenssituationen und das Beziehungsgeflecht in der Familie erhellen, die damaligen Ereignisse und hieraus resultierenden Gefühle in der Therapie durchgearbeitet werden, dreht sich nicht selten die „Mißbrauchs-Spirale" weiter.

Es wird weitergesucht. Man erinnert sich an andere beteiligte Personen. An noch schrecklichere Geschehnisse.

Gleichzeitig wird eine Einstellung dem Leben gegenüber entwickelt, die als „Anti-Haltung" als negative Einstellung dem Leben gegenüber das unfaßbare Maß von Empörung, Haß und emotionaler Abgrenzung untermauern hilft. Verknüpft mit der Überzeugung, gerade hierdurch den eigenen sexuellen Mißbrauch überwinden zu können.

Durch Nach-Erleben, Abgrenzung, Auflehnung und Kampf mit anderen Betroffenen und gegen potentielle Täter. Eine gewiß wichtige, nachvollziehbare Bewältigungsstrategie.

Was ist aber, wenn dieses Unterfangen selbst eine Fortsetzung der Mißbrauchsspirale ist! Wenn diese Kampfhaltung wie eine Verblendung die Selbst-Entwertung auf eine andere Bühne verlagert.

Man ist und bleibt mißbraucht. Früher als abhängiges Opfer, heute als kämpfendes Opfer. Angewiesen auf eine Gemeinsamkeit mit anderen mißbrauchten Frauen.

Und Männern?

Immer Opfer!

Ich weiß um die Notwendigkeit einer (Selbsthilfe-)Gruppe von Betroffenen. Des respektvollen Schutzes durch andere Frauen und/oder andere Männer.

Man braucht die Unterstützung, die Ermutigung und das Erleben vorbehaltlos so angenommen zu sein, wie man ist.

Etwas, das zu bestimmten Zeiten im Leben kein Psychotherapeut leisten kann. Ich weiß, daß einige Menschen – nicht alle – das brauchen.

Und ich weiß um die Zeit danach!

Außerhalb der (Selbsthilfe-)Gruppe, außerhalb der kämpferischen Verschwesterung von sogenannten Opfern. Überlebenden?

Mißbrauchten Frauen. Mißbrauchten Männern.

Mehr nicht! Denn wem der erlebte (sexuelle) Mißbrauch ausgetauscht, ersetzt wird durch die Ersatz-Identität, mißbraucht zu sein, lebt und handelt man im Geiste des Unheilvollen. Einer Dynamik, die fesselt und täuscht. Die es aber zu überwinden gilt.

Damit sich das sehr früh in der Kindheit beschämte, erniedrigte Kern-Selbst (neu) entfalten kann. Ohne den geheimen Auftrag zu leben, die persönliche Erfüllung in der (emotionalen) Gemeinschaft von sogenannten Opfern, sogenannten Überlebenden zu finden.

Nur dort!

Ich möchte in der folgenden Geschichte die erotische Begegnungsgeschichte zwischen einer Frau und mir schildern. Eine stellenweise ununterscheidbare Koketterie, Verlockung und Verführung, die sich auf der Übertragungsebene und in der Realbeziehung zwischen ihr und mir zugleich auftat.

Bewußt so in Worte gebracht. Von der Frau, einer Kollegin, gewünscht und eingefordert. Von mir als Mann, als Psychotherapeut mir selbst erlaubt. Trotz immer wieder auftretender Ängste, Schuldgefühle, Irritationen und fachlich theoretischer Verwerfungen.

Die Ermöglichung dieses Raumes zwischen der Kollegin und mir, das gemeinsame Herumtasten, die vielfältigen Anläufe wurden zur Bühne eines „Übergangslernens". Eines Lernens in einem Übergangsraum, in dem sich die Gefühle des Kindes und der erwachsenen Frau berühren. In einem Übergangsraum: mit mir als Mann, als Übertragungsvater, als Vater meiner Kinder, als Mann meiner Frau, als Übertragungsbruder, als männlicher Berater und Freund. Ohne daß wir die verschiedenen Rollenanteile sofort bewußt vor Augen hatten oder bewußt machen wollten.

Wir lernten nach einiger Zeit, neben die Arbeit mit den Konflikt- und Problemanteilen, die Inszenierung von Humor und herzhaftem Lachen, die prickelnd-erotische Atmosphäre zwischen einer Frau und einem Mann zu stellen. Dabei war ich, wie gesagt, nicht nur Übertragungsfigur, sondern „Real-Mann". Jemand, der zur Verfügung steht.

Anfaßbar! Jemand, der seine (auch männliche) Sicht und Erlebensweise ins Spiel bringt, sein männliches Verhaltensrepertoire zu einem Bestandteil der „weiblichen Innen-Welt" der Klientin macht.

Um an die Stelle von Mißbrauch und Unfaßbarkeit die greifbare, das heißt anfaßbare Begegnung zwischen einer Frau und einem Mann zu stellen. Etwas, das sich, so glaube ich, andere mißbrauchte Frauen auch insgeheim ersehnen. Eine Begegnung, eine Erfüllung in sexuellem, leidenschaftlichem und liebevollem Miteinander.

Als sie gezeugt wurde, wurde der Vater impotent. Und die Mutter beschwerte sich bei ihrer Geburt: „Sie ist das häßlichste Kind, das ich je gesehen habe!"

Ich dachte, die Kollegin wolle nur einige Stunden Selbsterfahrung im Rahmen ihrer körpertherapeutischen Ausbildung machen. Aber sie blieb lange. Entweder hatte ich mich unbewußt „übertölpeln" lassen, oder ich hatte sie beim Erstgespräch gar nicht aufmerksam genug wahrgenommen. Wenn alles anders gelaufen wäre, hätte ich ihr damals unter Umständen einen Therapieplatz geben können. Hätte ich geahnt, was und vor allem, wie dicht alles auf mich zukommen sollte. Heute bin ich erschüttert und glücklich zugleich, aufgewühlt und berührt, gemeinsam mit ihr in die emotionale Tiefe und Verwobenheit eines unfaßbaren Lebens eingetaucht zu sein. In eine, man könnte fast sagen, normale deutsche Familie, die sich an der unschuldigen, kindlichen Selbstbefriedigung selbst befriedigt und ergötzt hat!

Es eröffnet sich uns eine schreckliche Geschichte von seelischer Enteignung und (sexuellem) Mißbrauch. Obwohl ihr die Erinnerung klar vor Augen ist, obwohl wir mit ihren Gefühlen von kindlicher Lust, Empörung, Zorn und Fassungslosigkeit eingehend gearbeitet hatten, wühlt ein unbekannter Rest von Erleben weiter. Er hält gewissermaßen ihr Innerstes, ihr Kern-Selbst besetzt und treibt meine Kollegin zu einer unruhigen inneren Rastlosigkeit. Die Geschehnisse werden ihr klar, sie spürt ihre Gefühle den beteiligten Personen gegenüber und macht sich damit vertraut, ihre eigene Kraft zu entdecken, um sich gerade von diesen Personen abzugrenzen. Wenn da nicht diese schleichende, immer wiederkehrende Ungewißheit auftauchte, es müsse Mißbrauch im Spiel sein.

Als würde sie etwas durch Aufrechterhaltung, die Wiederholung der Ungewißheit in den Schattenbereich des Undeutlichen zurückschieben, was sie zuvor bereits klar vor Augen hatte. Wir erleben in der Therapie die magische Anziehung, die unheimliche Verlockung, die von diesem Schattenbereich ausgeht. Wir erleben die unverhofften Fallstricke, wie die Vorboten einer bösen Macht. Eines Schicksals, dem meine Kollegin ausgesetzt zu sein scheint.

Es ist, als ob die Krallen des Bösen eine Erinnerung freigäben, damit wir in der Therapie beschäftigt sind, damit wir den therapeutischen Erkenntnissen über sexuellen Mißbrauch und den hieraus resultierenden, üblichen therapeutischen Notwendigkeiten gerecht werden. Wir ahnen, daß es um sexuellen Mißbrauch geht, und glauben zu wissen, was zu tun ist. Und haben Sorge, daß gerade hierdurch das Böse, diese magische, entwertende Kraft das Innere der Seele gänzlich in Besitz nehmen kann.

Ich erinnere mich an eine Frau, über die Reishad Field in seinem Buch „Ich ging den Weg des Derwish" schon vor 20 Jahren gesagt hatte, daß sie auf dem Weg zu sich selbst (in meinen Worten: in der Therapie und durch sie) den Rest von dem verlor, was sie noch besaß.

Ich erinnere mich an die Notwendigkeit, mit sexuellem Mißbrauch zu arbeiten, bin aber mehr und mehr davon überzeugt, daß die Therapie des sexuellen Mißbrauchs selbst Mißbrauch sein kann!

Aber zurück zu dieser normalen deutschen Familie. Zwei zentrale Szenen.

„Ich muß wohl vier oder fünf Jahre alt gewesen sein. Lag in meinem Bettchen und spielte an mir 'rum. Ich war ganz in mich und meine Lust versunken. Als ich merkte, daß sie alle um mich herumstanden. Meine Eltern und Geschwister. Sie schauten mich so wissend und gierig an und lachten dabei. Gingen nicht weg.

Ich hatte damit weitergemacht, mich selbst zu befriedigen, hatte sie gesehen, aber irgendwie waren sie doch nicht da.

Ich bin noch heute fassungslos empört darüber und schäme mich dafür, daß das geschehen ist."

Die entscheidende Zeit in ihrer Familie, die sie geprägt hat, sei wohl das Alter von sechs bis acht gewesen. Meine Kollegin berichtet ausführlich hierüber, um ihre Haltung der Welt, der Liebe und ihrer eigenen Vergangenheit gegenüber zu entdecken.

Sie hatte damals 3 Elternpaare: das Hausmeisterehepaar habe sie als eine Art Adoptivgroßeltern erlebt, einfache Leute, die immer da waren. „Es war so schön gruselig dort, so angenehm unheimlich, und ich wurde wie ein Kind aufgenommen."

Dann waren da die Eltern ihrer zwei besten Freundinnen: die Verkörperung des Eleganten schlechthin. Die beiden Freundinnen waren ihr näher als die eigenen Geschwister. „Meine Schwester sollte mir nur noch vom Leib bleiben!"

Obwohl die Eltern der Freundinnen ihr eine Erweiterung ihres Lebensraumes ermöglichten, die Ahnung einer Welt draußen versprachen, spürte sie schon damals ein Minderwertigkeitsgefühl, aber auch ein schleichendes schlechtes Gewissen. „Ich bin doch nicht gut genug."

Die leiblichen Eltern waren ihr am fernsten. Zwar hatte sie sich einen Vater im Rücken gewünscht, einen Vater, der ihr Kraft und Stütze sein sollte. Zwar hatte sie sich eine Mutter als Spiegel und Identifikationsobjekt gewünscht, ein Leben mit einem Gegenüber, doch schien es, wie meine Kollegin bedauerte, als müßte sie selbst den Eltern Rückendeckung sein und Schoß zum Trösten.

„Die hatten nur 'ne Beziehung zueinander, wenn ich da war! Von alleine kamen die nie zusammen."

Trotz einer warmen Hausgemeinschaft mit mehreren Familien zusammen, in der sie die ersten drei Jahre lebte, hatte sie sich einsam und verletzt erlebt. Bemüht um die Eltern, bemüht, dem Bild gerecht zu werden, das ihre Eltern von ihr hatten. „Es war zum Heulen", sagte sie, „ich hätte kotzen können. Ich wurde benutzt und meiner kindlichen Unbeschwertheit beraubt."

Benutzt und sexualisiert!

Sie fühlt noch heute die damalige Verpflichtung, diese Rolle in der Familie zu spielen, und schämt sich zugleich. Sie kann dem damaligen Auftrag, sich selbst zu befriedigen, damit die Familie Spaß hat, nicht entrinnen und opfert ihre kindliche Unbeschwertheit und Lust. Und befürchtet insgeheim, daran schuld zu sein, daß die Eltern nicht zusammenkommen.

Sie als das Unglück der Eltern!

„Ich war der Gummipenis meiner Eltern. Wie ein Ersatzpenis, an dem man sich ergötzen konnte. Ohne selbst eine sexuelle Erfüllung zu finden. Meine unschuldige kindliche Sexualität weckte ihre verkümmerte Sexualität. Aber man konnte sich lediglich ergötzen, statt gemeinsam eine erfüllte Sexualität zu erleben."

Wie meine Kollegin es auch wendet, sie trägt die Schuld. Entweder macht sie sich für die unglückliche Ehe der Eltern verantwortlich, oder sie übernimmt die Rolle eines sexualisierten Objektes, eines Hilfs-Objektes.

Um sich selbst zu erniedrigen.

Nimmt man die Aussage der Mutter, die Tochter sei das häßlichste Kind, das sie je gesehen hat, ernst und berücksichtigt man, daß ähnliche Bemerkungen, wie erniedrigende Seitenhiebe regelmäßig erfolgten, so ist zu vermuten, daß die Mutter ein (unbewußtes) Interesse an der Erfüllung dieser Botschaft hatte. Die Tochter sollte „das Böse" verkörpern. Und damit nicht genug: Sie sollte auch noch mit der Mutter Mitleid haben, da sie ja unter dieser häßlichen Tochter. „Sie schämte sich, mich den anderen Menschen zu zeigen!"

Meine Kollegin hat sich im Lauf ihres Lebens von ihren Eltern unabhängig gemacht, vor allem in der Pubertät dem Alkoholismus ihrer Mutter gegenüber abgegrenzt. Sie kann aber den Fängen dieses Fluchs nicht entrinnen. Sie ist gefangen, spürt die Krallen in ihrer Brust. „Sie möchten meine Brust aufreißen, aber es ist, als seien sie steckengeblieben!"

Während sie mir davon berichtet, stürzt sie taumelnd in den Abgrund einer tiefen Erbostheit und Erbitterung. Sie kann sich nicht halten, sackt in sich zusammen, atmet nur noch ganz schwach und preßt die Lippen aufeinander. Das Zucken in ihrem Gesicht, ihre verzerrte Mimik lassen eine unvorstellbare Irritation ahnen. Etwas Untragbares, das die Grenze zum Wahnsinn überschreiten könnte.

Ich befürchte, sie könnte in Stücke gerissen werden, auseinanderfliegen. Ich erlebe ihre Stille als Ausdruck einer messerscharfen Verletzung. Lautlos und brennend. Ein stiller Schrei, der nur noch darauf bedacht ist, den allerletzten Rest der Seele zusammenzuhalten.

Erschüttert und fassungslos sehe ich sie vor mir, auf der Matratze liegend. Den Kopf in den Nacken gepreßt, erstarrt und offen wie eine Wunde. Und ich riskiere selbst das Wahnsinnige, indem ich die Muskeln an ihrer Schädelbasis massiere, so daß meine Kollegin einen tiefen Schmerz spürt. Es muß ein messerscharfer, lebensbedrohlicher Schmerz gewesen sein, der dort unbewußt in den extrem verspannten Muskeln festsitzt und der durch meine Massage belebt wurde, denn meine Kollegin bäumt sich auf, schreit, preßt ihr Gesicht zusammen und ihren Kopf in meinen Schoß.

Um dem Wahnsinn zu entgehen!

Ich könnte heulen. Ich spüre ihre schneidenden, schrillen Töne und könnte an der Nahtstelle von Vergangenem und Heutigem verzweifeln. Beteiligt durch mein Mitempfinden, aber auch mitbeteiligt an dem Schmerz in der Schädelbasis und dem gellenden Schrei.

Es ist vorbei. Ich will sie am liebsten in meinen Armen beschützen und ermutige sie durch meine Worte. Einige Momente lang weiß ich nicht, was ich sage, was meine Worte bedeuten. Ich weiß um die Notwendigkeit, so zu arbeiten, ahne aber zugleich auch um den Schmerz, die mögliche Vernichtung und Zerstörung. Eine Gratwanderung! Ein Schritt ins Dunkle, ohne spürbare Sicherheit. Ein Risiko. Und jetzt die Ruhe findet.

Wir spüren beide die Ewigkeit der Zeit. Ihr Kopf liegt in meinem Schoß. Wir spüren, ohne Worte, die Gefühle im Kontinuum der Zeit und erleben die Gewißheit, die Sicherung dieser Gefühle in der Zeit. Denn das, was jetzt ist, ist wirklich!

Es dauert lange, bis sich eine wohltuende Ruhe in meiner auszubreiten beginnt. Schließlich liegt meine Kollegin allein auf der Matratze, und wir beginnen über das Geschehen, über uns zu sprechen. Sie lächelt, öffnet die Augen und bedankt sich für das Glück, sich so bei mir erlebt zu haben. Mich gefunden zu haben!

Ich bin verlegen und sage es ihr. Als könnte ich das Gute nicht aushalten. Als könnte ich diesen Zustand nicht genießen. Mit ihr zusammen.

Wir lächeln uns an und erleben die unbeschwerte, selbstverständliche Zufriedenheit in unserer Beziehung, hier und jetzt nach der Arbeit. Etwas, das in der Psychologie wohl Selbst-Gefühl heißt.

Mit dem Ergebnis, daß sie bei der Verabschiedung ihre eigene Verlegenheit spürt.

Später erzählt sie noch von ihrer Scham, so von mir gesehen zu werden. „Ich hätte am liebsten vom Erdboden verschwinden wollen, als ich merkte, daß Sie mich in dieser Erbärmlichkeit erleben und sehen. Aber auch in dem Gefühl, in meinem Herzen berührt zu sein."

Sie ist wie ein verlegenes, kleines Mädchen und will sich gleichzeitig bei mir wie eine erwachsene Frau fühlen. Sie liegt mit ihrem Kopf in meinem Schoß, spürt den Kindheitsschmerz, weiß aber zugleich um den Zwiespalt, sich als erwachsene, sexuelle Frau zu erleben. Hier bei mir!

Meine Kollegin tritt, ohne es zu beabsichtigen, in einen unbekannten Zwischenbereich, dem sie ahnungslos und hilflos ausgeliefert ist. Den Zwischenbereich, der sie an zahlreiche Übergriffe in ihrer Familie erinnert. So sei die Mutter, als die Tochter in der Pubertät war, oft völlig nackt durch die Wohnung gegangen und hätte sich dabei erotisch-verführerisch gezeigt. Und das in einer prüden Familie.

Die bloße Erinnerung hieran weckt Gefühle von Angewidertsein und Ekel. Meine Kollegin rutscht, ohne es zu wollen, durch das Erinnern in eine Distanzlosigkeit. So daß sie die damaligen Übergriffe der Mutter körperlich nacherlebt. Sie zieht sich zusammen, zittert und verharrt in einer sekundenlangen Erstarrung.

„Ich will nicht mehr nur das kleine Mädchen sein. Ich will Mädchen und Frau sein. Und will bei einer Berührung durch Sie aufstehen können, aus der Therapie 'rausgehen und mir einen Mann suchen." Ich stutze und bin sprachlos, von der Bedeutung des auf mich übertragenen Erlebens zu hören. Die Lücke, den Bruch wahrzunehmen, der zwischen einem ungeschiedenen „Mutterraum" liegt, in dem Mutter und Kind fast eins sind und einer erwachsenen Selbständigkeit, die Unabhängigkeit ausstrahlt.

Das Gespräch über mein zwiespältiges Erleben, meine innere Unruhe therapeutisch und persönlich angesprochen zu sein, reagieren zu müssen, weckt Erinnerungen an ihren Vater. Auf meinen Vorschlag hin phantasiert sie Begegnungen zwischen sich als Kind und ihrem Vater. Und beteuert, daß sie einfach an die Hand genommen werden möchte, um zu erfahren, wo es langgeht.

Im Laufe der Zeit weicht meine ängstliche Unsicherheit, in dieser therapeutisch-erotischen Beziehung angesprochen zu sein, einem Erlebensbereich, in dem ich oft gleichzeitig Mann, Vater, Therapeut usw. sein soll. Ich soll meine Gedanken und Gefühle zeigen. Sie unter Umständen berühren und nicht sofort wissen, welche Ebene des Erlebens angesprochen wird.

Zusehends erlebe ich diesen Grenzgang als Herausforderung, als spannende Verlockung, aber auch als wichtige therapeutische Chance, gemeinsam in die verschiedensten Welten zu springen. Die Kindwelt, die Schattenwelt des Bösen, die Erwachsenenwelt, die Welt der Liebesgefühle usw.

Meine Kollegin weist mir dabei unterschiedliche Rollen zu. Und ich fungiere als Modellmann. Mal bin ich ein brüderlicher Mann ohne Sexualität, mal ein gütiger Vater-Mann, dann wieder ein sexueller Mann.

Sie erzählt von ihren Beziehungen zu Männern, ihrer Unsicherheit und ihrer Sexualität.

Und erinnert sich an die gröbste Verletzung ihrer Intimität, wie sie sagt, als die Familie ihrem kindlichen Onaniespiel beiwohnte. Und als sie die Lust dieser Familie spürte.

Und noch schlimmer: Die Familie leugnete immer wieder das Geschehen damals als Ausdruck ihrer kindlichen Sexualität.

In der Körperarbeit erlebt sie die Impulsivität und Tiefe ihrer lustvollen Beckengefühle nach, die ihrer kindlichen Onanie und ihrer Sexualität als Frau. Fühlt sich in und durch ihre lockere Atmung mit sich verbunden, so daß sie die unwillkürlichen Reaktionen, das Zucken, Zittern, Strömen und Vibrieren in den Beinen und im Becken zulassen kann. Sich daran erfreuen kann und die Tiefe von Lust ahnt.

Ohne sich in diesem Augenblick an ihrer Familie zu stören. Ohne sie wegstoßen zu müssen.

Später, als wir mit der Abgrenzung von diesen verhaßten Zeugen, ihrer Familie, arbeiten, spürt sie den Impuls, etwas Unsichtbares mit den Händen und Füßen wegzudrücken, wegzutreten. Und es scheint, als könnte sie es nur wegdrücken, wenn sie es auch wegtreten kann. Bis ich ihr meine Befürchtung mitteile, sie hätte mich, als sie in meine Richtung trat, im Bauch-Becken-Bereich treffen können. Meine Sexualität treffen können.

Sie erinnert sich an Situationen mit einem früheren Freund, wenn dieser ihr zu nahe kam und sie ihm angst machte. Angst durch Abwehr, aber auch durch ihr Begehren. Ihr wird klar, daß sie oft die emotionalen Grenzen zwischen sich und dem damaligen Freund aber auch die anderer Männer überschreitet, ohne es zu merken.

Durch die Erinnerung an ihre Mutter als weibliches Vorbild und den Vater als erstes männliches Gegenüber wird ihr ein zentraler Wirkungszusammenhang klar. Zunächst im Glauben, ihre Mutter hätte kein Begehren erlebt, korrigiert meine Kollegin sich gleich darauf, indem sie sagt: „Sie hatte wohl kein Begehren, weil mein Vater es nicht erwiderte!"

Es ist deutlich, daß diese Erfahrung aus der Pubertät eine Wiederholung der Erfahrung des kindlichen Onaniespiels ist: nämlich sich die eigene weibliche Sexualität nie ohne Bezugnahme auf einen Mann oder einen anderen Menschen vorstellen kann. Mit dem Resultat, daß meine Kollegin ihre Sexualität, ihr Begehren und ihre Weiblichkeit nicht ohne einen männlichen Adressaten, ein männliches Gegenüber, erlebt. Verdutzt, aber auch erleichtert bekräftigt meine Kollegin ihre Überzeugung, daß die Mutter doch ein tiefes Begehren als Frau in sich getragen hatte. So wie sie selbst.

Um sich schließlich an ihren messerscharfen, tiefen Haß, ihre Rivalität der Mutter gegenüber zu erinnern. Nur für einige Sekunden.

Und es beginnt sich etwas zu wiederholen, das das Leben meiner Kollegin prägt. Sie weiß um das Begehren der Mutter, spürt ihr eigenes und könnte sagen: „Mama, ich bin auch so eine Frau wie du." Doch schon allein die Vorstellung dieses Satzes reicht aus, um die Panik zu erleben, von dieser Mutter emotional aufgesogen zu werden und keinerlei Unterschiede mehr zwischen sich und ihr zu erleben. Etwas, daß sie mit manchen Patientinnen in ihrer eigenen Praxis erlebt.

„Ich erlebe mich dann als Frau, ohne mich unterscheiden zu können."

Noch unsicher in der mir zugeschriebenen Rolle, bei diesem Vergleich weiblichen Begehrens, einer Rivalität, die ich als Mann nur als Außenstehender erleben kann, greife ich beides auf: die weibliche Lust, das Begehren als Frau und das Begehren eines Mannes.

Um hierdurch, ohne es letztendlich geahnt zu haben, eine tragische Verstrickung dieser beiden Frauen, der Mutter und ihrer Tochter, aufzudecken. Während meine Kollegin als Kind ihren Vater geliebt hatte, aber nicht begehren konnte, begehrte die Mutter ihn, konnte ihn aber nicht sexuell lieben. Eine weibliche Rivalität, die durch das Erleben von Unerreichbarkeit auf seiten der Tochter, von verweigerter Erfüllung auf seiten der Mutter geprägt ist.

Keine der beiden Frauen bekommt diesen Mann!

Lust und Begehren begannen zusehends Raum in der Therapie einzunehmen. So erinnerte sich meine Kollegin an ein Marktweib, dem sie Einfachheit, Naivität aber auch Klarheit zuschrieb. Ein Marktweib, das Symbol für Kraft ist. So eine Frau würde, ohne viele Worte zu verlieren, bei derartigen Verstrickungen zwischen Mutter und Tochter meine Kollegin einfach zur Seite nehmen und neben sich an den Stand stellen, um auch Kartoffeln zu verkaufen.

„Im übrigen", sagt meine Kollegin, „bin ich froh über den Bezug zur sexuellen Wirklichkeit, denn ich arbeite mit meinen Patientinnen direkt an ihrem sexuellen Erleben und der sexuellen Erfüllung in einer Beziehung. Kraftvoll und konfrontativ."

Schließlich breitete sich auch in unserer therapeutischen Beziehung eine verführerische, verlockende Atmosphäre aus, die wir einerseits, auf ihr Leben bezogen, durchzuarbeiten begannen, die aber andererseits bewußt genutzt, inszeniert wurde, um durch unterschwelligen Humor und lautes Lachen sich zu entlasten und dieses Erleben emotional zu sichern.

In einer Atmosphäre von unbeschwerter Leichtigkeit, kindlich-pubertärer Begehrlichkeit, verschämtem Erröten und freudiger Erotik.

Bei beiden von uns!

Wir wissen beide um ihre Idealisierung meiner Person in meiner Rolle. Ein notwendiges Erleben in unserer Beziehung, aber auch eine Gefährdung für mich. Eine Idealisierung, die getragen wird von dem Wunsch nach Sicherung, nach Verinnerlichung.

Sie ist ein Raum, der mich auf Abstand hält, der mich aber auch wandelbar macht. So daß ich gewissermaßen stellvertretend für die Personen aus ihrer Vergangenheit situativ Dinge verkörpere, die ihr das Nacherleben erleichtern. Gleichzeitig aber auch zum Gegenüber werde, zu einer anfaßbaren, anwesenden Person, die in dieser Form früher nicht existierte.

Dies ist aber auch eine Gefährdung für mich, da ich mich als (all-)mächtig erleben kann und mit allem, was ich tue eine Wirkung bei meiner Kollegin wecke. Alles, was ich sage, alles, was ich tue, alles, was ich verschweige, macht auf einmal Sinn.

Und ich bin um so vorsichtiger, etwas zu benennen, zu etikettieren, was noch nicht klar genug ist. Klar durch Erinnerungen, aber auch klar durch das Erleben und unsere gemeinsame Sinnfindung.

Uns wird deutlich, daß die Beschäftigung mit sexuellem Mißbrauch in der Therapie nicht nur Erinnerungsarbeit, nicht nur Üben von Abgrenzung und Bekräftigung des Selbstbewußtseins ist. Vielmehr ist diese Beschäftigung eine Reinszenierung eines Geschehens, von Gefühlen, die nur in ihrer Gesamtheit überzeugend und authentisch sind. Nämlich Schmerz, Grenzverletzung, Einmischung, Verzweiflung, Haß und Fassungslosigkeit.

Aber auch sexuelles Begehren, Verführung und Verlockung.

Es entwickelt sich zusehends eine verlockende Koketterie zwischen unserer Realbeziehung als Mann und Frau und dem Übertragungsgeschehen. Manchmal ist die mir zugewiesene oder von mir übernommene Übertragungsrolle gar nicht deutlich, und die Therapie wird für uns beide zu einem spannenden Spiel, sich und den anderen zu entdecken. Ohne die Notbremse einer vorschnellen therapeutischen Kontrolle zu ziehen. Nämlich als Übertragungsfigur benennbar, erkennbar und erlebbar zu sein.

Die Verwobenheit von situativ inszenierter Übertragung im jeweiligen Moment der grundlegenden, beziehungsmäßigen Übertragung, die sich über eine längere Zeit erst entwickelt, und der realen Anwesenheit als Mann, wandelt sich von Verstrickung, Verbündung, humorvoller Reizung hin zur wachen, stillen Aufmerksamkeit füreinander. Und umgekehrt.

Mal ist es ein kokettes, spöttisches Spiel, dann eine erotisch-ödipale Übertragung, dann die Entlarvung persönlicher Gefühle und Gedanken als Frau und als Mann. Mal prustet sie voller Lachen: „Ich bin eine freudige Trotzköpfin", um dann verschämt mit mir eine Tanzstundenatmosphäre zu beleben. Ein anderes Mal erlebt sie sich als „austestendes Ungeheuer", wie sie sagt, und erzählt voll sprühendem Selbstbewußtsein von ihrem kraftvollen, zielgerichteten, kämpferischen Tennisspiel mit einer Frau, das man ihr gar nicht zugetraut hatte.

Eine Frau, die das Taschentuch ihres Vaters zum Schmusetuch erwählt hat. Ohne jemals sich in ihrer kindlichen Liebe zum Vater zu offenbaren. Ohne jemals jemandem davon zu berichten.

Wir sprechen über Väter und Töchter, ich erzähle von meiner Tochter, meinen Kindern und meiner Frau. Wir tasten uns an eine Wirklichkeit heran, die ein nachholendes Erleben ermöglicht. Und gleichzeitig ihre Phantasiewelt unterstützt, die sie sich früher nicht erlaubt hat. Eine Phantasiewelt von Beziehungen, einer Familie, von sich als Frau. Sie stolpert, wie sie sagt, immer wieder in das Horrorkabinett des Mißbrauchs, verliert sich für einen Moment in einem Erleben, das sich wie die Ewigkeit anfühlt, ohne Kontakt zu sich selbst und ohne Beziehung zu irgend jemand und wirkt wie verloren. Um dann wieder in Empörung auf meine Brust einschlagen zu wollen

Als ich ihr den großen Schaumgummiwürfel anbiete, um ihrer Empörung Ausdruck zu verleihen, um zu schlagen, beginnt sie nach drei Schlägen herzhaft zu lachen. Ohne Schwierigkeiten schlüpft sie aus der Rolle des regressiven Kindes und erlebt beides zugleich: die Verletzung und Betroffenheit als Kind und die Rettung im Erleben als erwachsene Frau. Zugleich!

Sie erlebt sich als komplett. „Es sind wunderbare Momente der Begegnung hier mit Ihnen in der Therapie, die ich nie gewagt habe."

Es ist, als ob wir wiederholt die Teufelskreise ihrer Kindheit berühren müßten. Mal merkt sie ihre Ablehnung, ihren Haß der Mutter gegenüber, um dann aber wieder ihre zarte Liebe zur Mutter zu spüren. Eine Liebe, die nie beantwortet wurde.

Der Vater, selbst schwach, habe gewissermaßen der Tochter die Aufgabe zugeschoben, sich um die Mutter zu kümmern. Er selbst habe sich geweigert. Habe gearbeitet und sei nie dagewesen. Sie hatte sich in einer unlösbaren Zwickmühle verhakt, indem sie gewissermaßen die Mutter (wegen der nicht zur Kenntnis genommenen Alkoholsucht) durch den Vater pathologisiert zugeschoben bekam, gleichzeitig ihren Vater als männlichen Liebespartner der Mutter gegenüber vertreten mußte und die Mutter in diesem miserablen Zustand als weibliches Vorbild, als Identifikationsobjekt erleben mußte.

Eine tragische Geschichte: Der Vater mißbraucht die Tochter für seine eigenen Zwecke, um seine Unfähigkeit zu Lieben nicht eingestehen zu müssen. Die erniedrigt die Mutter, indem sie ihr ständig die leeren Alkoholflaschen präsentieren, um sich schließlich selbst zu entwerten!

Diese Selbst-Entwertung ist von einer immer wiederkehrenden Resignation umhüllt. Einem Lebensgefühl, das ihr seit frühester Kindheit vertraut ist. Und das unverhofft im Prozeß der Selbst-Findung auftauchen kann.

Wenn wir uns mit dem Erleben von Mißbrauch, Erniedrigung und Beschämung, mit ihrer Sexualität und der damaligen Familiensituation befassen, trübt eine tiefe Resignation die gewonnenen Erkenntnisse und das nachholende, unterstützende Erleben in der Therapie.

Meine Kollegin erinnert sich – oder ist es nur ein Traum gewesen – an ihre Sehnsucht als Säugling. Sie hatte die Ärmchen ausgestreckt. Ohne Erfolg. Bis sie schließlich resigniert die Ärmchen unter der Bettdecke ließ.

Entbehrung und Hilflosigkeit, stille, schmerzvolle Entsagung, die Einmischung ihrer Familie in die eigene, unbeschwerte kindlich-sexuelle Intimität münden in einen Verzicht auf sich selbst. Meine Kollegin, zu früh ihrer Unbekümmertheit beraubt, rettete sich in die Rolle einer verstehenden, hilfsbereiten erwachsenen Frau. Sie weiß um ihre seelische Enteignung, um den

Mißbrauch in ihrer Kindheit, und erlebt ihren verzweifelten Zorn und Haß. Jetzt.

Abgespalten vom Erleben!

„Ich erlebe Sie, Herr Sollmann, als würden Sie meine Empörung, meinen Zorn, meinen Haß nicht wünschen. Die Betonung Ihrer Worte, wenn Sie zu mir sprechen, bekräftigt mich, dies anzunehmen, obwohl ich natürlich weiß, daß das nicht so ist!“

Meine Kollegin spürt die ständig, aus dem Nichts auftauchende Beschädigung, Gefährdung des innersten Kerns ihrer Seele. Bemüht, durch das Erleben der Grenzen zwischen sich und der Welt, zwischen sich und anderen unterscheiden zu lernen, sich zu spüren, rettet sie sich durch Abgrenzung vor dem Erleben von Panik und Vernichtung.

Innerlich auf der Flucht, um den überschwemmenden Gefühlen zu entgehen, äußerlich darauf bedacht, die anderen Menschen nicht aus den Augen zu verlieren. Wachsam!

Sie findet keine Ruhe, keine Erholung, kann sich nicht mit Leichtigkeit und Freude dem Leben hingeben. Einem Weg voller Überraschungen, freudiger Erwartung, voller leidenschaftlicher Begegnung mit einem Mann.

Sie will klarer und verstärkt mit dem sexuellen Mißbrauch arbeiten, sagt sie, und es scheint, als suche sie das Unheilvolle, ohne es zu finden. Die Therapie, so erinnere ich mich, ist von Anfang an mit dieser Beschäftigung, dem Nacherleben und Durcharbeiten befaßt gewesen. Aber es lauert noch mehr Unheil.

Irgendwo!

Bis wir ihre Empörung, ihre Resignation, aber auch ihre Fassungslosigkeit ansprechen. Sie weiß, sie erinnert, sie erlebt, wir besprechen alles, ohne daß sie es zu fassen kriegt.

Denn: All das, was passiert ist, was sie erlebt hat, ist die Quelle ihrer Fassungslosigkeit. Es ist aber nicht dasselbe!

Mißbrauch ist nicht gleich Fassungslosigkeit.

„Ich befürchte, daß Ihre Suche nach mehr Unheil, nach zusätzlichen ‚Mißbrauchsbeweisen' in Ihrer Erinnerung zur Wiederholung eines schrecklichen Kreislaufs führt. – Nämlich zu sich selbst zu finden!"

Meine Kollegin weint bitterlich, hält die Luft an, preßt die Lippen aufeinander. Sie bäumt sich auf und schiebt sich in ihrem Stuhl zurück. Erstarrt und schreit.

Ich bin erschüttert und verwünsche all diese schmerzvollen, therapeutischen Worte und Handlungen. All das, was gut gemeint ist und doch weh tut!

Bin aber auch voller überraschender Hoffnung, daß diese selbst-vernichtende Spirale der Beschäftigung mit sexuellem Mißbrauch zu Ende geht. Hier in der Therapie!

Meine Kollegin erinnert sich an andere mißbräuchliche Begegnungen mit ihrem Vater, ihrer Mutter. Informationen und Berichte, die, schrecklich, aber vergangen sind!

Und sie lächelt, als sie über das Glück ihrer Kindheit, ihre Unbeschwertheit, ihre Liebe und ihre Talente berichtet. Sie hat sich dies wie einen Schatz bewahrt und lebt diese bereits in der Therapie. Mit mir.

„Ich erlebe Sie gewissermaßen als be-würdigend und ent-schämend", sagt sie und schmunzelt. Schiebt gleichzeitig die Reste des Schleiers ihrer Negativität zur Seite. Um mich anzusehen. Mich als Mann über meine Ansichten zu befragen. Darüber, wie Männer und Frauen sind, zu meiner Auffassung über sie als Frau.

Die Grenze zwischen ihr als Frau und mir als Mann, die Nahtstelle zwischen Therapeutischem und Menschlichem, zwischen Früher und Heute gestaltet sich zu einer realen Begegnung. Und ich spüre die Notwendigkeit, meiner Kollegin gegenüber sexuelle Resonanz zu sein. Als Übertragungsobjekt, als Mensch und als Mann.

Und ihr davon zu berichten.

Ich weiß um die Brisanz von Sexualisierung in der Psychotherapie, spüre aber gleichzeitig, hier und jetzt, mit meiner Kollegin, die Kraft und Vitalität, die sich daraus ergibt.

Wir lachen und scherzen, voller Erleichterung, diese unheilvolle Spirale zerbrochen zu haben. Wir genießen unseren Humor, die selbstverständliche Wertschätzung füreinander.

Und dieses erotische, kokettierende Prickeln.

Als Psychotherapeut. Als Klientin.

Die Klientin kommentiert ihre eigene therapeutische Geschichte nach der Lektüre:

Deine Kinder sind nicht deine Kinder;

Es sind die Töchter und Söhne der Sehnsucht des Lebens nach sich selbst...

Diese Worte des persischen Dichters Kahlil Bilbran, im Vorraum der Praxis immer wieder gelesen, begleiten mich durch meine Therapie, als etwas,

- das meinen Eltern fremd war, das sie am eigenen Leibe nie erfahren haben und deswegen nicht leben und weitergeben konnten;

- das mich aufmerksam macht auf etwas z. T. Übernommenes in meinem Verhalten mir selbst und anderen Menschen gegenüber;

- das ich, über weite Strecken der Therapie, als Grundhaltung meines Therapeuten und Kollegen erlebe.

Meine Geschichte, die wir in der Therapie langsam herausarbeiten, ist für mich nicht nur eine Geschichte von (sexuellem) Mißbrauch – ich spüre mein Unbehagen über diese Einordnung –, sie ist auch die Geschichte mangelnder Achtung, die Geschichte einer sehr frühen Enteignung und Verlassenheit, vor deren Hintergrund der Mißbrauch steht; die Geschichte eines unendlich mühseligen und schmerzlichen Prozesses der Herauslösung aus einer völlig verklebten Familienkonstellation, in der wahrscheinlich jeder jedem gehörte, aber keiner sich selbst; Besonderheit und Eigenart als Verstärkung der eigenen Einsamkeit und damit als Bedrohung erlebt und erstickt wurden; eine merkwürdige Grenzenlosigkeit mit ständigen Grenzverletzungen einherging; die Geschichte eines Kindes und einer Frau, die viel Erniedrigung auf sich genommen hat, um Liebe zu bekommen und Schuldgefühlen zu entgehen; meine Geschichte als Mädchen und Frau auf der Suche nach sich selbst und ihrer (weiblichen) Identität, versteckt unter Beschädigungen, eingefroren unter Eis, geschützt, aber auch mir selbst z.T. verlorengegangen. Sie ist auch die Geschichte einer erotischen Begegnung, mit meinem Therapeuten und Kollegen, wie er sie beschreibt, die mich verunsichert, verängstigt, tief berührt und befreit. In vielen Punkten auch eine Geschichte der Be-Achtung: mir werden Achtung,

Respekt, Behutsamkeit entgegengebracht, die mich und meine alten Erfahrungen erschüttern, mir (Selbst-)Verachtung und Unterwerfung deutlich machen; eine Geschichte von Widerstand und Haß; es ist die Geschichte der Liebe der Erwachsenen zu dem Kind und die der Rückeroberung von verlorenem Terrain, Aufdeckung von Verstecktem, Wiederfinden von verlorenen Ressourcen; die Geschichte einer Ermutigung zu Eigen-Sein, Anders-Sein.

Der Mißbrauch nimmt dabei nicht nur einen großen Raum ein, weil ich in der Mißbrauchsspirale hänge oder auf der Suche nach immer mehr Unheil bin – obwohl ich durchaus langsam erkenne, wieviel Auseinandersetzung, mit mir und meinem Gegenüber, ich damit vermeiden kann und vermieden habe. Vielmehr bin ich über lange Strecken vor- und zurückgegangen: vor, weil ich den Wunsch hatte, auszuräumen, was da ist, auch an Schuld, um endlich frei davon zu werden; zurück, weil ich meinte, die damit verbundenen Erschütterungen und die tiefe Scham, auch meinem Therapeuten und Kollegen gegenüber, nicht aushalten zu können. Das Abwenden von dieser quälenden Bewegung und Auseinandersetzung wird, so habe ich erlebt, aber erst möglich, wenn ich, gemeinsam mit ihm, wie er es beschrieben hat, an etwas herankomme, was sich offenbar tief versteckt hält, um zu überleben, und gleichzeitig Angst hat, sich zu zeigen, weil es kaputtgemacht werden könnte, auch von mir, aus Angst vor Schuldgefühlen, aus Angst vor meiner Kraft und Lebendigkeit, vor der vermeintlichen oder tatsächlichen Angst anderer: meine weibliche Identität, die heilen und wachsen möchte. Die Abwendung vom Mißbrauch öffnet die Hoffnung, etwas anderes sei möglich, und ist damit ein ungeheures Wagnis; bei jeder kleinsten Enttäuschung auf dem Weg aus der Vereisung hat mein Therapeut meinen Haß (von damals) zu spüren bekommen, den ich über weite Strecken erst einmal als solchen gar nicht wahrnehmen und dann nicht orten konnte.

Der Weg aus der gefürchteten und zugleich gesuchten Qual scheint mir nach meinen Erfahrungen dann möglich für mich, wenn ich die Gelegenheit habe, Altes aufzuarbeiten, Neues zu erfahren und mich im Neuen, in Abgrenzung vom Alten zu erfahren: Wie kann ich Altes, (wenn auch qualvoll) Vertrautes aufgeben, wenn ich etwas Neues nicht auch als Möglichkeit und Verlockung erlebe? Ein neutrales, nicht faßbares Gegenüber hätte vielleicht meinen Kopf klüger gemacht, wahrscheinlich wäre ich verlorengegangen oder erfroren, nicht aber mein Herz, von daher wohl mein ‚Einfordern‘ einer anderen Begegnung, die neben Übertragungen und vielfältigen Rollenzuweisungen reale Berührung und Körperlichkeit erlaubt, anfaßbar, wie mein Therapeut sie nennt. Ich erfahre sie nicht als Ersatz, sondern als Übungs- und Übergangsraum mit den dazugehörigen Einbrüchen, Ängsten, Verunsicherungen, die mich auch umwerfen; aber auch als einen Raum, der mir Schutz und Freiheit gibt, mich nicht nur in meinem Zorn, Haß, Schmerz, meiner Fassungslosigkeit zu entdecken, sondern auch in meiner Weiblichkeit und Sexualität, mich zu zeigen, gesehen zu werden, Resonanz zu finden; ein Gefühl zu entwickeln für meine Möglichkeiten, zu lieben, zu begehren, geliebt und begehrt zu werden.

Ob sich mißbrauchte Frauen generell eine anfaßbare Beziehung zu einem männlichen Therapeuten wünschen, weiß ich nicht. Für mich selbst ist sie gut und stimmig, wenn auch häufig alles andere als einfach, ich habe sie gesucht, aber in schwierigen Situationen manchmal auch eine weibliche Therapeutin herbeigewünscht, Anfaßbarkeit wäre auch da, wenn auch anders, möglich. Was ich allerdings in meiner eigenen therapeutischen Arbeit mit mißbrauchten Frauen erfahren habe: Jede von ihnen trägt irgendwo in sich die Sehnsucht, sich und ihren Körper wieder liebevoll, sinnlich und sexuell erleben zu können, im Kontakt mit sich und mit anderen. Und ich erfahre immer wieder, daß eine therapeutische Beziehung, die reale Begegnung nicht ausschließt, eine Möglichkeit dafür bietet.

Ich merke im Schreiben, Denken, Fühlen: Ich möchte (m)einem männlichen Therapeuten, bei aller wirklicher Wertschätzung, nicht das Recht einräumen, generell über Frauen und deren Bedürfnisse zu urteilen, so wie ich mich als weibliche Therapeutin für wenig geeignet halte, über die Bedürfnisse von Männern, männlichen Patienten im allgemeinen zu sprechen. Vielleicht ist das jetzt auch ein Versuch, ihm ein bißchen von der Macht zu nehmen, die ich ihm habe zukommen lassen und die ich ihm, wenn's gerade paßt, auch gern wieder lasse, natürlich völlig unbewußt. Und dabei muß ich lachen, weil ich hier bei etwas angelangt bin, was mit Mißbrauch nicht mehr so viel zu tun hat. Ich lache über mein Lachen, es befreit mich und macht mir klar: Offenbar ist es doch leichter, Kritik, Zweifel anzubringen, als meinem Therapeuten und Kollegen für seine Menschlichkeit, seine Kraft, seinen Mut zu danken, mir auch als realer Mann gegenüberzutreten und entgegenzukommen; den Mut, Ungewöhnliches zu tun; Angst, auch die eigene, zu überwinden; Türen aufzumachen und zu schließen; mir Mut zu meinem

Mut, meiner Sehnsucht, meinem Begehren zu machen. Auch wenn die Veröffentlichung dieser Begegnung für mich schwierig ist und ein Teil von mir sich gerne davor geschützt hätte.

Literaturliste

Ahlers, T.; „Möglichkeiten und Grenzen narrativer Hermeneutik: Darstellung einer Kontroverse“, Zeitschrift für systemische Therapie, Heft 2, April 1994

Amendt, Gerhard; „Wie Mütter ihre Söhne sehen“, Bremen 1993

Arbeitsgemeinschaft Kinder- und Jugendschutz; „Gegen sexuellen Mißbrauch an Mädchen und Jungen“, Köln 1993

Bass, E./Davis L.; „Trotz allem“, 1990

Beratungsstelle für sexuell mißbrauchte Kinder, Jugendliche und junge Erwachsene; „Horizonte“, Witten o. J.

Bundesarbeitsgemeinschaft der Kinderschutzzentren e. V.; „Kinderschutz: Für die Zukunft unserer Kinder“, Köln o. J.

Bundesarbeitsgemeinschaft der Kinderschutzzentren e. V.; „Arbeitsbroschüre“, Mainz 1990

Bundesarbeitsgemeinschaft der Kinderschutzzentren e. V.; „Stellungnahme der Bundesarbeitsgemeinschaft für die Kinderkommission des Deutschen Bundestags“, Köln 1993

Bundesarbeitsgemeinschaft Kinder- und Jugendtelefon im Deutschen Kinderschutzbund; „Draufhauen, abhauen, oder was“, Wuppertal o. J.

Bundesministerium für Jugend, Familie, Frauen und Gesundheit; „Materialien zur Frauenpolitik 5/89“, Bonn 1989

Bundesverein zur Prävention von sexuellem Mißbrauch; „Unwissen macht Angst – Wissen macht stark“, Bielefeld 1993

Chu, Victor; „Scham und Leidenschaft“, Zürich 1994

Deissler, K.; „Erfinde dich selbst… – Ein therapeutisches Orakel?“, in: Zeitschrift für systemische Therapie, Heft 2, April 1994

Deutscher Kinderschutzbund Bundesverband; „Sexuelle Gewalt gegen Kinder“, Hannover 1987

Deutscher Kinderschutzbund Ortsverband Münster; „Jahresbericht 1993“, Münster 1994

Deutscher Kinderschutzbund NRW; „Materialien zur Kinderschutzarbeit“, Wuppertal 1993

Ehlert, Martin; „Sexueller Mißbrauch in der Psychotherapie“, in: Report Psychologie, Nov. 1990

Feild, Reishad, „Ich ging den Weg des Derwisch“, Düsseldorf 1977

Gieseke, Petra; „Wege zur Veränderung“, Kiel 1991

Heisterkamp, Günter, „Heilsame Berührungen“, München 1993

Hirsch, Matthias; „Realer Inzest“, Berlin 1990

Institut für Sexualpädagogik; „Prospekt“, Dortmund 1993

Jugendhilfe; „Sexuelle Gewalt gegen Kinder“, Hamburg 1991

Kieler Frauenbüro; „Verhaltenstips für Mädchen“, Kiel o. J.

Landesarbeitsgemeinschaft autonome Mädchenhäuser NRW; „Mädchen…“, Köln o. J.

Lichtenberg, J. D., „Psychoanalyse und Säuglingsforschung“, Berlin 1991

Mayo, Lyn; „Treating sexual abuse can be hazardous to your health“, in: Newsletter vol. 14, No. 2, New York 1994

Nedelmann, C.; „Die Psychoanalyse als Krankenbehandlung in der kassenärztlichen Versorgung“, in: Forum der Psychoanalyse, Band 5, Heft 2, Juni 1990

Petze; „Parteiliche Prävention in der Schule“, o. O., o. J.

Petze; „Parteiliche Prävention – Fortbildungsprogramm“, Kiel 1992

Phillips, Ina; „Sexualität und Pädagogik“, Vortrag auf der ISP-Fachtagung, Dortmund 1993

Pulverich, G.; „Die momentane Rechtslage...“, Referat, Landespsychologentag NRW, 1988

Rezneck-Sannes, Helen; „The feeling insearch of a memory“, in: Women and Therapy 1994

Rotthaus, Wilhelm; „Sexuelle Mißhandlung – neun Anmerkungen zur Konstruktion einer Welt der Verantwortlichkeit mit dem Täter“, in: Zeitschrift für systemische Therapie, Heft 1, Jan. 1994,

Sasse, Heiner; „Zur Frage des Arztvorbehaltes und der Indikationsstellung in der Psychotherapie“, in: DGP-Intern, Gotha 1993

Schele, Ursula; „Sexuelle Gewalt gegen Mädchen und Jungen, Modell Versuch Petze“, in: Pro-Jugend, o.O., o.J.

Sollmann, Ulrich, „Worte sind Maske – Szenen männlicher Intimität“ Reinbek 1993

Splittertal; „Vereinsprospekt“, Wuppertal 1994

Switchbord; „Alles Sex, oder was?“, Nr. 8/94, Hamburg

Trappe, M./Steller, P.; „Sexueller Mißbrauch an Kindern“; in: Programm der „Elternbriefe“, Bielefeld 1992

Verein zur Weiterbildung für Frauen e. V.; „Dokumentation: Sexueller Mißbrauch von Mädchen und Frauen“, Köln 1991

Willeke/Bezemer; „Untersuchung erotisch-sexueller Kontakte von Fachleuten…“, in: Zeitschrift für systemische Therapie, Heft 2, April 1994

Wildwasser Nürnberg e. V.; „Gegen sexuellen Mißbrauch an Mädchen, juristischer Leitfaden für HelferInnen“, Nürnberg 1991

Wirtz, Ursula, „Seelenmord“, Zürich 1989

Wolff, Reinhard; „Der Einbruch der Sexualmoral – Zum Problem der sexuellen Mißhandlung“, Ergänzte Fassung der Gastvorlesung, Uniklinik Bern 1987

ZAK, „Erotisch-sexueller Kontakt von Fachleuten in Beratung und Therapie“, Basel 1993

ZartBitter; „Nein ist nein“, Köln 1993